国家中医药管理局
▶中医类别全科医师岗位培训规划教材◀

社区中医适宜技术

主编　陈以国

中国中医药出版社

·北　京·

图书在版编目（CIP）数据

社区中医适宜技术/陈以国主编．—北京：中国中医药出版社，2008.11（2022.1重印）

中医类别全科医师岗位培训规划教材

ISBN 978 - 7 - 80231 - 527 - 3

Ⅰ．社…　Ⅱ．陈…　Ⅲ．中医治疗法 - 教材　Ⅳ．R242

中国版本图书馆 CIP 数据核字（2008）第 166341 号

中 国 中 医 药 出 版 社 出 版

北京经济技术开发区科创十三街 31 号院二区 8 号楼

邮政编码　100176

传真　010 - 64405721

廊坊市祥丰印刷有限公司印刷

各地新华书店经销

*

开本 787 × 1092　1/16　印张 26　字数 456 千字

2008 年 11 月第 1 版　2022 年 1 月第 13 次印刷

书　号　ISBN 978 - 7 - 80231 - 527 - 3

*

定价 78.00 元

网址　www.cptcm.com

国家中医药管理局

中医类别全科医师岗位培训规划教材

编审委员会

主　任　于文明

副主任　洪　净　王国辰

委　员　（按姓氏笔画排序）

王希利　李灿东　张　敏　林　勋

呼素华　周　杰　周景玉　赵　明

洪　雁　顾　勤　徐金香　郭　栋

郭宏伟　崔树起

《社区中医适宜技术》

编委会

前　言

　　社区卫生服务是城市卫生工作的重要组成部分，是实现人人享有初级卫生保健目标的基础环节。大力发展社区卫生服务，构建以社区卫生服务为基础、社区卫生服务机构与医院和预防保健机构分工合理、协作密切的新型城市卫生服务体系，对于坚持预防为主、防治结合的方针，优化城市卫生服务结构，方便群众就医，减轻费用负担，建立和谐医患关系，具有重要意义。因此，国务院《关于发展城市社区卫生服务的指导意见》以及人事部、卫生部、教育部、财政部、国家中医药管理局联合下发的《关于加强城市社区卫生人才队伍建设的指导意见》，明确提出了"到 2010 年，全国地级以上城市和有条件的县级市要建立比较完善的城市社区卫生服务，并实现所有社区卫生专业技术人员达到相应的岗位执业要求"的目标。

　　社区卫生服务具有综合、便捷、低廉、持续的特点，治疗的病种以慢性病、老年病为主，强调要将预防、保健、康复、健康教育、基本医疗、计划生育等六个方面为一体，而中医药在这些方面恰恰具有鲜明的优势，能够在社区卫生服务工作中发挥重要作用。

　　为落实国务院关于发展城市社区卫生服务的要求，提高中医药在城市社区卫生工作中的服务能力，国家中医药管理局先后发布了《中医类别全科医师岗位培训管理办法》和《中医类别全科医师岗位培训大纲》，对中医类别全科医师岗位培训工作提出了具体目标和要求。同时，国家中医药管理局人事教育司组织编写了本套"中医类别全科医师岗位培训规划教材"，并委托中国中医药出版社出版，以确保中医类别全科医师岗位培训的实施。

本套教材编写吸收、借鉴了"新世纪全国高等中医药院校规划教材"等系列教材编写的成功经验，专门举行了"中医类别全科医师岗位培训教材的编写工作研讨会"，邀请全国部分省、自治区、直辖市中医药管理部门分管人员以及中医全科医学专家参会，讨论并确定编写教材的目录框架以及参编人员的遴选条件。然后，进行全国招标，确定各门教材主编及主要编写人员，明确要求，统一认识，成立核心编写组，实行主编负责制，确保编写质量。

　　根据《中医类别全科医师岗位培训大纲》内容及学时数要求，本套教材共分八门，包括：《中医全科医学概论》《医学心理与精神卫生》《预防医学概论》《中医养生保健学》《中医康复学》《社区基本诊查技能》《社区中医适宜技术》和《社区临床常见病证及处理》。整套教材着眼于中医全科医学理论及相关知识的培训，注重体现中医特色，重点突出基本理论、基本知识和基本技能的传授。在培训内容的筛选、理论与实践课程的比例等方面均根据城市社区工作的特点和对从业人员的要求，力争满足城市社区卫生服务的需求。

　　"中医类别全科医师岗位培训规划教材"是我国第一套中医全科医学的培训教材，是一项开创性的工作，没有现成的模式可以参照，加之从启动到完成时间较短，故难免有疏漏、不完善之处，希望各地培训机构在使用过程中，及时反馈意见，以便再版时修改、完善，也为该专业其他层次教材的编写积累经验，提供借鉴。

国家中医药管理局人事教育司

2008 年 10 月

编写说明

　　随着社会进步和医学科学的高度发展，人类对疾病的认识发生了重大的改变，现代医学已经由原来的单纯生物医学模式转变为生物－心理－社会－环境相互关联复杂的医学模式。人们对医学的要求已经不仅仅是提供被动医疗服务，而是要提供与现代生活结构相适应的主动服务。全科医生就是为了适应这一变化，在 20 世纪 60 年代后于一些发达国家逐步形成并发展起来的一种新的医学理念和医疗服务形式，80 年代末才逐渐引入我国。这种医学模式直接面向社会生活结构的最基层，强调医疗服务的主动性，强调以人为本，以家庭为单位。能提供整体健康维护和长期负责式照顾，并将治疗、预防、康复、保健有机地结合，将个体健康和群体健康融为一体。中医学就其形成发展过程以及基本理论、临床技能和思维方法来看，都非常适合全科医生这种来自西方又似脱胎于东方医学的全新医疗服务形式。《社区中医适宜技术》正是为了满足提高全社会健康水平的要求，为了适应全科医生培养这一新的医学教育模式而编写的。

　　社区中医适宜技术是指中医特色突出，疗效确切，经济简便，可操作性强，且经过长期临床验证安全可靠的中医诊疗技术。本教材由上、中、下三篇及附录组成。主要介绍社区中医适宜技术的理论基础、基本技能、临床应用指导，以及 20 项国家中医药管理局推荐中医适宜技术简介。其中，理论基础主要包括经络腧穴理论、社区中医适宜技术基本功训练、社区中医适宜技术的常用工具知识；基本技能主要包括针灸、推拿、拔罐、刮痧、贴敷、埋线、药浴等常用疗法；

临床应用指导包括内、外、妇、儿、五官各科常见病的适宜技术推荐等内容。

本教材编写原则是力求概念准确，突出三基，体现科学性、实用性、系统性。通过规范的文字和内容，尽可能全面地传授适于基层全科医生掌握的中医适宜技术和方法，体现技术的可操作性及其与实践的衔接性，尽最大可能避免与本系列的其他教材重复。在理论基础部分尽量使用插图；基本技能部分则以图解流程方式图文并茂体现技术方法；临床应用指导部分，对社区常见病给出适宜技术备选方案，通过较好的技术与实践衔接体现其应用价值。

本教材主要针对中医类全科医师的培养而建设，内容体现继承和发扬，体例力争创新，是适于社区中医全科医生学习和临床参考的中医综合技术必备教材。由于全书主要突出中医技术传播，具有较强的实用价值，所以，除适合社区医生、乡村医生使用外，也是中、西医临床工作者的参考书，医学生们的学习参考书，以及爱好中医技术保健人的案头书。

本教材体例及内容结构由主编陈以国教授制定。第一章由陈以国、黄芳编写；第二、三章由王瑞辉编写；第四章一至三节由赵仓焕编写；第四章四至八节由易志龙编写；第五章由顾一煌、宋宇、赵宇浩编写；第六章一至五节由郑美凤编写；第六章第六节由黄芳编写；第七章由樊云编写；第八、九、十、十一章由邢艳丽编写；附录由施仁潮、贾颖编写。另外，辽宁中医药大学的李宝岩、曹锐、白增华等人协助主编做了大量的具体工作，在此表示感谢。

由于时间仓促，编写中难免有疏漏错误之处，敬祈指正。

《社区中医适宜技术》编委会
2008 年 8 月

目 录

上篇 基础知识

中篇　基本技能

下篇　社区应用指导

上篇 基础知识

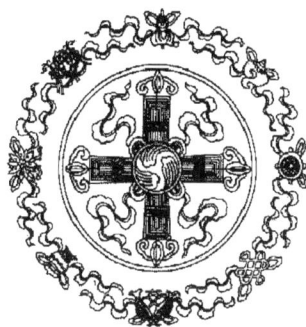

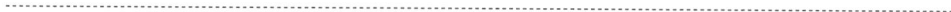

第 一 章

经络腧穴理论

第一节 经络基本知识

经络是经脉及络脉的总称，是人体运行气血，联络脏腑，沟通内外，贯串上下的径路。经脉纵行全身，是经络中之主干；络脉横行，散布于经脉之间，浅行体表，为经脉的分支部分。经络在中医生理、病理、诊断、治疗等方面均有重要意义，对中医临床各科具有广泛的指导作用。针灸治疗以腧穴为刺激点，与经络关系尤为密切，凡辨证分经、循经取穴、针刺补泻等，无不以经络为依据。

一、经络系统的组成

经络系统由经脉和络脉组成，经脉包括十二经脉、奇经八脉以及附属于十二经脉的十二经别、十二经筋、十二皮部；络脉包括十五络脉及其分支——孙络、浮络等。（图 1 - 1）

（一）十二经脉

十二经脉络属于十二脏腑，是经络系统的主体部分，故又称"十二正经"。具体包括手太阴肺经、手少阴心经、手厥阴心包经、手阳明大肠经、手少阳三焦经、手太阳小肠经、足阳明胃经、足少阳胆经、足太阳膀胱经、足太阴脾经、足厥阴肝经、足少阴肾经。

1. 十二经脉的命名规律　十二经脉的名称包含手足、阴阳、脏腑三方面。首先按经脉循行于上肢或下肢的特点，将十二经脉分为手六经与足六经。然后再按其循行于四肢内侧或外侧，将手六经分为手三阴、手三阳；足六经分为足三阴、足三阳。

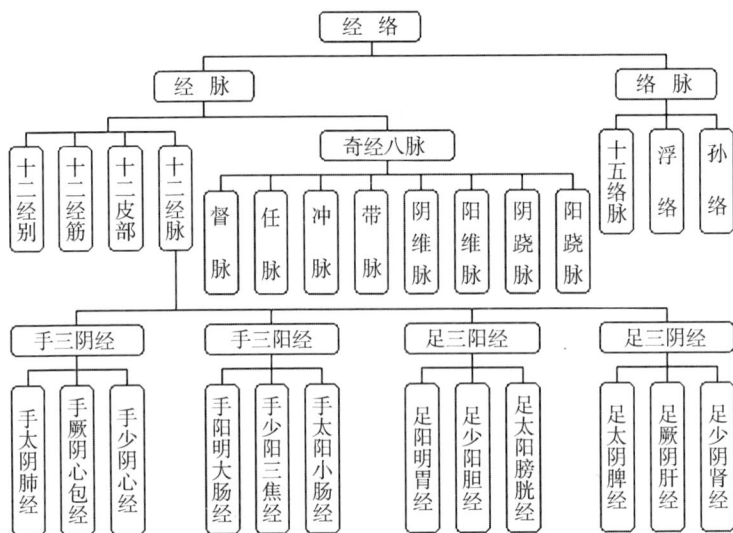

图 1-1　经络系统的组成示意图

"三阴三阳"是按照阴阳气血的多少，根据阴阳消长衍化而成的，相互之间有对应关系。其中，"三阴"为太阴、少阴、厥阴；"三阳"为阳明、太阳、少阳。最后，结合其与脏腑的络属关系而确定名称。如：循行上肢内侧的经脉属阴，据阴气盛衰，分别为手太阴、少阴、厥阴，其中手太阴与肺相属，称为手太阴肺经；手少阴与心相属，称为手少阴心经；手厥阴与心包相属，称为手厥阴心包经。手三阳、足三阳、足三阴也以此原则命名。

2. 十二经脉的分布概况

（1）体内分布概况　十二经脉在体腔内分别与相关脏腑相络属，其中六阴经主里属脏络腑，六阳经主表属腑络脏。一脏配一腑，一阴配一阳，脏与腑有表里相合的关系，阴经与阳经也有表里相合关系。相表里的经脉生理上密切相关，病变时互相影响，治疗时经穴可以相互为用。如：手太阴肺经属肺络大肠，手阳明大肠经属大肠络肺，肺与大肠表里相合，手太阴肺经与手阳明大肠经互为表里经。

（2）体表分布概况　十二经在体表左右对称地分布于头面、躯干及四肢，纵贯全身。六阴经分属六脏，其中胸腔之脏联系手三阴，腹腔之脏联系足三阴，均分布于四肢内侧和胸腹；阳经分属六腑，分布于四肢外侧和头面、躯干。

①在四肢的分布　十二经脉在四肢的分布有一定规律。按立正姿势，双臂下垂，大指在前，小指在后，上下肢内外侧均可分为前、中、后三条区线。手足阳明经、

少阳经、太阳经分别循行在四肢外侧的前、中、后区线上。手足太阴经、厥阴经、少阴经则分别循行在四肢内侧的前、中、后区线上。其中，足三阴经在足内踝上 8 寸以下为足厥阴经在前，足太阴经在中，足少阴在后。至内踝上 8 寸以上足厥阴经方交出足太阴经之后。

②在躯干的分布 十二经脉在躯干的分布不如在四肢的分布有规律。六阴经主要循行于胸或胸腹，六阳经则分布于躯干的前、侧、后部，范围较广。具体见表1－1。

表1－1 　　　　　　　　　　十二经脉在躯干部的分布概况

	经脉名称	躯干部循行分布概况
手三阳	手阳明大肠经	肩前
	手少阳三焦经	肩中
	手太阳小肠经	肩后
手三阴	手太阴肺经	胸部上外侧（胸中线旁开6寸）
	手厥阴心包经	乳旁（胸中线旁开5寸）
	手少阴心经	腋下
足三阳	足阳明胃经	胸中线旁开4寸，腹中线旁开2寸
	足少阳胆经	胸腹侧部
	足太阳膀胱经	背部（后背正中线旁开1.5寸、3寸各一条体表循行线）
足三阴	足太阴脾经	腹中线旁开4寸，胸中线旁开6寸
	足少阴肾经	腹中线旁开0.5寸，胸中线旁开2寸
	足厥阴肝经	腹、胸外侧

③在头面的分布 手足阳经均上行头面，阴经中仅手少阴心经与足厥阴肝经上行头面。见表1－2。

表1－2 　　　　　　　　　　十二经脉在头面部的分布概况

	经脉名称	头面部循行分布概况
手三阳	手阳明大肠经	颈前，下齿，鼻旁（又名"齿脉"）
	手少阳三焦经	颈侧，耳后，眉梢（又名"耳脉"）
	手太阳小肠经	颈项，耳前，头颞，目下（又名"肩脉"）
足三阳	足阳明胃经	鼻旁，目下，面周，颈前
	足少阳胆经	外眦，头颞，耳后，颈侧
	足太阳膀胱经	内眦，头顶，枕后，颈后
阴　经	手少阴心经	目系
	足厥阴肝经	目系，额，颠顶，颊里，唇内

3. 十二经脉的循行走向规律 十二经脉的走向有一定规律性：手三阴经从胸走手，手三阳经从手走头，足三阳经从头走足，足三阴经从足走（腹）胸。若按举起上肢的姿势，则呈现出阳经向下循行，阴经向上循行，即"阴升阳降"的趋势。

4. 十二经脉的交接规律 十二经脉的交接规律是：互为表里的阴经与阳经在手足末端交接；同名的阳经与阳经在头面部交接；阴经与阴经（足阴经上交手阴经）在胸中交接。（图1-2）

5. 十二经脉的气血循环流注次序 由于十二经脉通过手足阴阳表里经的连接而逐经相传，因而构成了一个周而复始、如环无端的循环流注系统。（图1-2）

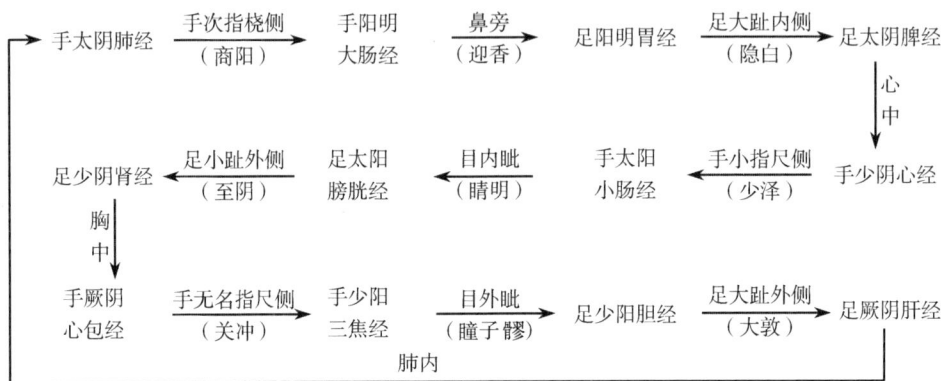

图1-2 十二经脉的交接规律及其气血循环流注次序示意图

（二）奇经八脉

1. **概念** 奇经八脉是指别道奇行的八条经脉的总称，包括任脉、督脉、冲脉、带脉、阴维脉、阳维脉、阴跷脉、阳跷脉。

2. **特点** 奇经八脉与十二经脉不同之处在于：①奇经八脉别道奇行，不像十二经脉左右对称，纵贯全身；②奇经八脉不直接属络五脏六腑，但与奇恒之腑有密切关系；③奇经八脉两两之间无表里相合关系；④奇经八脉中，只有任、督二脉有络脉，有所属经穴，其余六脉都寄穴于他经。因此，常将任、督二脉与十二经脉合称"十四经"。

3. **分布概况** 奇经八脉的循行分布不像十二经脉那样有明显的规律。其中督脉、任脉、冲脉皆起源于胞中，同出会阴，而分别循行于人体躯干、头面的前、后正中线和腹胸两侧，称作"一源三歧"。奇经八脉循行分布概况见表1-3。

4. **功能** 奇经八脉总体功能主要体现在以下两个方面：①将部位相近、功能相似的经脉联系起来；②奇经八脉对十二经脉的气血有蓄积、渗灌的调节作用。奇经八脉各自的具体功能详见表1-3。

表1-3　　　　　　　　奇经八脉的循行分布与功能

脉　名	经脉阴阳属性	循行分布情况	功　能
督　脉	阳经	腰、背、头面正中	总督全身阳经，故称"阳脉之海"
任　脉	阴经	腹、胸、颏下正中	总任全身阴经，故称"阴脉之海"
带　脉	阳经	起于胁下，环腰一周，状如束带	约束纵行躯干的诸条经脉
冲　脉	阴经	与足少阴经并行，环绕口唇，且与任、督、足阳明等经脉有联系	涵蓄十二经气血，故称"十二经之海"或"血海"
阳维脉	阳经	足跗外侧，并足少阳经上行，至项后会合于督脉	分别调节六阴、六阳经经气
阴维脉	阴经	小腿内侧，并足太阴、厥阴上行至咽喉合于任脉	
阳跷脉	阳经	足跟外侧，伴足太阳等经上行，至目内眦与阴跷脉会合	调节肢体运动，主司眼睑开合
阴跷脉	阴经	足跟内侧，伴足少阴等经上行，至目内眦与阳跷脉会合	

（三）十五络脉

1. 概念　十五络脉是十四经在四肢及躯干前、侧、后三部的重要分支，十四经脉各自别出一络，再加上脾之大络，共计十五条，分别以其发出处的腧穴命名，如手太阴肺经的络脉又称为"列缺"。见表1-4。

2. 分布概况　十二经的络脉均从本经四肢肘、膝以下的络穴分出，而后走向其相表里的经脉，即阴经络脉络于阳经，阳经络脉络于阴经；任脉之络脉从鸠尾穴分出后散布腹部；督脉之络脉从长强穴分出散布于背、头，左右别走足太阳经；脾之大络从大包穴分出后散布于胸胁。十五络及其分出的难以计数的细小"孙络"、"浮络"，遍布全身，如同网络，维系全身。

3. 作用　十二经之络脉，加强了阴阳表里两经在四肢体表的联系；任络、督络与脾之大络则主要是加强躯干前、后、侧面的沟通联系。十五络，加上孙络、浮络，网络全身，沟通全身经气，输布气血以濡养全身。

表1-4 十五络脉名称表

十五络脉	名称
手太阴肺经络脉	列缺
手阳明大肠经络脉	偏历
足阳明胃经络脉	丰隆
足太阴脾经络脉	公孙
手少阴心经络脉	通里
手太阳小肠经络脉	支正
足太阳膀胱经络脉	飞扬
足少阴肾经络脉	大钟
手厥阴心包经络脉	内关
手少阳三焦经络脉	外关
足少阳胆经络脉	光明
足厥阴肝经络脉	蠡沟
任脉络	鸠尾
督脉络	长强
脾之大络	大包

（四）十二经别

1. 概念 十二经别是从十二经脉分出的别行部分，是正经别行深入体腔的支脉。

2. 分布概况 十二经别的循行分布可用"离、入、出、合"加以概括。"离"指十二经别均在肘膝关节附近自本经别出；"入"指在躯干，十二经别进入体腔，与相关脏腑联系；"出"指十二经别在头项浅出体表；"合"指表里经别在头项部会合，即阴经经别合于相表里的阳经，阳经经别合于本经，这样，十二经别以表里两两相合构成六对，称为"六合"。

3. 作用 十二经别加强了表里两经及其内在脏腑之间的联系；加强了十二经脉与头面部的联系，补充了经脉在循行分布上的不足，使十二经脉对人体各部的联系更趋周密；扩大了腧穴的主治范围，尤其使阴经与头面部产生了联系，为阴经腧穴主治头面五官病提供了理论依据。

（五）十二经筋

1. 概念 十二经筋是十二经脉之气濡养筋肉骨节的体系，是附属于十二经脉的筋膜系统。有刚（阳）筋、柔（阴）筋之分。

2. 分布概况 十二经筋均起于四肢末端，结聚于关节骨骼部，而走向头面躯干，沿本经行于体表，不入内脏，入腹腔则成膜成片。其中阳经经筋（刚筋）分布于项背及四肢外侧；阴经经筋（柔筋）分布于胸腹和四肢内侧。概以言之，十二经筋在循行分布过程中有"结、聚、散、络"的特点。"结、聚"多在关节及肌肉丰厚处；"散"主要在胸腹；"络"指足厥阴经筋除结聚阴器外，能总络诸筋。

3. 作用 经筋的作用主要是联结筋肉，约束骨骼，屈伸关节，维持人体正常运动功能。

（六）十二皮部

1. 概念 十二皮部是十二经脉功能活动反映于体表的部位，也是络脉之气散布之所在。

2. 分布概况 十二皮部的分布区域，是以十二经脉体表的分布范围为依据的。

3. 作用 十二皮部位于体表，具有保卫机体，抗御外邪，反映病证等作用。当机体卫外功能失常时，可以传注病邪；反之，当脏腑经络有病时，也可以反映病候于皮部。临床上，从皮部的诊察和施治，可推断和治疗内部的疾病。

二、经络的生理作用

经络系统在人体生理方面具有重要作用。

（一）联络脏腑，沟通内外

人体的五脏六腑、四肢百骸、五官九窍、皮肉筋骨等组织器官，虽各有不同的生理功能，但又互相联系，共同进行有机的整体活动，这种整体联系和整体活动主要是依靠经络系统的联系沟通作用来实现的。其中十二经脉、十二经别、奇经八脉以及十五络脉，纵横交错，入里出表，通上达下，联系了人体各脏腑组织；十二经筋、十二皮部则联系了肢体筋肉、皮肤；加之细小的浮络、孙络形成了一个统一的整体。从而使机体内外上下保持着协调统一。

（二）运行气血，濡养全身

气血是人体生命活动的物质基础，经络是运行气血的通路。气血依赖经络的传注，才能输布周身，发挥濡养全身脏腑组织器官的作用，维持机体的正常功能。

（三）抗御外邪，保卫机体

卫气行于脉外，营气行于脉里。经络"行气血"而使营卫之气密布周身。营气在内和调于五脏，洒陈于六腑；卫气在外抗御外邪，防邪内侵。卫气充实于络脉，络脉散布于全身，密布于皮部，故外邪侵犯人体时，卫气首当其冲抗御外邪，发挥保卫机体的屏障作用。

三、经络学说的临床应用

（一）说明病理变化

由于经络是人体通内达外的一个通道，在生理功能失调时，又是病邪传注的途径，具有反映病候的特点，故临床某些疾病的病理过程中，常常在经络循行通路上出现明显的压痛，或结节、条索状等反应物，以及相应的部位皮肤色泽、形态、温度、电阻等的变化。临床上通过循经诊察、扪穴诊察和经络电测定等方法，可了解推断有关经络、腧穴及脏腑的病理变化，作为临床诊断参考。

（二）指导辨证归经

由于经络有一定的循行部位及所属络的脏腑，故根据体表相关部位发生的病理变化，可推断疾病所在的经脉。如头痛一证，痛在前额者多与阳明经有关；痛在两侧者多与少阳经有关；痛在后项者多与太阳经有关；痛在颠顶者多与督脉、足厥阴肝经有关。临床上亦可根据所出现的证候，结合其所联系的脏腑，进行辨证归经。

（三）指导针灸治疗

针灸治病是通过恰当的腧穴配伍及刺灸方法，激发经络功能，泻其有余，补其不足，从而达到治疗疾病的目的。以下是经络理论在指导针灸治疗方面的具体体现：

1. 十四经脉理论　针灸治病选穴，一般在明确辨证的基础上，除选用局部腧穴外，通常以循经取穴为主，即某一经络或脏腑有病，常选用该经或该脏腑的所属经络或相应经脉的远部腧穴来治疗。《四总穴歌》所载："肚腹三里留，腰背委中求，头项寻列缺，面口合谷收。"就是循经取穴的体现，临床应用非常广泛。

2. 皮部理论　由于经络、脏腑与皮部有密切联系，故经络、脏腑的疾患可以用皮肤针叩刺皮部或皮内埋针进行治疗，如胃脘痛可用皮肤针叩刺中脘、胃俞穴，或在该穴皮内埋针。

3. 络脉理论　经络瘀滞、气血痹阻，可以刺其络脉出血进行治疗，如目赤肿痛刺太阳穴出血，软组织挫伤在其损伤局部刺络拔罐等。

4. 经筋理论　经筋疾患，多因疾病在筋膜肌肉，表现为拘挛、强直、迟缓，可以"以痛为输"取其局部痛点或穴位进行针灸治疗。

第二节 腧穴基本知识

腧穴是人体脏腑经络之气血输注于体表的特殊部位，是经络上具有独特结构的部分。腧穴归属于经络，经络又归属于脏腑。在体表穴位上施针或灸，能治疗脏腑的某些疾病，同样脏腑的某些病证又能在相应腧穴上有所反映，这些主要是通过经络来完成的。脏腑－经络－腧穴间在气、血、神的联系上是不可分割的有机结构。

一、腧穴的分类

腧穴共分十四经穴、奇穴、阿是穴三大类。

（一）十四经穴

十四经穴是指归属于十二经脉和任、督二脉循行线上的腧穴，简称"经穴"。它们是腧穴的主要部分，有固定的名称、位置和归经，具有主治本经、本脏病证的共同作用。随着人们医疗实践的积累，经穴的数目经历了一个由少到多的发展过程。如《内经》所载有穴名约 160 个；清代李学川《针灸逢源》载穴 361 个，并一直沿用至今。

（二）奇穴

奇穴又称"经外奇穴"、"奇输"，指有固定名称，有明确位置，但尚未列入或不便列入十四经系统的腧穴（包括新近发现并认可的新穴），因其主治范围单纯，对某些病证有奇效，故称"奇穴"。如四缝、定喘、安眠穴等。

（三）阿是穴

阿是穴是指无具体名称、无固定位置，以病痛局部或与病痛有关的压痛点、敏感点作为针灸施术部位的一类腧穴。当按压患者某一局部时，患者反应敏感，出现疼痛、酸胀，发出"啊"的声音，此处即作为施术的穴位，故称阿是穴。"阿是穴"一名始见于《千金方》，源自《内经》"以痛为输"，《玉龙经》称为"不定穴"，《医学纲目》称"天应穴"。

阿是穴在临床的应用十分广泛，不仅适用于痛证，对某些内部脏器的疾患也有较好疗效。此外，阿是穴还可作为疾病的反应点，在临床上有一定的诊断意义。

二、腧穴的命名

历代医家对腧穴的命名取义十分广泛，多是以其所在部位或主治作用为基础，结合自然界现象和医学理论等，采用取类比像的方法而定的。例如：位于第七颈椎棘突下的"大椎"，位于第五掌骨基底与钩骨之间的"腕骨"，就是以腧穴所在位置命名的；能改善视力的"光明"，能改善听力的"听宫"，则是以腧穴主治功效命名的。

三、腧穴的主治作用

腧穴不仅是气血输注的部位，也是邪气所客之处所，又是针灸防治疾病的刺激点。腧穴防治疾病的关键是接受针、灸等工具的适当刺激以通其经脉，调其气血，使阴阳平衡，脏腑和调，从而达到扶正祛邪的目的。腧穴治疗作用可分为以下三方面：

（一）近治作用（腧穴所居，主治所系）

这是一切腧穴（经穴、奇穴、阿是穴）主治作用所具有的共同特点，它们均可治疗所在部位及邻近组织、器官病证。如眼周的睛明、承泣、四白、攒竹、丝竹空等穴均可治疗眼疾。

（二）远治作用（经络所过，主治所及）

这是十四经腧穴主治作用的基本规律。十四经穴中尤其是四肢肘、膝关节以下的穴位，不仅能治疗局部病证，还能治疗本经循行经过的远隔部位的脏腑、组织、器官病证。有的还具有影响全身的作用。如合谷不仅能治上肢、头面疾患，而且可调整人体消化系统功能，甚至对人体免疫反应、防卫方面都有很大作用。

（三）特殊作用

实践证明，腧穴的治疗具有相对的特异性，如大椎退热，至阴转胎，支沟通便等，但是针灸腧穴所发挥的作用机制与用药不完全一致。它的特点在于针灸某些穴位，对机体的不同状态有着双向的良性调整作用。如腹泻时针天枢穴可止泻；便秘时，针天枢又能通便。心动过速时，针刺内关能减慢心率；心动过缓时，针刺内关又可使之恢复正常，这是所有腧穴的共同特征之一。

四、腧穴的主治规律

十四经穴的主治呈现出一定的规律性：大体上四肢部经穴以分经主治为主，头身部经穴以分部主治为主。

（一）分经主治规律

分经主治是指某一经所属的经穴均可以治疗该经循行部位及其相应脏腑的病证。本经腧穴能治疗本经病，表里经穴能治互为表里的经脉、脏腑病，此皆以经络学说为依据。一句话就是"经络所过，主治所及"。

另外，十四经既有各自的分经主治规律，同时又在某些主治上有共同点。具体见表1-5。

表1-5 　　　　　　　　　十四经穴分经主治规律

任督二脉

经名	本经主治	二经同治
任脉	泌尿、生殖病，某些穴有回阳固脱或强壮保健作用	脏腑病、神志病
督脉	中风、昏迷、热病、头面病	

手三阴、三阳经

经名	本经主治	二经同治	三经同治
手太阴经	肺、喉咙病		
手厥阴经	心、胃病	神志病	胸部病
手少阴经	心病		
手阳明经	前头、鼻、口、齿病		
手少阳经	侧头、胁肋病	眼病、耳病	咽喉病、热病
手太阳经	后头、肩胛、神志病		

足三阴、三阳经

经名	本经主治	三经同治
足太阴经	脾胃病	
足厥阴经	肝病	前阴病、妇科病
足少阴经	肾、肺、咽喉病	
足阳明经	前头、口齿、鼻、咽喉、胃肠病	
足少阳经	侧头病、耳病、胁肋病、胆病	热病、眼病、神志病
足太阳经	后头病、背腰病、脏腑病	

（二）分部主治规律

分部主治指处于身体某一部位的腧穴均可以治疗该部位的疾病，即腧穴的主治与其位置有关。如上腹部腧穴多治疗肝胆、脾胃病；下腹部腧穴多治疗泌尿、生殖病。

五、腧穴的定位方法

腧穴定位正确与否直接影响临床治疗效果，历代医家都很重视。腧穴定位有一定的方法，常用的定位法有体表解剖标志定位法、骨度折量定位法、指寸定位法等。临床应用时，各种方法可以结合起来相互参照，并结合不同个体，不同体位、姿势和不同穴位的局部感应来定穴。

（一）体表解剖标志定位法

体表解剖标志定位法是以人体解剖学的各种体表标志为依据来确定腧穴位置的方法，俗称自然标志定位法。体表解剖标志有固定标志和活动标志两大类，取穴常用的体表解剖标志如图所示。（图1－3）

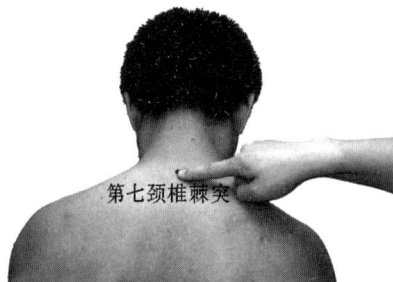

图1－3a　第七颈椎棘突

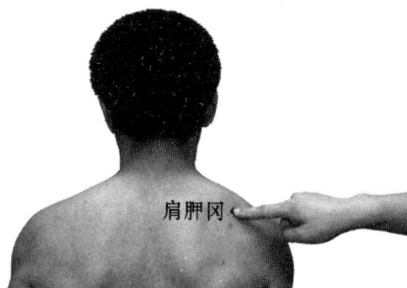

图1－3b　肩胛冈

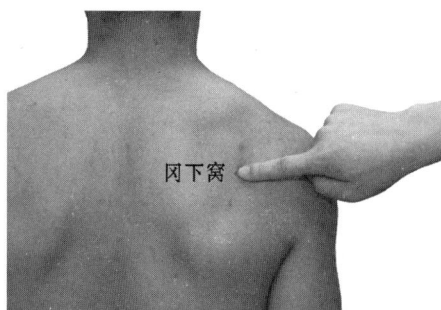

图1－3c　冈下窝

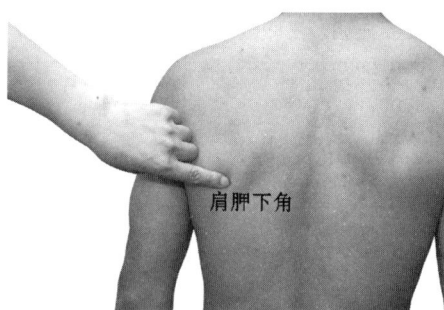

图1－3d　肩胛下角

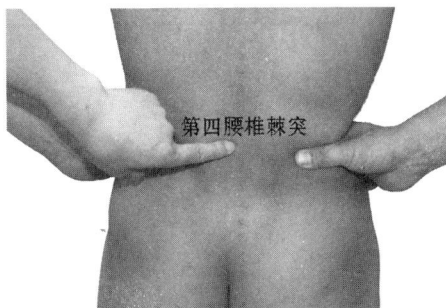

图 1-3e　第四腰椎棘突

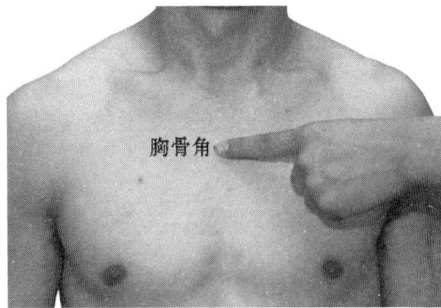

图 1-3f　胸骨角

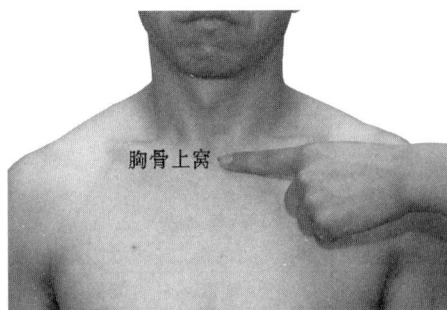

图 1-3g　胸骨上窝

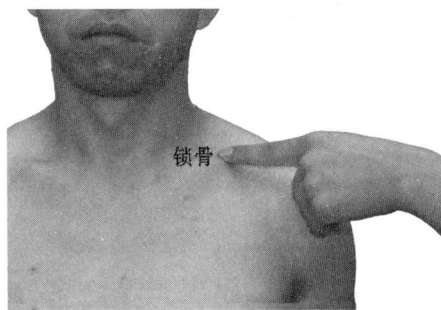

图 1-3h　锁骨

图 1-3　取穴常用的体表解剖标志

1. 固定的标志　指各部位由骨节和肌肉所形成的突起、凹陷、五官轮廓、发际、指（趾）甲、乳头、肚脐等。如眉头定攒竹，鼻尖定素髎，两眉间取印堂等。

2. 活动的标志　指以各部关节、肌肉、皮肤随活动而出现的孔隙、凹陷、皱纹、尖端等作为取穴标志。如握拳远端掌横纹头取后溪；取阳溪时拇指翘起，当拇长、短伸肌腱之间的凹陷中是穴；下颌角前上方约一横指，当咀嚼时咬肌隆起处取颊车。

（二）骨度分寸法

骨度分寸折量法，是以体表骨节为主要标志，将人体不同部位规定成一定长度或宽度，然后等分，每一等份为一寸，以此折量分寸，确定腧穴位置的方法。又称骨度分寸法、骨度法、折骨定穴法。常用的骨度分寸见表 1-6。（图 1-4）

表1-6　　　　　　　　　常用骨度分寸表

部位	起止点	折量寸	度量法	适用范围
头面部	前发际正中至后发际正中	12	直寸	确定头部经穴的纵向距离
	眉间（印堂）至前发际正中	3	直寸	确定前或后发际及其头部经穴的纵向距离
	第7颈椎棘突下（大椎）至后发际正中	3	直寸	
	眉间（印堂）至第7颈椎棘突下（大椎）	18	直寸	
	前两额发角（头维）之间	9	横寸	确定头前部经穴的横向距离
	耳后两乳突（完骨）之间	9	横寸	确定头后部经穴的横向距离
胸腹胁部	胸骨上窝（天突）至胸剑联合中点（歧骨）	9	直寸	确定胸部任脉经穴的纵向距离
	剑胸联合中点（歧骨）至脐中	8	直寸	确定上腹部经穴的纵向距离
	脐中至耻骨联合上缘（曲骨）	5	直寸	确定下腹部经穴的纵向距离
	两乳头之间	8	横寸	确定胸腹部经穴的横向距离
	腋窝顶点至第11肋游离端（章门）	12	直寸	确定胁肋部经穴的纵向距离
背腰部	肩胛骨内缘（近脊柱点）至后正中线	3	横寸	确定背腰部经穴的横向距离
	肩峰缘至后正中线	8	横寸	确定肩背部经穴的横向距离
上肢部	腋前、后纹头至肘横纹（平肘尖）	9	直寸	确定上臂部经穴的纵向距离
	肘横纹（平肘尖）至腕掌（背）侧横纹	12	直寸	确定前臂部经穴的纵向距离
下肢部	耻骨联合上缘至股骨内上髁上缘	18	直寸	确定下肢足三阴经穴的纵向距离
	胫骨内侧髁下方至内踝尖	13	直寸	
	股骨大转子至腘横纹	19	直寸	确定下肢足三阳经穴的纵向距离（臀沟至腘横纹相当于14寸）
	腘横纹至外踝尖	16	直寸	

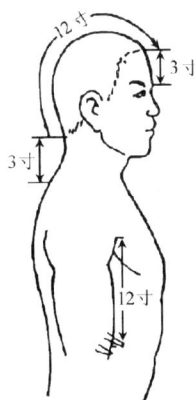

（1）头部和侧胸部

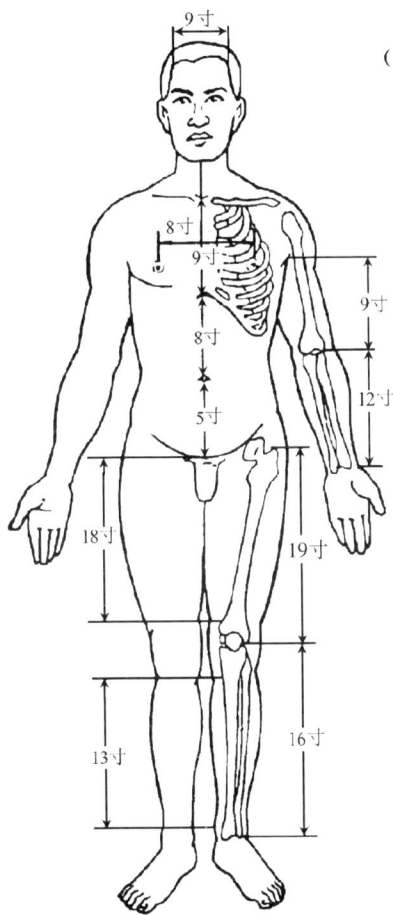

（2）正面

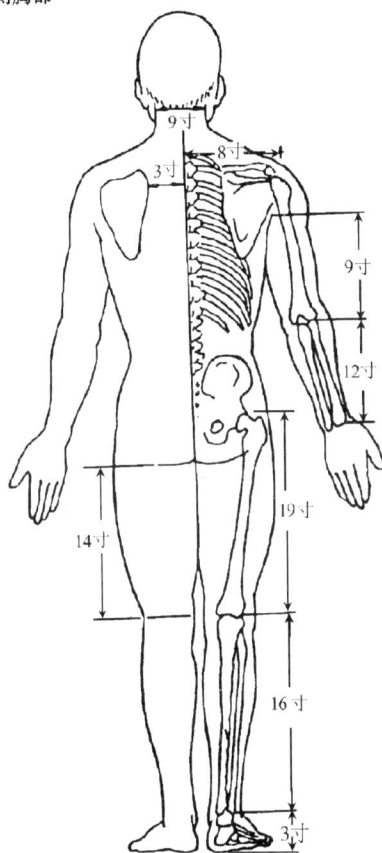

（3）背面

图1-4 骨度分寸示意图

（三）指寸定位法

指寸定位法是依据患者本人手指所规定的分寸来量取腧穴的定位方法，又称"指量法"、"手指同身寸取穴法"。指寸定位法使用方便，但对儿童和身材偏高、矮、胖、瘦者易有误差。因此常在骨度分寸的基础上，应用于四肢部腧穴的纵向比量，以及背腰部腧穴的横向定位。一般不能单独以指寸折量全身各部，以免长短失度。

以下方法均起源于《千金方》。常用指寸定位法介绍如下。（图1-5）

1. 中指同身寸法 使用时令患者拇指与中指屈曲成环形，以中指中节桡侧两端纹头之间的距离为1寸。（图1-5a）

2. 拇指同身寸法 使用时以患者拇指指间关节的宽度为1寸。（图1-5b）

3. 横指同身寸法 又称"一夫法"，使用时令患者将食、中、无名、小指并拢，以中指近端指间关节横纹为标准，四指的宽度为3寸。（图1-5c）

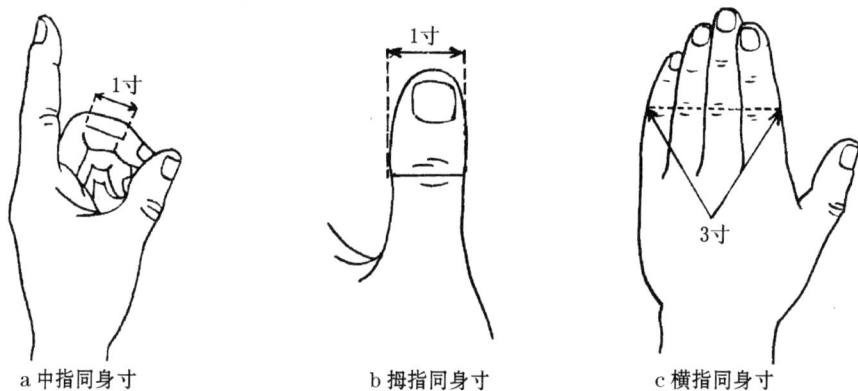

a 中指同身寸　　　　　b 拇指同身寸　　　　　c 横指同身寸

图1-5　手指同身寸定位法

（四）简便取穴法

简便取穴法，是临床上常用的一种简便易行的取穴法，如：立正姿势，垂手，中指端取风市；两耳尖直上连线中点取百会；取列缺，两手虎口自然平直相交，食指尖端所指处即是（图1-6）；取劳宫，半握拳，中指指尖压在掌心的第一横纹处即是。

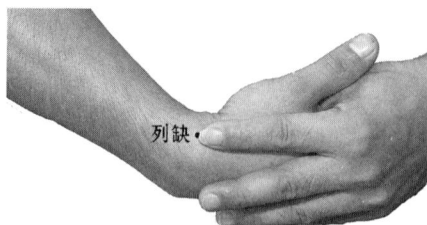

图1-6　列缺穴简便取穴法示意图

本法简便易行，临床上可与体表解剖标志法、骨度分寸法、指寸法结合起来应用。

六、特定穴

特定穴是指十四经穴中具有特殊治疗作用并有特定称号的一些腧穴。根据不同的名称、分布特点和治疗作用，可分为十大类，具体包括在四肢肘、膝关节以下的五输穴、原穴、络穴、八脉交会穴、下合穴、郄穴；在背腰部的背俞穴；在胸腹部的募穴；在四肢或躯干部的八会穴以及涉及全身的交会穴。

特定穴是临床使用频率非常高的一类腧穴，掌握各类特定穴的规律对于理解腧穴的主治、临床的选穴和配穴等均有重要的指导意义。

（一）五输穴

1. 概念　十二经在肘膝关节以下各有五个重要经穴，分别命名为井、荥、输、经、合，统称五输穴。古代医家以自然界的水流比拟经气在经脉中的运行情况，以此说明经气的出入和经过部位的深浅及其不同作用，即《灵枢·九针十二原》所说："所出为井，所溜为荥，所注为输，所行为经，所入为合。"

2. 分布特点　五输穴均位于四肢肘、膝关节以下，按井、荥、输、经、合的顺序，依次从四肢末端向肘、膝方向向心性排列。其中井穴多位于四肢末端；荥穴多位于掌指或跖趾关节之前；输穴多位于掌指或跖趾关节之后；经穴在前臂或小腿部；合穴多位于肘或膝关节附近。

3. 内容　每条经脉5个五输穴，十二经脉总共60个穴位。阳经和阴经按照"阴井木"、"阳井金"的规律，可将各经"井、荥、输、经、合"按照五行相生的顺序依次配属。六阴经、六阳经的五输穴穴名及其五行属性分别如表1－7和表1－8所示。

表1－7　　　　　　　　　　　　阴经五输穴表

经脉名称	井（木）	荥（火）	输（土）	经（金）	合（水）
手太阴肺经	少商	鱼际	太渊	经渠	尺泽
手厥阴心包经	中冲	劳宫	大陵	间使	曲泽
手少阴心经	少冲	少府	神门	灵道	少海
足太阴脾经	隐白	大都	太白	商丘	阴陵泉
足厥阴肝经	大敦	行间	太冲	中封	曲泉
足少阴肾经	涌泉	然谷	太溪	复溜	阴谷

表 1 - 8 　　　　　　　　　　　　　阳经五输穴表

经脉名称	井（金）	荥（水）	输（木）	经（火）	合（土）
手阳明大肠经	商阳	二间	三间	阳溪	曲池
手少阳三焦经	关冲	液门	中渚	支沟	天井
手太阳小肠经	少泽	前谷	后溪	阳谷	小海
足阳明胃经	厉兑	内庭	陷谷	解溪	足三里
足少阳胆经	足窍阴	侠溪	足临泣	阳辅	阳陵泉
足太阳膀胱经	至阴	足通谷	束骨	昆仑	委中

【附】五输穴歌

肺经少商与鱼际，太渊经渠尺泽连。大肠商阳与二间，三间阳溪曲池牵。

胃经厉兑内庭随，陷谷解溪足三里。脾经隐白大都连，太白商丘阴陵泉。

心经少冲少府邻，神门灵道少海寻。小肠少泽前谷（后）溪，阳谷为经小海依。

膀胱至阴通谷从，束骨昆仑与委中。肾经涌泉然谷宜，太溪复溜阴谷毕。

心包中冲劳宫乐，大陵间使连曲泽。三焦关冲与液门，中渚支沟天井匀。

胆经窍阴侠溪行，临泣阳辅与阳陵（泉）。肝经大敦与行间，太冲中封与曲泉。

4. 临床应用　依据历代文献和临床实践，五输穴的应用主要归纳为以下几方面：

（1）按照五输穴主病特点选用　关于五输穴的应用历代文献记载各有不同，具体见表1-9。综合现代临床应用，井穴多用于醒神开窍，退热，如点刺少商可辅助治疗一氧化碳中毒昏迷以及感冒发热、咽喉肿痛。荥穴多用于泻热，如肝火旺用行间，心火亢用少府。合穴多用于治疗内腑病证，如尺泽、曲泽、委中等均可治疗呕吐、泄泻。

表 1 - 9 　　　　　　　　　　　　　五输穴临床应用

名称	含义	《灵枢·邪气脏腑病形》	《灵枢·顺气一日分为四时》	《难经·六十八难》	现代应用
井穴	出		病在脏者	主心下满	神昏
荥穴	溜	外经	病变于色者	主身热	热病
输穴	注		病时间时甚者	主体重节痛	
经穴	行		病变于音者	主喘咳寒热	
合穴	入	内腑	经满而血者，病在胃及饮食不节得病者	主逆气而泄	六腑病证

（2）按照五输穴的五行属性选用（补母泻子法）　五输穴按井、荥、输、经、合的顺序依次五行相生，按照"实则泻其子，虚则补其母"的原则，某经或某脏腑虚

证选用母穴，实证选用子穴，具体应用时可分本经补母泻子法、异经补母泻子法。例如，肝经实证应取子穴，肝在五行属"木"，"火"为"木"之子，故按本经补母泻子法，应选本经五行属火的荥穴行间；按他经补母泻子法，则应选取"子经子穴"，即肝经所生之心经的荥穴少府。各经的本经子母穴及异经子母穴如表1-10所示。

表 1-10　　　　　　　　　　　子母补泻取穴表

五行	金		水		木		火 — 火		火 — 相火		土	
经脉	肺经	大肠经	肾经	膀胱经	肝经	胆经	心经	小肠经	心包经	三焦经	脾经	胃经
母穴	太渊	曲池	复溜	至阴	曲泉	侠溪	少冲	后溪	中冲	中渚	大都	解溪
子穴	尺泽	二间	涌泉	束骨	行间	阳辅	神门	小海	大陵	天井	商丘	厉兑
母经	脾经	胃经	肺经	大肠经	肾经	膀胱经	肝经	胆经	肝经	胆经	心经	小肠经
母穴	太白	足三里	经渠	商阳	阴谷	足通谷	大敦	足临泣	大敦	足临泣	少府	阳谷
子经	肾经	膀胱经	肝经	胆经	心经	小肠经	脾经	胃经	脾经	胃经	肺经	大肠经
子穴	阴谷	足通谷	大敦	足临泣	少府	阳谷	太白	足三里	太白	足三里	经渠	商阳

（3）按时选用　经脉的气血流注与季节时辰有密切的关系，《难经·七十四难》记载："春刺井，夏刺荥，季夏刺输，秋刺经，冬刺合。"另外，子午流注针法也是结合十二经脉气血盛衰开阖的规律，不同的时辰选用不同的五输穴。

（二）原穴

1. 概念　原穴是脏腑原气输注、经过和留止的部位，又称"十二原穴"。

2. 分布特点　十二经原穴多分布于腕、踝关节附近。

3. 内容　六阴经原穴就是其五输穴中的输穴，即"阴经之输并于原"；阳经原穴则是在其五输穴中的输穴、经穴之间独置的一穴。如表1-11所示。

表 1-11　　　　　　　　　　　十二经原穴表

经　脉	原穴	经　脉	原穴
手太阴肺经	太渊	手阳明大肠经	合谷
手少阴心经	神门	手太阳小肠经	腕骨
手厥阴心包经	大陵	手少阳三焦经	阳池
足太阴脾经	太白	足阳明胃经	冲阳
足少阴肾经	太溪	足太阳膀胱经	京骨
足厥阴肝经	太冲	足少阳胆经	丘墟

4. 临床应用

（1）治疗所属脏腑病证　原气来源于肾间动气，是人体生命活动的原动力，通过三焦运行于脏腑，是十二经的根本。原气布散于原穴，故针灸原穴能通达三焦原气，调整脏腑功能。如咳嗽、气喘，可配取肺经的原穴太渊；肠鸣、泄泻，可配取脾经的原穴太白等。

（2）**诊断所属脏腑病证** 原穴是脏腑原气输注、经过和留止的部位，脏腑发生病变时，会在相应的原穴上出现异常反应，如压痛、敏感、电阻改变、温度改变等。临床上，通过诊察原穴的反应变化，并结合临床，可推断脏腑的病情。

（三）络穴

1. 概念 络脉从经脉分出的部位各有一个腧穴，称为络穴。

2. 分布特点 十二经脉的络穴皆位于肘、膝关节以下；任脉络穴位于腹部，督脉络穴位于骶尾部，脾之大络穴位于胸胁部。

3. 内容 十二经脉各有一个络穴，加上任脉络穴、督脉络穴和脾之大络穴，合计十五络穴。如表1-12所示。

表1-12　　　　　　　　　　　十五络穴表

	经脉	络穴	经脉	络穴	经脉	络穴
手三阴经	肺经	列缺	心经	通里	心包经	内关
手三阳经	大肠经	偏历	小肠经	支正	三焦经	外关
足三阴经	脾经	公孙	肾经	大钟	肝经	蠡沟
足三阳经	胃经	丰隆	膀胱经	飞扬	胆经	光明
任、督、脾大络	任脉	鸠尾	督脉	长强	脾大络	大包

【附】原络穴歌

肺原太渊络列缺，大肠合谷偏历穴，胃经冲阳络丰隆，脾原太白公孙也，
心原神门络通里，小肠腕骨支正别，膀胱京骨络飞扬，肾原太溪大钟歇，
心包大陵络内关，三焦阳池外关里，胆原丘墟光明络，肝原太冲蠡沟穴，
督络长强任鸠尾，脾之大络大包确。

4. 临床应用

（1）**治疗络脉病证** 当十五络脉脉气异常，发生病变，可取相应的络穴来治疗。如根据《灵枢·经脉》记载，手少阴络脉"实则支膈，虚则不能言"，手少阴络穴通里可治疗胸膈支撑胀满、中风失语等。

（2）**兼治表里两经病证** 十二经络脉具有联络表里两经的作用，即"一络通二经"，所以，络穴能治疗表里两经病证。如列缺为手太阴肺经的络穴，既可治疗手太阴肺经的咳喘、胸痛、喉咙痛等病证，又可治疗手阳明大肠经的牙痛、面瘫、鼻塞、

头痛等病证。

另外，在表里两经同病时，络穴经常配合原穴使用，即所谓原络配穴法或"主客原络配穴"。应用时，以先发病经脉为主，取其原穴，后发病的相表里经脉为客，取其络穴。如心火下移小肠，可取手少阴心经原穴神门，配手太阳小肠经络穴支正。依此类推，如表 1 – 13 所示。

表 1 – 13　　　　　　　　　　十二经原络配穴表

经脉	原穴	表里经络穴	表里经脉
肺经	太渊	偏历	大肠经
大肠经	合谷	列缺	肺经
胃经	冲阳	公孙	脾经
脾经	太白	丰隆	胃经
心经	神门	支正	小肠经
小肠经	腕骨	通里	心经
膀胱经	京骨	大钟	肾经
肾经	太溪	飞扬	膀胱经
心包经	大陵	外关	三焦经
三焦经	阳池	内关	心包经
胆经	丘墟	光明	胆经
肝经	太冲	蠡沟	肝经

（四）背俞穴

1. 概念　背俞穴是指脏腑之气输注于背腰部的腧穴，简称俞穴。"俞"，有转输之意。即脏腑气血由内向外转输注入于此。

2. 分布特点　背俞穴均位于背腰部足太阳膀胱经第一侧线上，大体依脏腑位置而排列。

3. 内容　十二脏腑各有一个背俞穴，共计十二个背俞穴。如表 1 – 14 所示。

4. 临床应用

（1）治疗相应脏腑及其组织器官的病证　由于背俞穴与各自所属脏腑有密切的关系，所以常用于治疗相应脏腑及其组织器官的病证。如肝之背俞穴肝俞可治疗肝病所致之胁痛、黄疸。另外，肝开窍于目，肝俞还可治疗目疾。根据"从阳引阴"及"阴病行阳"等原则，位于属阳的背腰部的背俞穴临床多用于治疗属阴的脏的病证。因此，背俞穴为治疗脏病，尤其是脏虚证之主穴。

（2）诊断相应脏腑的病证　由于背俞穴与各自所属脏腑有密切的关系，所以当脏腑发生病变时，常在相应的背俞穴出现疼痛或过敏等阳性反应，可协助诊断。

表 1 - 14　　　　　　　　　　　　　背俞穴、募穴表

六脏	背俞穴	募穴	六腑	背俞穴	募穴
肺	肺俞	中府	大肠	大肠俞	天枢
心	心俞	巨阙	小肠	小肠俞	关元
心包	厥阴俞	膻中	三焦	三焦俞	石门
脾	脾俞	章门	胃	胃俞	中脘
肾	肾俞	京门	膀胱	膀胱俞	中极
肝	肝俞	期门	胆	胆俞	日月

（五）募穴

1. 概念　募穴是指脏腑之气结聚于胸腹部的腧穴，又称腹募穴。"募"，有汇集之意，即脏腑气血由内向外汇聚、集结于此。

2. 分布特点　募穴位置大体与其相关脏腑所处部位相接近。其分布有在本经者，有在他经者；有为双穴者，有为单穴者。如表 1 - 14 与 1 - 15 所示。

3. 内容　十二脏腑各有一个募穴，共计十二募穴。如表 1 - 15 所示。

表 1 - 15　　　　　　　　　　十二募穴分布表

脏腑	募穴	归属经脉	单穴/双穴
肺	中府	本经	双穴
大肠	天枢	他经（足阳明胃经）	双穴
胃	中脘	他经（任脉）	单穴
脾	章门	他经（足厥阴肝经）	双穴
心	巨阙	他经（任脉）	单穴
小肠	关元	他经（任脉）	单穴
膀胱	中极	他经（任脉）	单穴
肾	京门	他经（足少阳胆经）	双穴
心包	膻中	他经（任脉）	单穴
三焦	石门	他经（任脉）	单穴
胆	日月	本经	双穴
肝	期门	本经	双穴

【附】募穴歌

大肠天枢肺中府，小肠关元心巨阙，膀胱中极肾京门，肝募期门胆日月，
胃募中脘脾章门，三焦募在石门穴，膻中气会何脏募，心主包络厥阴也。

4. 临床应用

（1）治疗相应脏腑的病证　由于募穴与各自所属脏腑有密切的关系，所以常用于

治疗相应脏腑的病证。如胃之募穴中脘治疗胃痛、脘腹胀满；大肠之募穴天枢治疗泄泻、便秘。同时，根据"从阴引阳"及"阳病行阴"等原则，位于属阴的胸腹部的募穴临床多用于治疗属阳的腑的病证。因此，募穴为治疗腑病，尤其是腑实证之主穴。

（2）诊断相应脏腑的病证　由于募穴与各自所属脏腑有密切的关系，所以当脏腑发生病变时，常在相应的募穴出现疼痛或过敏等阳性反应，可协助诊断。

另外，募穴还经常配合背俞穴使用，即俞募配穴，以加强治疗相应脏腑及其组织器官病证的效果。

（六）八脉交会穴

1. 概念　八脉交会穴是指十二经脉与奇经八脉经气相通处的八个腧穴，又称"交经八穴"。八脉交会穴始见于金元时代窦汉卿的《针经指南》。

2. 分布特点　八脉交会穴均分布于腕、踝关节附近。

3. 内容　八脉交会穴共计八个。如表1-16所示。

4. 临床应用　八脉交会穴既可治疗所属十二经脉的病证，又可治疗所通奇经的病证。如手太阳小肠经的后溪穴通督脉，既可治疗手太阳小肠经病证，又可治疗脊柱强痛、角弓反张等督脉病证。另外，八脉交会穴按一定原则上下相配，可治疗四条经脉相合部位的病证。如公孙配内关，治疗脾经、心包经、冲脉与阴维脉相合部位心、胸、胃等的病证，具体配合应用如表1-16所示。八脉交会穴还可运用于按时取穴中，即"灵龟八法"和"飞腾八法"。它是将奇经八脉纳于八卦以计时取穴，与子午流注针法类似，是针灸时间治疗学的主要内容之一。

表1-16　　　　　　　　　　　八脉交会穴及主治表

八　穴	所属经脉	所通八脉	主治病证
公　孙	足太阴	冲脉	心、胸、胃疾病
内　关	手厥阴	阴维	
外　关	手少阳	阳维	目锐眦、耳后、颊、颈、肩部疾病及寒热往来证
足临泣	足少阳	带脉	
后　溪	手太阳	督脉	目内眦、项、耳、肩部疾病及发热恶寒等表证
申　脉	足太阳	阳跷	
列　缺	手太阴	任脉	肺系、咽喉、胸膈疾病和阴虚内热证
照　海	足少阴	阴跷	

【附】八法交会八穴歌

公孙冲脉胃心胸，内关阴维下总同。临泣胆经连带脉，阳维锐眦外关逢。

后溪督脉内眦颈，申脉阳跷络亦通。列缺任脉行肺系，阴跷照海膈喉咙。

（七）八会穴

1. 概念　八会穴是指人体脏、腑、气、血、筋、脉、骨、髓等精气聚会处的八个腧穴。

2. 分布特点　八会穴分布于躯干和四肢部。

3. 内容　八会穴共有八个，具体如表 1 – 17 所示。

表 1 – 17　　　　　　　　　　　　八会穴表

八　会　穴		主治
脏会	章　门	脏病
腑会	中　脘	腑病
髓会	绝　骨	髓病
筋会	阳陵泉	筋病
骨会	大　杼	骨病
血会	膈　俞	血病
气会	膻　中	气病
脉会	太　渊	脉病

【附】八会穴歌

脏会章门腑中脘，髓筋绝骨阳陵泉，骨会大杼血膈俞，气会膻中脉太渊。

4. 临床应用　八会穴与其所属的八种脏腑组织的生理功能有着密切的关系。临床多用于治疗相应的脏腑组织的病证。如各种血证，可取血会膈俞；各种气证，可取气会膻中。另外，据《难经·四十五难》记载，八会穴可以治疗相关脏腑组织的热病。

（八）郄穴

1. 概念　郄穴是各经经气深聚在四肢部的腧穴。

2. 分布特点　郄穴大多分布于四肢肘、膝关节以下。

3. 内容　十二经脉各有一个郄穴，奇经八脉中的阴维脉、阳维脉、阴跷脉、阳跷脉也各有一个郄穴，共计十六郄穴。如表 1 – 18 所示。

【附】郄穴歌

郄是孔隙义，气血深藏聚；病证反应点，临床能救急。

阳维郄阳交，阴维筑宾居；阳跷走跗阳，阴跷交信毕。

肺郄孔最大温溜，脾郄地机胃梁丘，心郄阴郄小养老，

肝郄中都胆外丘，心包郄门焦会宗，膀金门肾水泉求。

表 1 – 18　　　　　　　　　　十六经脉郄穴表

阴　经	郄穴	阳　经	郄穴
手太阴肺经	孔最	手阳明大肠经	温溜
手少阴心经	阴郄	手太阳小肠经	养老
手厥阴心包经	郄门	手少阳三焦经	会宗
足太阴脾经	地机	足阳明胃经	梁丘
足少阴肾经	水泉	足太阳膀胱经	金门
足厥阴肝经	中都	足少阳胆经	外丘
阴维脉	筑宾	阳维脉	阳交
阴跷脉	交信	阳跷脉	跗阳

4. 临床应用

（1）治疗本经循行部位及所属脏腑的急性病证　郄穴主要治疗本经循行部位及所属脏腑的急性病证。其中，阴经郄穴多治血证，如手太阴肺经郄穴孔最治疗咳血；足太阴脾经郄穴地机治疗月经不调、崩漏。阳经郄穴多治急性疼痛，如足阳明胃经郄穴梁丘治疗急性胃痛；手太阳小肠经郄穴养老治疗肩背腰腿痛等。

（2）郄会配穴　郄穴临床常配合八会穴使用，如：手太阴肺经郄穴孔最配血会膈俞治疗肺病咳血；足阳明胃经郄穴梁丘配腑会中脘治疗急性胃脘痛。

（3）诊断本经所属脏腑的病证　当某脏腑有病变时，可反映于相应的郄穴上，切、循、扪、按郄穴可协助诊断。

（九）下合穴

1. 概念　下合穴是指六腑之气下合于足三阳经的六个腧穴，又称"六腑下合穴"。

2. 分布特点　下合穴主要分布在下肢膝关节附近。

3. 内容　胃、胆、膀胱三腑的下合穴与其本经五输穴中的合穴同名同位。大肠、小肠、三焦的下合穴分布在胃经、膀胱经上。如表 1 – 19 所示。

4. 临床应用　六腑病证均可选用各自相应的下合穴进行治疗。如：足三里治疗胃脘痛；阳陵泉治疗胁痛、呕吐、黄疸等。具体如表 1 – 19 所示。

（十）交会穴

1. 概念　交会穴是指两经或数经相交或会合处的腧穴。

2. 分布特点　交会穴多分布于头面、躯干部。

3. 内容　历代文献对交会穴的记载略有不同，但绝大部分内容出自《针灸甲乙经》。具体可参阅相关书籍。

4. 临床应用　既可治疗所属经脉病证，又可治疗所交会经脉病证。如三阴交是足太阴脾经、足少阴肾经与足厥阴肝经的交会穴，故既可治疗脾经病证，又可治疗肾经、肝经病证。

表 1－19　　　　　　　　　　六腑下合穴表

六腑	下合穴	主治病症
大肠	上巨虚（足阳明胃经穴）	腹痛、腹泻、便秘、肠痈
小肠	下巨虚（足阳明胃经穴）	泄泻
三焦	委阳（足太阳膀胱经穴）	气化失常之癃闭、遗尿
膀胱	委中（本经穴）	
胃	足三里（本经穴）	胃脘痛、纳差、呃逆、呕吐
胆	阳陵泉（本经穴）	胁痛、黄疸、口苦咽干

第三节　十四经脉及其常用经穴

经脉主要包括十二经脉及奇经八脉，每一条经脉都有一定的循行路线，十四经的循行分布与该经腧穴的主治有着内在的联系，掌握经脉的循行分布，就能更好地了解腧穴的主治作用，特别是肘、膝关节以下腧穴的循经远治作用。十二经脉和奇经八脉中的任脉、督脉皆有本经的腧穴。腧穴是针灸治疗的特定部位，只有掌握其定位、主治和操作，才能为针灸临床打下扎实的基础。

一、督脉及其常用穴

（一）经脉循行

督脉起于小腹内，下出于会阴部，向后上行于脊柱内，沿脊柱上行，至风府穴入脑。上达颠顶，循前额正中，至鼻柱，止于上唇系带与齿龈连接处的龈交穴。（图1－7）

（二）经穴主治概要

督脉经穴主治神志病，热病，相应的内脏疾病以及腰骶、背、头项等经脉所过部位的局部病证。

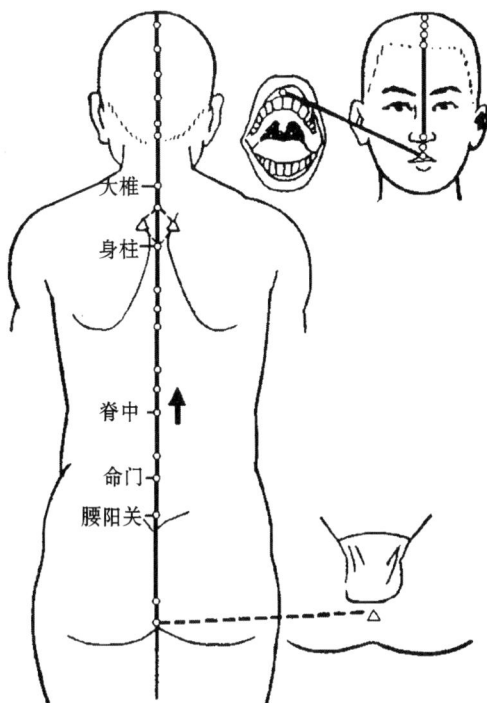

图 1 - 7 督脉循行示意图

(三) 常用经穴

督脉自长强穴至龈交穴，共计 28 个经穴，常用穴 8 个。（图 1 - 8）

1. 腰阳关（DU3）

【定位】在后正中线上，第 4 腰椎棘突下凹陷中，约平髂嵴。

【主治】①月经不调、赤白带下；②遗精、阳痿；③腰骶痛、下肢痿痹。

【操作】向上微斜刺 0.6 ~ 1 寸。多用灸法。

2. 命门（DU4）

【定位】在腰部后正中线上，第 2 腰椎棘突下凹陷中。

【主治】①赤白带下、月经不调、痛经、闭经、不孕；②阳痿、遗精、精冷不育；③遗尿、小便频数；④小腹冷痛、腹泻；⑤手足逆冷；⑥腰脊强痛。

【操作】向上斜刺 0.5 ~ 1 寸。多用灸法。

3. 至阳（DU9）

【定位】在背部后正中线上，第 7 胸椎棘突下凹陷中，约平肩胛下角。

【主治】①胸胁胀满、黄疸、胆囊炎、胆石症、胆道蛔虫症；②咳嗽、气喘；③

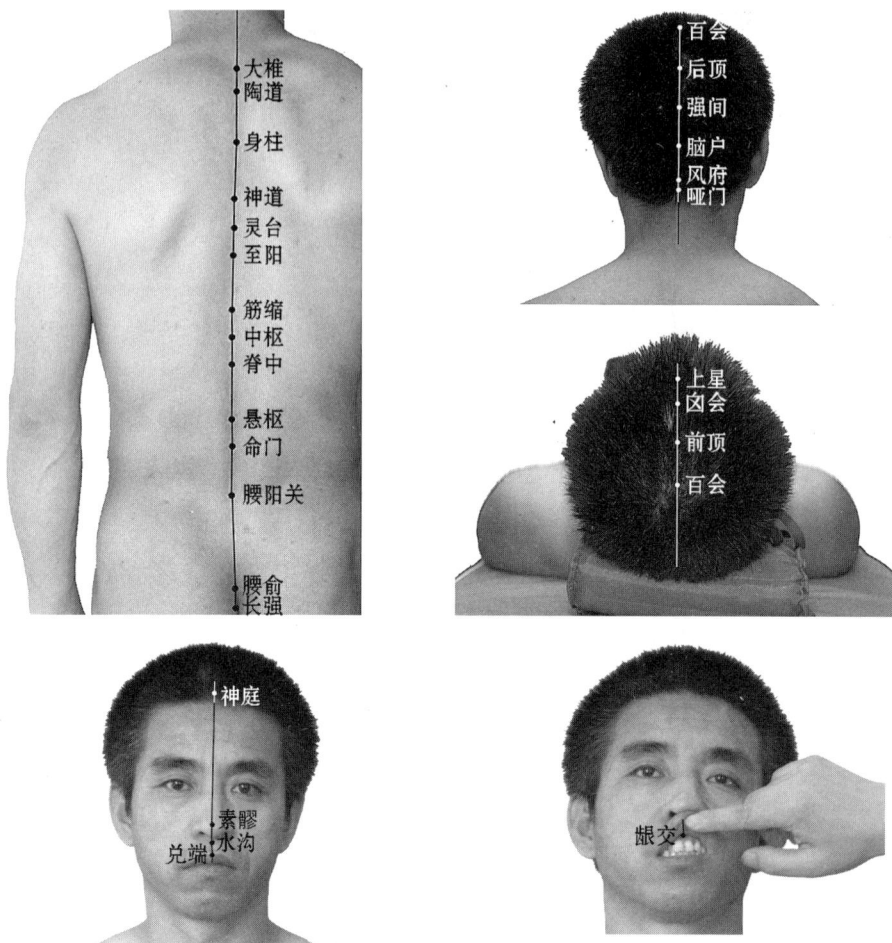

图 1 - 8　督脉经穴总图

腰背疼痛、脊强；④胃痛、腹痛。

　　【操作】向上微斜刺 0.5～1 寸。可灸。

　　4. 大椎（DU14）督脉与手足三阳经交会穴

　　【定位】在背部正中线上，俯卧或正坐低头位，于第 7 颈椎棘突下凹陷中。

　　【主治】①热病；②咳嗽、气喘、恶寒发热；③风疹、痤疮；④各种虚损；⑤头痛项强、肩背痛、腰背强痛；⑥癫狂、痫证。

　　【操作】直刺 0.5～1 寸。可灸。

　　5. 风府（DU16）

　　【定位】在后发际正中直上 1 寸，枕外隆凸直下，两侧斜方肌上端之间凹陷中。

【主治】①癫狂、中风、癔病；②头痛、眩晕、项强；③咽喉肿痛、失音、目痛、鼻衄。

【操作】正位坐，头微前倾，项部放松，向下颌方向缓慢刺入0.5~1寸，不可向上深刺以免刺入枕骨大孔，伤及延髓。可灸。

6. 百会（DU20）

【定位】在头部，前发际正中直上5寸，或两耳尖连线的中点处。

【主治】①中风、痴呆、失语、失眠、健忘、癫狂、痫证、癔病；②头痛、头风、眩晕、耳鸣；③脱肛、阴挺、胃下垂、肾下垂，遗尿、久泻。

【操作】平刺0.5~0.8寸。升阳举陷多用灸法。

7. 素髎（DU25）

【定位】在鼻尖的正中央。

【主治】①鼻塞、鼻衄、鼻渊、鼻流清涕；②昏迷、惊厥、新生儿窒息；③喘息。

【操作】向上斜刺0.3~0.5寸，或点刺放血。不灸。

8. 水沟（DU26）别名"人中"；督脉与肝经、任脉、手足阳明经交会穴

【定位】人中沟上1/3与下2/3交点处。

【主治】①晕厥、神昏、中风、中暑、癔病、癫狂、痫证、小儿惊风；②鼻塞、鼻衄、面肿、口歪、齿痛、牙关紧闭；③腰脊强痛。

【操作】向上斜刺0.3~0.5寸，或用指甲按掐。不灸。

二、任脉及其常用穴

（一）经脉循行

任脉起于小腹内，下出会阴部，向前上经阴毛部，循腹部正中线上行，经关元等穴，至咽喉，环绕口唇，循面颊部，进入目眶。（图1-9）

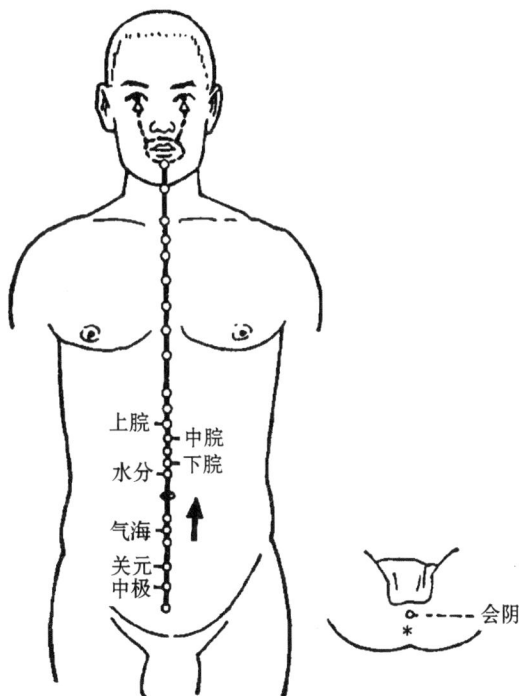

图1-9　任脉循行示意图

（二）经穴主治概要

任脉经穴主治少腹、脐腹、胃脘、胸颈、咽喉、头面等经脉循行部位局部病证以及相应的内脏疾病；脐以下的腧穴有强壮作用或可治神志病。

（三）常用经穴

任脉自会阴穴至承浆穴，共计24个经穴，常用穴12个。（图1-10）

1. 中极（RN3）膀胱募穴、任脉与足三阴经交会穴

【定位】在下腹部正中线上，脐中下4寸。

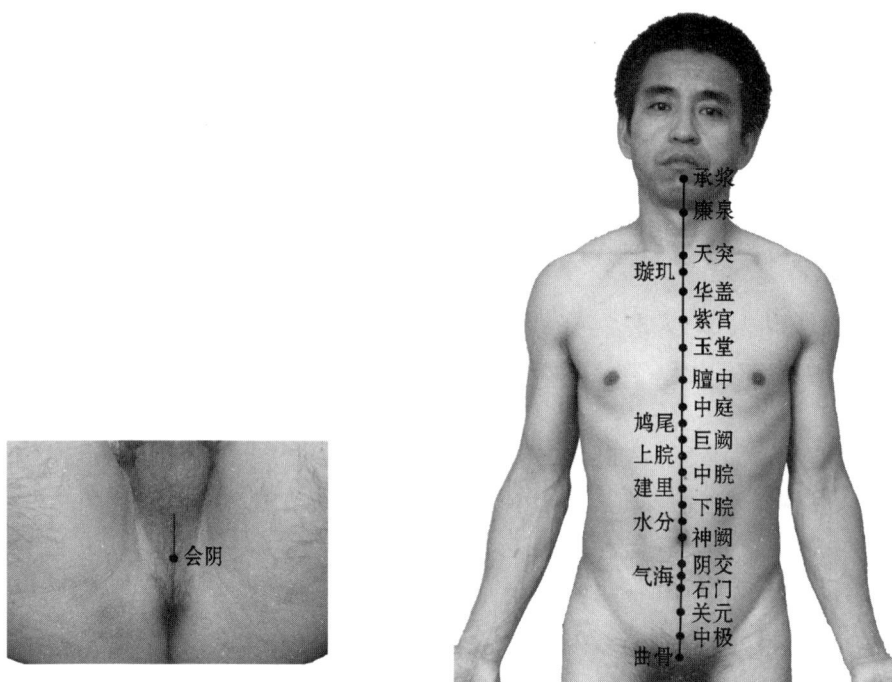

图1-10　任脉经穴总图

【主治】①小便不利、遗尿、癃闭；②遗精、阳痿、不育；③月经不调、崩漏、阴挺、阴痒、不孕、产后恶露不尽、带下；④疝气。

【操作】直刺1~1.5寸，针前须排空尿液，治尿潴留要向耻骨联合内侧缘斜刺；孕妇禁针。可灸。

2. 关元（RN4）小肠募穴、任脉与足三阴经交会穴

【定位】在下腹部正中线上，脐中下3寸。

【主治】①中风脱证、虚劳冷惫、羸瘦无力；②疝气；③腹痛、泄泻、痢疾、脱肛、便血；④尿血、癃闭、小便频数；⑤遗精、阳痿、早泄、白浊；⑥月经不调、痛经、闭经、崩漏、带下、阴挺、不孕、恶露不尽、胞衣不下。

【操作】直刺 1～1.5 寸，针前排空尿液；孕妇禁针。多用灸法。

3. 气海（RN6）肓之原穴

【定位】在下腹部正中线上，脐中下 1.5 寸。

【主治】①虚脱、形体羸瘦、虚劳、脏气衰惫、乏力；②气滞、脘腹胀满；③水谷不化、绕脐疼痛、腹泻、痢疾、便秘；④癃闭、遗尿；⑤遗精、阳痿、疝气；⑥月经不调、痛经、闭经、崩漏、带下、阴挺、产后恶露不尽、胞衣不下。

【操作】直刺 1～1.5 寸，孕妇禁针。多用灸法。

4. 神阙（RN8）

【定位】脐中央。

【主治】①虚脱、中风脱证；②绕脐腹痛、腹胀、腹泻、痢疾、便秘、脱肛；③水肿、小便不利；④四肢厥冷。

【操作】一般不针，多用隔物灸法。

5. 水分（RN9）

【定位】在上腹部正中线上，脐中上 1 寸。

【主治】①小便不利、水肿；②腹痛、腹胀、泄泻、呕吐、食谷不化；③痞块。

【操作】直刺 1～1.5 寸。水病多用灸法。

6. 下脘（RN10）

【定位】在上腹部正中线上，脐中上 2 寸。

【主治】①腹痛、腹胀、泄泻、呕吐、食谷不化、小儿疳积；②痞块。

【操作】直刺 1～1.5 寸。可灸。

7. 建里（RN11）

【定位】在上腹部正中线上，脐中上 3 寸。

【主治】①水肿；②胃痛、呕吐、食欲不振、腹胀、腹痛。

【操作】直刺 1～1.5 寸。可灸。

8. 中脘（RN12）胃募穴、八会穴（腑会）

【定位】在上腹部正中线上，脐中直上 4 寸。

【主治】①胃痛、纳呆、呕吐、吞酸、呃逆、腹痛、腹胀、泄泻；②黄疸；③癫狂、脏燥。

【操作】直刺 1～1.5 寸。可灸。

9. 膻中（RN17）心包募穴、八会穴（气会）

【定位】在胸部前正中线上，两乳头连线中点，约平第4肋间。

【主治】①咳嗽、气喘；②心悸、心胸痹痛；③呕吐、噎嗝、呃逆；④产妇乳少、乳痈、乳癖。

【操作】平刺0.3~0.5寸。可灸。

10. 天突（RN22）

【定位】在颈部前正中线上，胸骨上窝中央。

【主治】①瘿气、梅核气；②咽喉肿痛、暴喑、咳嗽、气喘、胸痛；③噎嗝。

【操作】先直刺0.2~0.3寸，然后将针尖转向下方，紧靠胸骨后方刺入1~1.5寸，不可左右斜刺及深刺。必须严格掌握针刺的角度与深度，以防刺伤气管和有关动、静脉。可灸。

11. 廉泉（RN23）

【定位】微仰头，在颈部喉结上方，舌骨体上缘凹陷处。

【主治】①中风舌强不语、吞咽困难、舌纵流涎、暴喑、喉痹、舌下肿痛、口舌生疮；②消渴。

【操作】向舌根斜刺0.5~0.8寸。可灸。

12. 承浆（RN24）任脉、足阳明经交会穴

【定位】在面部颏唇沟的正中凹陷处。

【主治】①口歪、齿龈肿痛、流涎、暴喑；②癫狂。

【操作】斜刺0.3~0.5寸，可灸。

三、手太阴肺经及其常用穴

（一）经脉循行

手太阴肺经起于中焦，向下络大肠；向上返回经过胃上口（贲门部）；穿过横膈属于肺；循气管至喉咙。然后横行出于腋下，循上臂内侧前缘，行于手少阴心经与手厥阴心包经之前；下肘中，循前臂内侧桡骨尺侧缘，入寸口，循大鱼际桡侧赤白肉际，出大拇指桡侧端。

其分支，从腕后分出，直出食指桡侧端，交于手阳明大肠经。（图1-11）

（二）经穴主治概要

手太阴肺经经穴主治咳嗽、气喘、咯血、咽痛等肺胸疾患及经脉循行部位其他

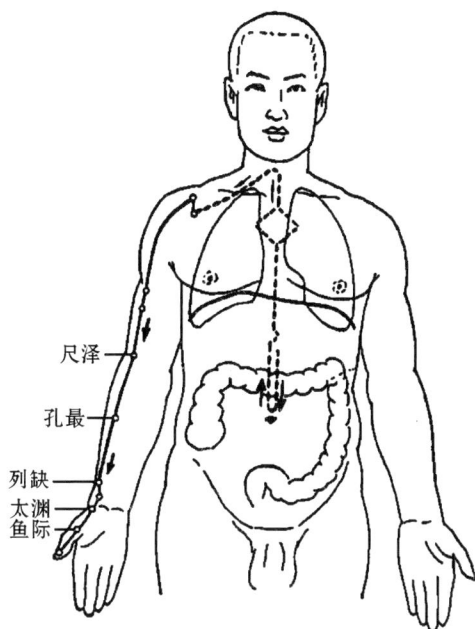

图 1 - 11   手太阴肺经循行示意图

病证。

（三）常用经穴

手太阴肺经自中府穴至少商穴，共计 11 个经穴，常用穴 6 个。（图 1 - 12）

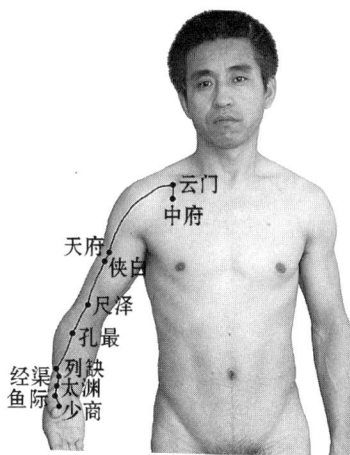

图 1 - 12   手太阴肺经经穴总图

1. 尺泽（LU5）别名"鬼受"、"鬼堂"；合穴

【定位】在肘横纹中，肱二头肌腱桡侧凹陷处。（图1-13）

【主治】①咳嗽、气喘、咳血、胸胀满、咽喉肿痛；②呕吐、泄泻、腹痛；③小儿急惊风、癫狂；④肘臂疼痛。

【操作】直刺0.8~1.2寸，或刺络放血。可灸。

2. 孔最（LU6）郄穴

【定位】在前臂掌面桡侧，尺泽与太渊连线上腕横纹上7寸。（图1-13）

【主治】①咳嗽、咳血、气喘、咽喉肿痛；②热病汗不出；③肘臂挛痛。

【操作】直刺0.5~1.2寸。可灸。

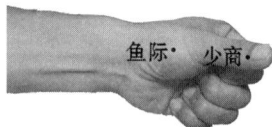

3. 列缺（LU7）络穴、八脉交会穴（通任脉）

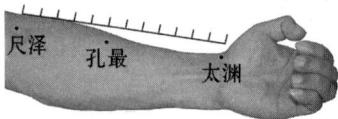

图1-13 尺泽、孔最、太渊　　　　　　图1-14 列缺

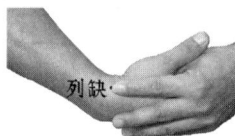

【定位】在前臂桡侧缘，桡骨茎突上方，腕横纹上1.5寸，肱桡肌腱与拇长展肌腱之间。（图1-14）

【主治】①咽痛、咽干、咽痒、咳喘；②项强、偏正头痛、口眼歪斜、牙痛；③半身不遂。

【操作】向上或下斜刺0.3~0.8寸。可灸。

4. 太渊（LU9）输穴、原穴、八会穴（脉会）

【定位】在腕掌侧横纹桡侧，桡动脉搏动处。（图1-13）

【主治】①咳喘、咽痛；②呕吐、呃逆、腹胀；③无脉症；④腕臂疼痛。

【操作】避开桡动脉，直刺0.3~0.5寸。可灸。

5. 鱼际（LU10）荥穴

【定位】在手部第一掌指关节后方，第一掌骨中点桡侧，赤白肉际处。（图1-15）

【主治】①咳喘、咳血、咽喉肿痛、失音；②乳痈；③掌中热。

图1-15 鱼际、少商

【操作】直刺0.5~1寸。可灸。

6. 少商（LU11）别名"鬼信"；井穴

【定位】手拇指末节桡侧，指甲根角旁开0.1寸。（图1-15）

【主治】①咽喉肿痛、咳嗽、气喘；②热病；③中风昏迷、小儿惊风、癫狂。

【操作】直刺0.1寸，或向腕平刺0.2~0.3寸，一般常用点刺放血。可灸。

四、手阳明大肠经及其常用穴

（一）经脉循行

手阳明大肠经起于食指桡侧端，循食指桡侧上行，经第一、二掌骨之间，进入腕关节处拇长伸肌腱、拇短伸肌腱之间，循行于前臂外侧前缘，过肘外侧，上行上臂外侧前缘，上肩，出肩峰之前，上至第七颈椎棘突下（大椎穴），再向前下行入锁骨上窝（缺盆），进入胸腔络肺，向下通过膈肌，属大肠。

其分支，从锁骨上窝上行，经颈部至面颊，入下齿中，还出挟口两旁，左右交叉于督脉人中穴，至对侧鼻翼旁（迎香穴），交于足阳明胃经。（图1-16）

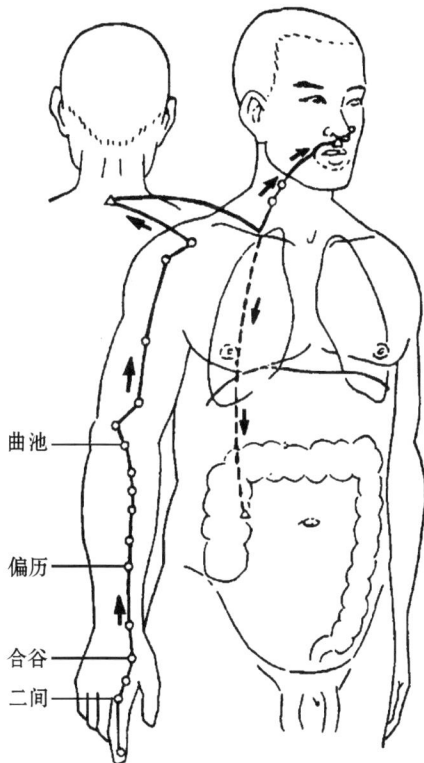

图1-16 手阳明大肠经循行示意图

（二）经穴主治概要

手阳明大肠经经穴主治头面五官病、咽喉病、热病和经脉循行部位的其他病证。

（三）常用经穴

手阳明大肠经自商阳穴至迎香穴，共计 20 个经穴，常用穴 10 个。（图 1 - 17）

1. 商阳（LI1）井穴

【定位】手食指末节桡侧，指甲根角旁开 0.1 寸。（图 1 - 18）

【主治】①咽痛、下牙痛、耳聋、耳鸣、颌肿、青盲；②中风昏迷、热病无汗；③手指麻木。

【操作】浅刺 0.1 寸，点刺出血。

2. 三间（LI3）输穴

【定位】微握拳，手食指掌指关节后方，桡侧凹陷处。（图 1 - 18）

【主治】①咽喉痛、齿痛；②热病；③腹胀、肠鸣。

图 1 - 17 手阳明大肠经经穴总图

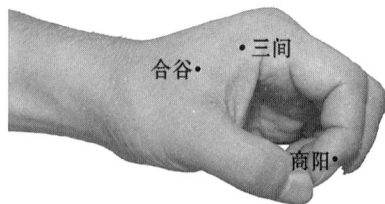

【操作】直刺 0.3 ~ 0.5 寸，也可向劳宫穴方向透刺。可灸。

3. 合谷（LI4）原穴

【定位】手背第 1、2 掌骨间，第 2 掌骨桡侧的中点。（图 1 - 18）

【主治】①头痛、齿痛、目赤肿痛、失音、口眼歪斜、痄腮、鼻衄、耳鸣、耳聋；②恶寒发热、无汗或多汗；③胃痛、腹痛、泄泻；④瘾疹、痤疮；⑤半身不遂；⑥闭经、滞产；⑦小儿惊风；⑧戒烟戒毒。

【操作】直刺 0.5 ~ 1 寸。可灸。

4. 阳溪（LI5）经穴

【定位】在腕背横纹桡侧，手拇指向上翘时，拇短伸肌腱和拇长伸肌腱之间凹陷中。（图 1 - 19）

【主治】①头痛、耳鸣、耳聋、咽喉肿痛、齿痛；②腕臂痛。

【操作】直刺 0.5 ~ 0.8 寸。可灸。

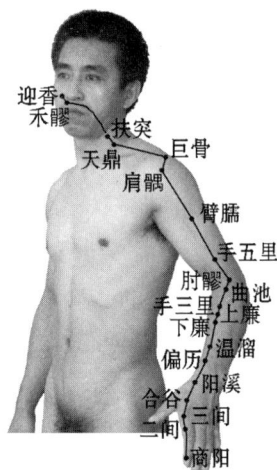

图 1 - 18 商阳、三间、合谷

5. 偏历（LI6）络穴

【定位】屈肘，在前臂背面桡侧，阳溪与曲池穴连线上，腕横纹上3寸。（图1-19）

【主治】①耳鸣、耳聋、目赤、鼻衄、喉病；②水肿；③手臂酸痛。

【操作】直刺0.3~0.5寸，或斜刺1寸。可灸。

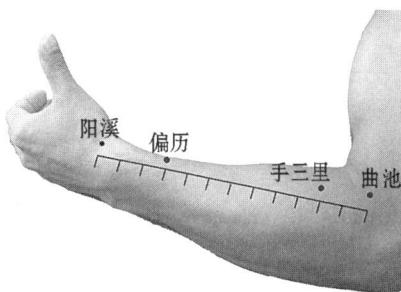

6. 手三里（LI10）

【定位】在前臂背面桡侧，阳溪与曲池连线上，肘横纹下2寸。（图1-19）

图1-19　阳溪、偏历、手三里、曲池

【主治】①腹痛、腹泻、腹胀；②齿痛、失音；③肘臂疼痛、上肢不遂。

【操作】直刺0.8~1.2寸。可灸。

7. 曲池（LI11）别名"鬼臣"、"鬼洼"；合穴

【定位】屈肘，在肘横纹外侧端，尺泽与肱骨外上髁连线中点。（图1-19）

【主治】①上肢痹痛；②咽喉肿痛、齿痛、目赤肿痛；③热病；④腹痛、吐泻、痢疾；⑤风疹、痤疮；⑥高血压；⑦癫狂。

【操作】直刺1~1.5寸。可灸。

8. 臂臑（LI14）

【定位】在臂外侧，三角肌止点处，曲池与肩髃连线上，曲池上7寸。（图1-20）

【主治】①肩臂疼痛、颈项拘挛；②目疾。

【操作】直刺或向上斜刺0.8~1.5寸。可灸。

9. 肩髃（LI15）

【定位】在肩部，三角肌上，臂外展或向前平伸时，肩峰前下方凹陷处。（图1-20）

【主治】①肩臂疼痛、肩周炎、手臂挛急；②半身不遂；③瘾疹；④瘰疬。

【操作】直刺或向下斜刺0.8~1.5寸。可灸。

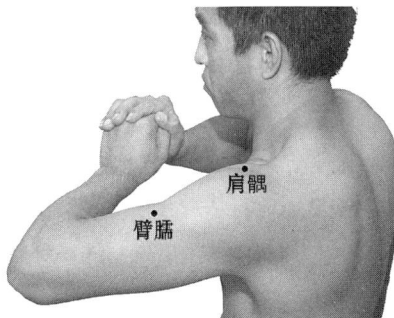

10. 迎香（LI20）手足阳明交会穴

【定位】在鼻翼外缘中点旁，当鼻唇沟中。

图1-20　臂臑、肩髃

【主治】①鼻塞、鼻衄、鼻炎；②面痒、面瘫；③胆道蛔虫症。

【操作】直刺或向上斜刺0.2～0.5寸。不宜灸。

五、足阳明胃经及其常用穴

(一) 经脉循行

足阳明胃经起于鼻旁（迎香穴），上行与督脉交会于鼻根部，向旁折返与足太阳膀胱经交会于睛明穴，向下循行鼻外瞳孔直下，进入上齿中，还出挟口环唇，下至承浆穴与任脉交会，折返循下颌边缘，出大迎穴，循颊车穴，上耳前，过胆经上关穴，沿发际，至前额。

其分支，从大迎穴前方，下人迎穴，顺喉咙，进入缺盆，深入体腔，下行穿过膈肌，属胃络脾。

其直行主干，从缺盆出体表，在胸部沿乳中线下行，至腹部沿腹中线旁开2寸，下行至腹股沟处的气冲穴。

其分支，起于胃下口（幽门部），循腹腔内，下至气冲穴与直行主干会合，而后向下行大腿外侧前缘，过髀关穴、伏兔穴，至膝关节髌骨外侧，沿胫骨前缘旁开一横指下行，至足背，入足第二趾外侧端（厉兑穴）。（《内经》记载为"中指内间"）

其分支，自膝下三寸的足三里穴分出，入足中趾外侧。

其分支，自足背动脉搏动处（冲阳穴）分出，前行入足大趾内侧端（隐白穴），交于足太阴脾经。（图1－21）

(二) 经穴主治概要

足阳明胃经经穴主治胃肠病、头面五官病、热病、皮肤病、神志病及经脉

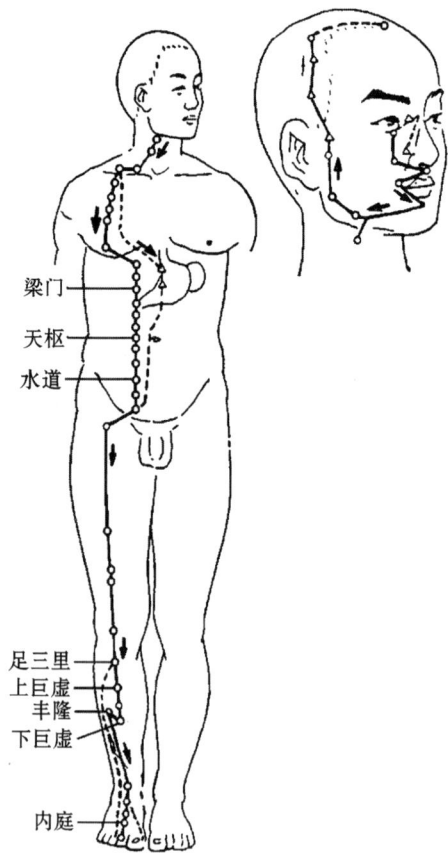

梁门
天枢
水道

足三里
上巨虚
丰隆
下巨虚

内庭

图1－21　足阳明胃经循行示意图

循行部位的其他病证。

（三）常用经穴

足阳明胃经自承泣穴至厉兑穴，共计45个经穴，常用穴20个。（图1－22）

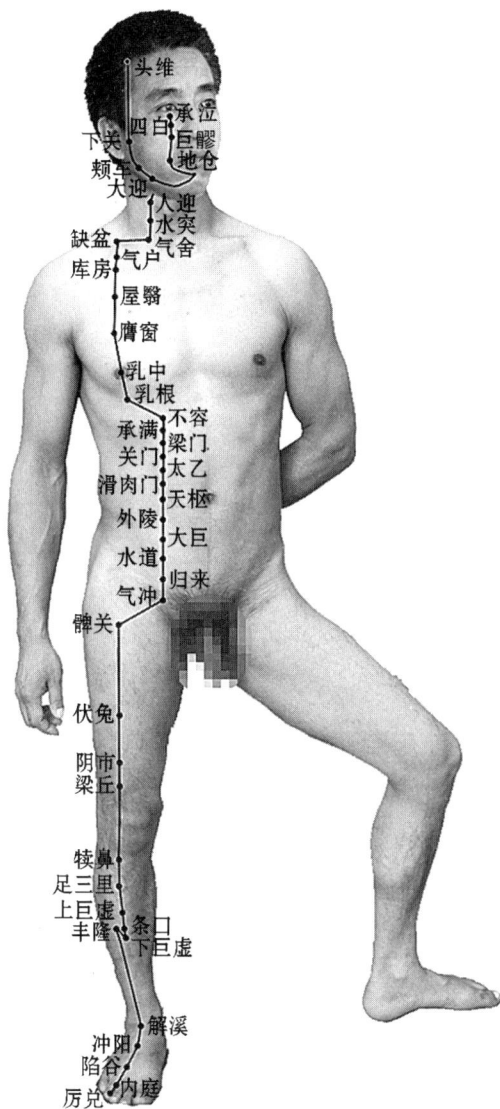

图1－22 足阳明胃经经穴总图

1. 承泣（ST1）

【定位】在面部瞳孔直下，眼球与眶下缘之间。（图1－23）

【主治】①迎风流泪、目赤肿痛、眼睑瞤动、夜盲；②面瘫、面肌痉挛。

【操作】直刺0.3~0.7寸，用手拇指把眼球往上推，在眼眶边缘缓慢进针，不提插，不捻转，出针时要按压针孔。不宜灸。

2. 四白（ST2）

【定位】在面部瞳孔直下，眶下孔凹陷处。（图1-23）

【主治】①目赤痛痒、目翳、眼睑瞤动、迎风流泪；②面瘫、面痛。

【操作】直刺0.2~0.4寸。不宜灸。

3. 地仓（ST4）

【定位】在面部口角外侧，上直对瞳孔。（图1-23）

【主治】①口角歪斜、唇缓不收、口疮流涎、齿痛颊肿、眼睑瞤动；②足痿。

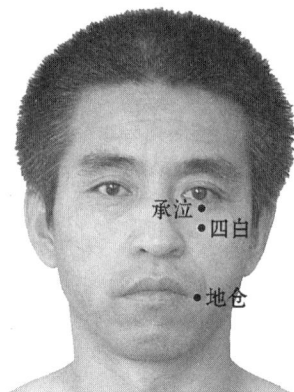

图1-23 承泣、四白、地仓

【操作】向颊车方向平刺0.5~1.5寸，或直刺0.2~0.3寸。可灸。

4. 颊车（ST6）别名"鬼床"

【定位】在面颊部，下颌角前上方约一横指，咀嚼时咬肌隆起，按之凹陷处。（图1-24）

【主治】口眼歪斜、齿痛、颊肿、牙关紧闭、面肌痉挛。

【操作】直刺0.3~0.5寸；或向地仓方向斜刺1~1.5寸，可灸。

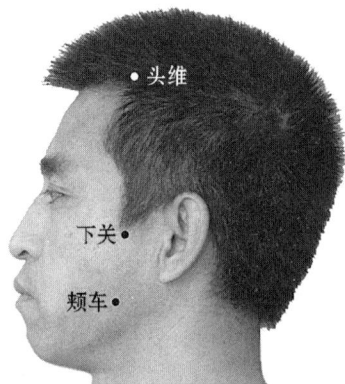

图1-24 颊车、下关、头维

5. 下关（ST7）

【定位】在面部耳前方，颧弓与下颌切迹所形成的凹陷中。（图1－24）

【主治】①口眼歪斜、牙关不利、牙痛、三叉神经痛；②耳聋、耳鸣；③足跟痛。

【操作】直刺0.5～1.2寸。可灸。

6. 头维（ST8） 足阳明与足少阳经交会穴

【定位】在头侧部，额角发际上0.5寸，头正中线旁4.5寸。（图1－24）

【主治】①偏正头痛；②目眩、迎风流泪、眼睑瞤动、目赤肿痛、视物不清。

【操作】向后平刺0.5～1寸。不宜灸。

7. 梁门（ST21）

【定位】在上腹部，脐上4寸（中脘穴），旁开2寸。

【主治】胃痛、呕吐、腹胀、纳呆、大便溏薄。

【操作】直刺0.5～0.8寸。可灸。

8. 天枢（ST25） 大肠募穴

【定位】在腹中部，肚脐旁开2寸。

【主治】①腹痛、腹胀、肠鸣泄泻、痢疾、便秘、肠痈；②疝气、水肿；③热病；④痛经、月经不调、崩漏。

【操作】直刺0.8～1.2寸。可灸。

9. 水道（ST28）

【定位】下腹部，脐下3寸（关元穴），旁开2寸。

【主治】①小便不利、水肿；②小腹胀满、便秘；③痛经、难产。

【操作】直刺0.8～1.2寸，可捻转，不可反复提插，孕妇禁针。可灸。

10. 归来（ST29）

【定位】在下腹部，脐中下4寸（中极穴），旁开2寸。

【主治】①阴挺、闭经、痛经、带下、小便不利；②茎中痛、疝气；③少腹痛。

【操作】直刺0.8～1.2寸，孕妇禁针。可灸。

11. 伏兔（ST32）

【定位】髂前上棘与髌底外侧端的连线上，髌底上6寸。（图1－25）

【主治】①小腿痛、下肢不遂；②腹胀、疝气；③脚气。

【操作】直刺1～2寸。可灸。

12. 梁丘（ST34）郄穴

【定位】屈膝，在大腿前面，髂前上棘与髌底外侧端连线上，髌底上2寸。（图1-25）

【主治】①急性胃痛；②膝关节肿痛、屈伸不利；③乳痈。

【操作】直刺1~1.5寸。可灸。

13. 犊鼻（ST35）

【定位】屈膝，在膝部髌骨与髌韧带外侧凹陷中。（图1-26）

【主治】膝关节肿痛、屈伸不利。

【操作】向后内斜刺0.8~1.5寸。可灸。

14. 足三里（ST36）合穴、胃下合穴；保健要穴

【定位】小腿前外侧，犊鼻下3寸，距胫骨前缘一横指。（图1-26）

图1-25　伏兔、梁丘

【主治】①胃痛、呕吐、消化不良、腹胀、腹鸣、痢疾、泄泻、便秘、小儿疳积；②心痛、心悸气短、癫狂；③高血压、头痛、头晕；④休克、气短；⑤乳痈、乳少；⑥预防流感；⑦鼻热、鼻干、鼻涩、咳嗽痰多；⑧下肢痿痹、下肢不遂、脚气。

【操作】直刺1~2寸。可灸。

15. 上巨虚（ST37）大肠下合穴

【定位】在小腿前外侧，当犊鼻下6寸，距胫骨前缘一横指。（图1-26）

【主治】①腹胀腹痛、痢疾、便秘、肠痈；②下肢痿痹、脚气、中风瘫痪。

【操作】直刺1~1.5寸。可灸。

16. 下巨虚（ST39）小肠下合穴

【定位】在小腿前外侧，当犊鼻下9寸，距胫骨前缘一横指。（图1-26）

【主治】①小腹痛、泄泻、大便脓血、小肠疝气；②乳痈；③腰脊痛引睾丸；④下肢痿痹。

【操作】直刺1~1.5寸。可灸。

17. 丰隆（ST40）络穴

【定位】小腿前外侧，外踝尖上8寸，条口穴外，距胫骨前缘两横指。（图1-26）

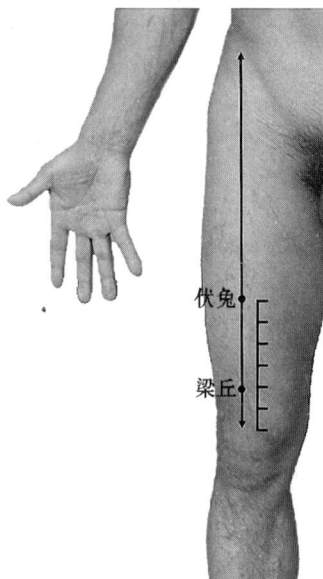

【主治】①咳嗽痰多、哮喘、咽痛、胸痛；②癫狂、善笑、痫证；③头晕、目眩、头痛、高血压；④呕吐、便秘；⑤下肢痿痹。

【操作】直刺 1~1.5 寸。可灸。

18. 解溪（ST41）经穴

【定位】在足背与小腿交界处的横纹中央凹陷中，拇长伸肌腱与趾长伸肌腱之间。（图1－26）

【主治】①头痛、眩晕、目赤肿痛、牙痛；②胃痛吐酸、腹胀、便秘；③胃热谵语、癫狂。

【操作】直刺0.5~1寸。可灸。

19. 内庭（ST44）荥穴

【定位】在足背，第2、3趾间，趾蹼缘后方赤白肉际处。（图1－26）

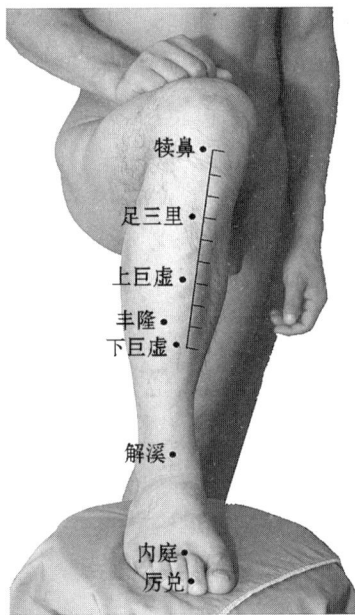

图1－26 犊鼻、足三里、上巨虚、下巨虚、丰隆、解溪、内庭、厉兑

【主治】①胃热牙痛、口歪、喉痹、鼻衄、头痛；②腹胀、腹痛、胃痛吐酸、泄泻、痢疾；③足背肿痛。

【操作】直刺0.3~0.5寸。可灸。

20. 厉兑（ST45）井穴

【定位】在足第2趾末节外侧，趾甲根角旁开0.1寸。（图1－26）

【主治】①面肿、齿痛、口歪、鼻衄、喉痹；②癫狂、梦魇；③热病；④胸腹胀满。

【操作】浅刺 0.1 寸，或三棱针点刺放血。可灸。

六、足太阴脾经及其常用穴

（一）经脉循行

足太阴脾经起于足大趾内侧端（隐白穴），沿足内侧赤白肉际，经内踝前缘，沿小腿内侧胫骨后缘上行，在内踝上 8 寸处，交出足厥阴肝经之前，上行沿大腿内侧前缘进入腹部，属脾，络胃。向上穿过膈肌，沿食道两旁，连舌根部，散舌下。（另有体表分支：行于腹中线旁开 2 寸，胸中线旁开 4 寸，经锁骨下，止于腋下大包穴）

其分支，从胃别出，上行通过膈肌，注入心中，交于手少阴心经。（图 1-27）

（二）经穴主治概要

足太阴脾经经穴主治脾胃病、妇科病、前阴病及其经脉循行部位的其他病证。

图 1-27 足太阴脾经循行示意图

（三）常用经穴

足太阴脾经自隐白穴至大包穴，共计 21 个腧穴。常用穴有 8 个。（图 1-28）

1. 隐白（SP1）别名"鬼眼"、"鬼垒"；井穴

【定位】足大趾末节内侧，趾甲根角旁开 0.1 寸。（图 1-29）

【主治】①腹胀、便血、呕吐；②尿血、崩漏、月经过多；③癫狂、昏厥、梦魇、惊风；④胸痛。

【操作】浅刺 0.1 寸，或三棱针点刺放血。可灸。

2. 太白（SP3）输穴、原穴

【定位】在足内侧缘，足第 1 跖趾关节后下方赤白肉际凹陷处。（图 1-29）

【主治】①胃痛、腹胀、腹痛、肠鸣、呕吐、泄泻、痢疾、便秘、痔疾；②心痛、胸痛；③体重节痛。

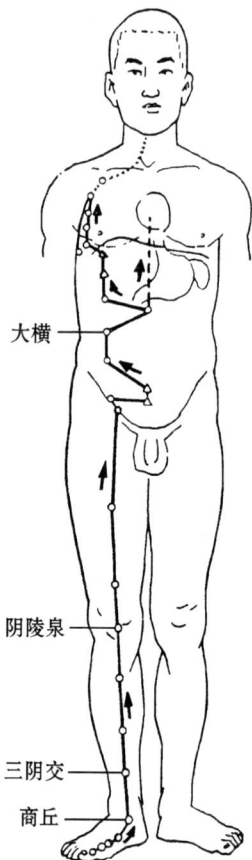

（图中标注：大横、阴陵泉、三阴交、商丘）

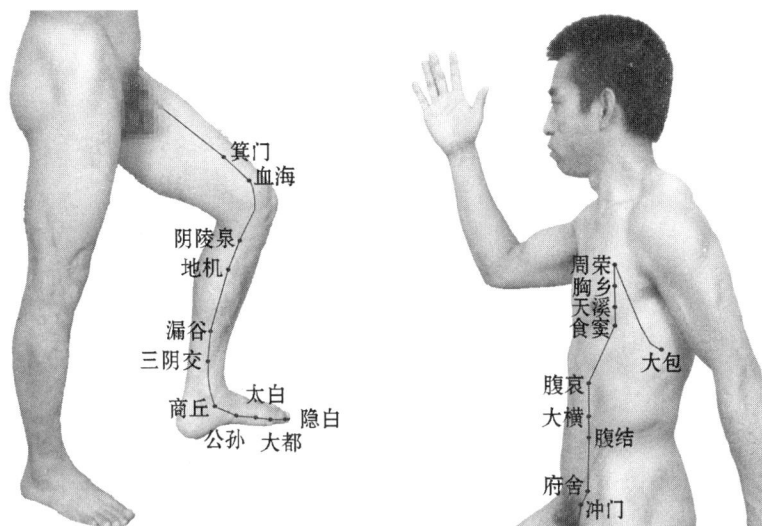

图 1 - 28　足太阴脾经经穴总图

【操作】直刺 0.8 ~ 1 寸。可灸。

3. 公孙（SP4）络穴、八脉交会穴（通冲脉）

【定位】在足内缘，第 1 跖骨基底的前下方。（图 1 - 29）

【主治】①胃痛、呕吐、饮食不化、肠鸣腹胀、腹痛、痢疾、泄泻；②发狂妄言、嗜卧；③心烦、失眠、心痛、心悸、胸闷气短；④脚气、水肿；⑤月经不调、胞衣不下。

【操作】直刺 0.5 ~ 1 寸。可灸。

4. 三阴交（SP6）肝、脾、肾三经交会穴

【定位】小腿内侧，内踝尖上 3 寸，胫骨内侧缘后方。（图 1 - 30）

【主治】①腹胀肠鸣、泄泻、纳差；②月经不调、崩漏、闭经、痛经、不孕、赤白带下、阴挺、难产、产后血晕、恶露不尽；③遗精、阳痿、早泄、茎中痛；④小便不利、水肿；⑤荨麻疹、风疹、湿疹；⑥失眠、高血压；⑦疝气；⑧下肢痿痹、脚气。

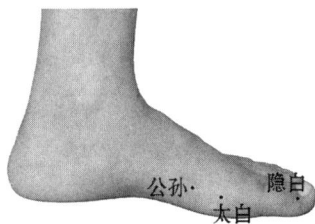

图 1 - 29　隐白、太白、公孙

【操作】直刺 1 ~ 1.5 寸，孕妇禁针。可灸。

5. 地机（SP8）郄穴

【定位】小腿内侧，足内踝尖与阴陵泉连线上，阴陵泉下 3 寸。（图 1 - 30）

【主治】①水肿、小便不利；②遗精、月经不调；③腹痛、泄泻、食欲不振。

【操作】直刺1~1.5寸。可灸。

6. 阴陵泉（SP9）合穴

【定位】在小腿内侧，胫骨内侧髁后下方凹陷处。（图1-30）

【主治】①腹胀、痢疾、黄疸；②水肿、小便不利、尿失禁、茎中痛、妇人阴痛、遗精；③膝痛。

【操作】直刺1~2寸。可灸。

7. 血海（SP10）

【定位】屈膝，在大腿内侧，髌底内侧端上2寸，股四头肌内侧头的隆起处。（图1-31）

【主治】①小便淋漓、月经不调、痛经、崩漏、闭经、经期头痛；②湿疹、瘾疹、皮肤瘙痒；③丹毒；④股内侧痛。

【操作】直刺1~1.2寸。可灸。

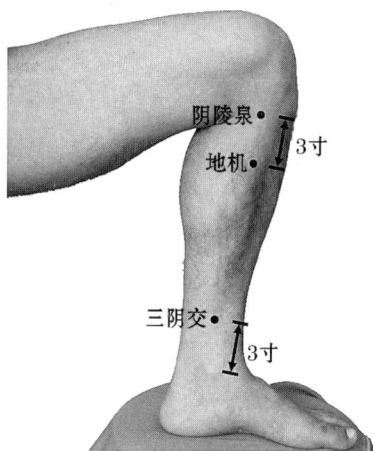

图1-30 三阴交、地机、阴陵泉

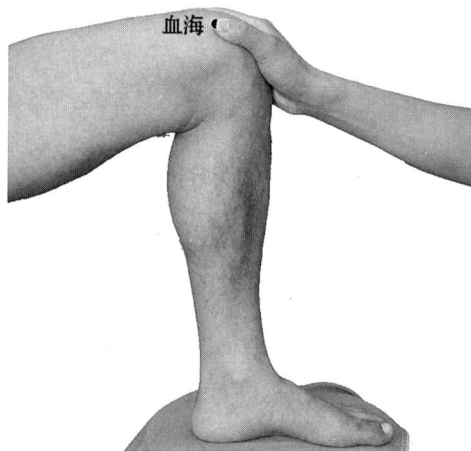

图1-31 血海

8. 大横（SP15）

【定位】在腹部，肚脐旁开4寸。

【主治】①腹痛、腹泻、便秘；②癔病晕厥、歇斯底里。

【操作】直刺1~1.5寸。可灸。

七、手少阴心经及其常用穴

（一）经脉循行

手少阴心经起于心中，出属心系（是指心与各脏相连的组织，主要指与心连接的大血管及其功能性联系），向下穿过膈肌，络小肠。

其分支，从心系分出，挟食道上行，连于目系（指眼后与脑相连的组织）。

其直行主干，从心系出来，上行经过肺，向下浅出腋下（极泉穴），沿上臂内侧后缘，循行于手太阴经、手厥阴经之后，过肘内，经前臂内侧后缘，抵达掌后锐骨（腕骨之豌豆骨）端，进入掌内后廉，沿小指桡侧，出小指桡侧端（少冲穴），交于手太阳小肠经。（图1-32）

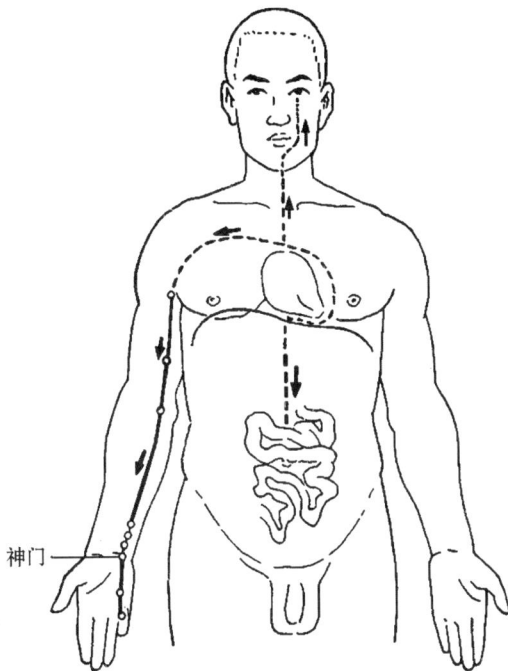

神门

图1-32　手少阴心经循行示意图

（二）经穴主治概要

手少阴心经经穴主治心、胸疾患，神志病及其经脉循行部位的其他病证。

（三）常用经穴

手少阴心经自极泉穴至少冲穴，共计9个经穴，常用穴7个。（图1-33）

1. 极泉（HT1）

【定位】在腋窝顶点，腋动脉搏动处。

【主治】①胸闷、心痛、胸胁胀痛、悲愁欲哭；②上肢不遂、肩臂疼痛；③咽干烦渴。

【操作】避开腋动脉，直刺或斜刺 0.5～1 寸。不灸。

2. 少海（HT3）合穴

【定位】屈肘，在肘横纹内侧端与肱骨内上髁连线的中点处。

【主治】①心痛、健忘、癫狂善笑、腋胁痛；②手臂挛痛、肘臂屈伸不利、手颤；③暴喑。

【操作】直刺 0.5～1 寸。可灸。

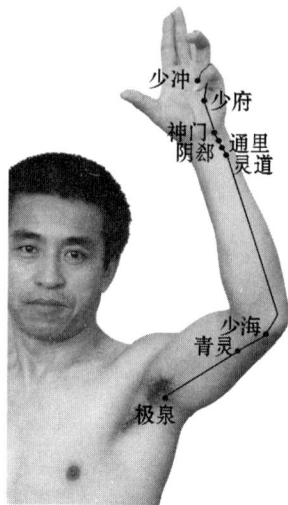

图 1-33　手少阴心经经穴总图

3. 通里（HT5）络穴

【定位】在前臂掌侧，尺侧腕屈肌腱的桡侧缘腕横纹上 1 寸。（图 1-34）

【主治】①心悸怔忡、倦卧懒言；②暴喑、舌强不语；③腕臂痛；④遗尿。

【操作】直刺 0.2～0.5 寸。可灸。

4. 阴郄（HT6）郄穴

【定位】在前臂掌侧，尺侧腕屈肌腱的桡侧缘，腕横纹上 0.5 寸。（图 1-34）

【主治】①心痛、心悸、惊恐；②失语、暴喑；③吐血、衄血、骨蒸盗汗。

【操作】直刺 0.2～0.5 寸。可灸。

5. 神门（HT7）原穴、输穴

【定位】腕部，腕掌侧横纹尺侧端，尺侧腕屈肌腱的桡侧凹陷处。（图 1-34）

【主治】①心痛、心烦、惊悸怔忡、失眠健忘；②癫狂、痫证、痴呆；③暴喑、失语；④呕血、吐血；⑤目黄胁痛；⑥头痛、眩晕；⑦掌中热。

【操作】直刺 0.2～0.5 寸。可灸。

6. 少府（HT8）荥穴

【定位】第 4、5 掌骨之间，握拳时当小指尖处。（图 1-35）

【主治】①心悸、胸痛、善惊；②小便不利、遗尿、阴痒、阴痛；③小指拘急、掌中热。

【操作】直刺 0.3～0.5 寸。可灸。

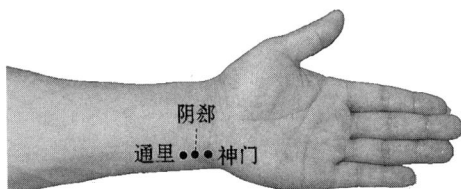

图 1 - 34　通里、阴郄、神门

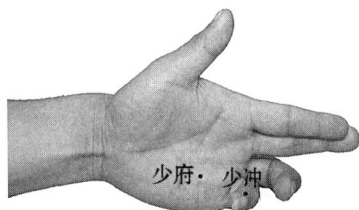

图 1 - 35　少府、少冲

7. 少冲（HT9）井穴

【定位】手小指末节桡侧，指甲根角旁开 0.1 寸。（图 1 - 35）

【主治】①心悸、心痛；②癫狂、中风昏迷；③热病；④臂内后廉痛。

【操作】浅刺 0.1 寸，或点刺出血。可灸。

八、手太阳小肠经及其常用穴

（一）经脉循行

手太阳小肠经起于小指外侧端，沿手外侧后缘上腕，经腕后方尺骨茎突，沿尺骨下廉，至肘部，出肘内侧两骨之间（尺骨鹰嘴和肱骨内上髁），循上臂外后廉，至肩关节后面，绕肩胛部，交肩上（大椎穴），前行入缺盆，深入体腔，络心，沿食道，穿过膈肌，到达胃部，下行属小肠。

其分支，从缺盆出来，沿颈部上行到面颊，至目外眦后，反折进入耳中（听宫穴）。

其分支，从面颊分出，上行于眼下，至目内眦（睛明穴），交于足太阳膀胱经。（图 1 - 36）

（二）经穴主治概要

手太阳小肠经经穴主治头、项、耳、目、咽喉病，热病，神志病及其经脉循行部位的其他病证。

（三）常用经穴

手太阳小肠经自少泽穴至听宫穴，共计 19 个经穴，常用穴 10 个。（图 1 - 37）

1. 少泽（SI1）井穴

【定位】手小指末节尺侧，指甲根角旁开 0.1 寸。

【主治】①乳痈、乳汁少；②中风昏迷、热病；③头痛、目痛、咽喉肿痛、耳鸣、耳聋；④肩臂外后侧疼痛。

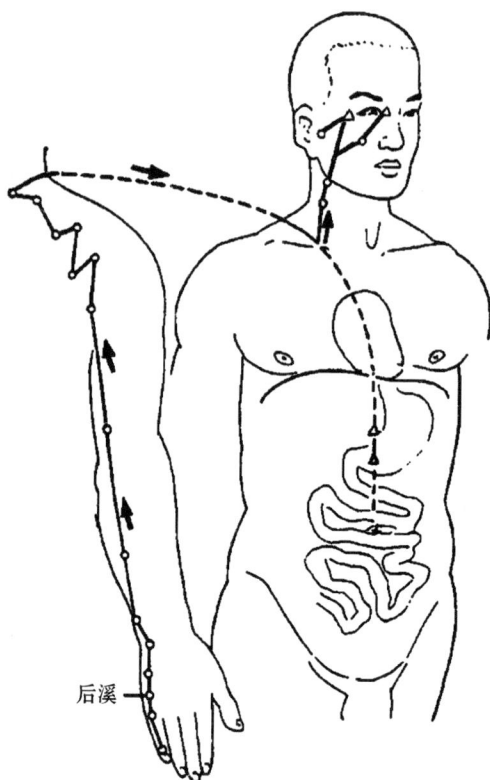

图 1 - 36　手太阳小肠经循行示意图

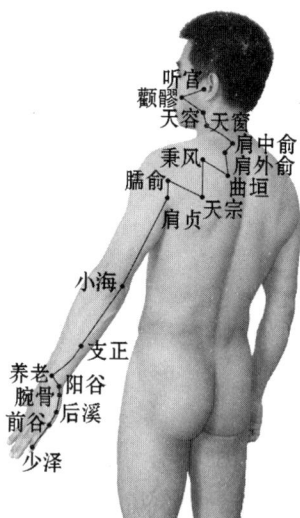

图 1 - 37　手太阳小肠经经穴总图

【操作】浅刺 0.1 寸，或点刺出血。可灸。

2. 后溪（SI3）输穴、八脉交会穴（通督脉）

【定位】微握拳，当第 5 掌指关节尺侧后方，远侧掌横纹头端，赤白肉际处。（图 1 - 38）

【主治】①头痛项强、腰背痛、手指及肘臂挛痛；②耳聋、目眩、目赤、咽喉肿痛；③癫狂、痫证；④热病、盗汗、疟疾。

【操作】直刺 0.5 ~ 1 寸。可灸。

3. 腕骨（SI4）原穴

【定位】第 5 掌骨基底与钩骨之间凹陷处。（图 1 - 38）

【主治】①头痛项强、指挛腕痛；②目翳、耳鸣耳聋；③热病汗不出、疟疾；④消渴。

【操作】直刺 0.3 ~ 0.5 寸。可灸。

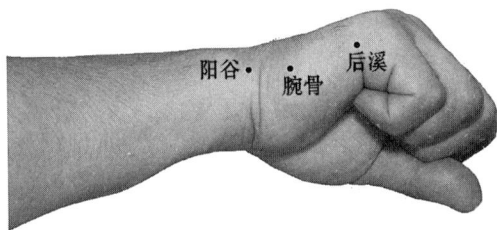

图 1 - 38　后溪、腕骨、阳谷

4. 阳谷（SI5）经穴

【定位】腕背横纹尺侧端，尺骨茎突与三角骨之间的凹陷处。（图 1 - 38）

【主治】①颈颔肿、臂外侧痛、腕痛；②头痛、目眩、耳鸣、耳聋；③热病；④癫狂痫。

【操作】直刺或斜刺 0.3 ~ 0.5 寸。可灸。

5. 养老（SI6）郄穴

【定位】前臂背面尺侧，尺骨小头近端桡侧凹陷处。（图 1 - 39）

【主治】①目视不明；②肩臂疼痛。

【操作】直刺或斜刺 0.5 ~ 0.8 寸。可灸。

6. 支正（SI7）络穴

【定位】掌心对胸，阳谷与小海的连线上，腕背横纹上 5 寸。（图 1 - 39）

【主治】①头痛项强、肘臂挛痛；②消渴、热病；③好笑善忘、癫狂；④疣证。

【操作】直刺 0.3~0.8 寸。可灸。

7. 小海（SI8）合穴

【定位】在肘内侧，尺骨鹰嘴与肱骨内上髁之间凹陷处。（图 1-39）

【主治】①肘臂疼痛、麻木；②癫、狂、痫证。

【操作】直刺 0.3~0.5 寸。可灸。

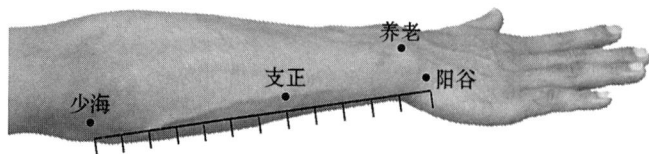

图 1-39　养老、支正、小海

8. 天宗（SI11）

【定位】在肩胛骨冈下窝中央凹陷处，约当肩胛冈下缘与肩胛下角之间的上 1/3 等分点处。约与第 4 胸椎相平。（图 1-40）

【主治】①肩胛疼痛、肘臂外后侧痛；②气喘；③乳痈。

【操作】直刺或斜刺 0.5~1 寸。可灸。

9. 颧髎（SI18）

【定位】在面部，目外眦直下，颧骨下缘凹陷处。

【主治】口眼歪斜、眼睑瞤动、面痛、齿痛、唇肿。

【操作】直刺 0.3~0.5 寸，斜刺 0.5~1 寸。可灸。

10. 听宫（SI19）

【定位】在面部，耳屏前，下颌骨髁状突后方，张口时呈凹陷处。（图 1-41）

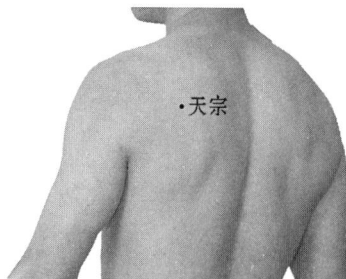

图 1-40　天宗

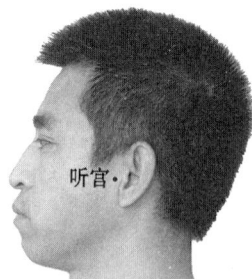

图 1-41　听宫

【主治】①耳鸣、耳聋、聤耳；②牙痛、三叉神经痛；③癫狂、痫证。

【操作】张口，直刺 1~1.5 寸。可灸。

九、足太阳膀胱经及其常用穴

(一) 经脉循行

足太阳膀胱经起于目内眦（睛明穴），上额，左右交会于头顶部（百会穴）。

其分支，从头顶部分出，到耳上角部。

其直行主干，从头顶部进入颅腔，络脑，于枕骨大孔浅出，分别下行到项部（天柱穴），在肩胛内侧，沿脊中线旁 1.5 寸，循行抵达腰部，穿过脊柱两旁的肌肉（膂），深入体腔，络肾，属膀胱。

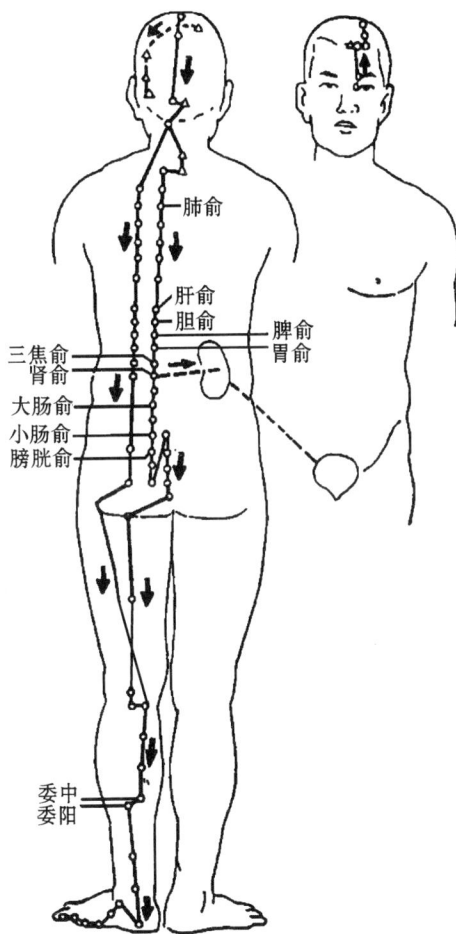

图 1－42　足太阳膀胱经循行示意图

其分支，从腰部分出，沿脊柱两旁下行，穿过臀部，从大腿后侧外缘下行至腘窝中（委中穴）。

其分支，另从项部（天柱穴）分出下行，沿肩胛内侧脊中线旁3寸，下行至髀枢，经大腿后外侧至腘窝中与前一支脉会合，然后下行穿过腓肠肌，出走于足外踝后，沿足背外侧缘至小趾外侧端（至阴穴），交于足少阴肾经。（图1-42）

（二）经穴主治概要

足太阳膀胱经经穴主治头、项、目、背、腰、下肢等本经循行部位病证，脏腑病证以及神志病。

（三）常用经穴

足太阳膀胱经自睛明穴至至阴穴，共计67个经穴，常用穴27个。（图1-43）

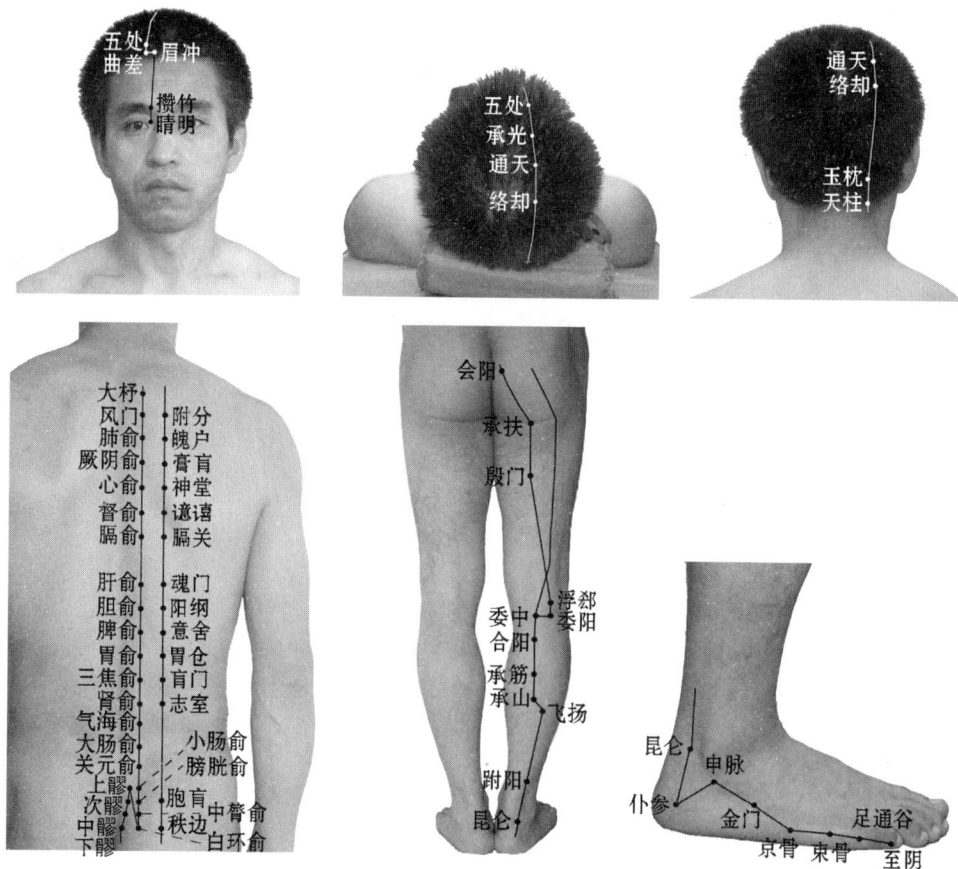

图1-43 足太阳膀胱经经穴总图

1. 睛明（BL1）

【定位】在面部，目内眦角稍上方凹陷中。

【主治】①目赤肿痛、迎风流泪、内眦痒痛、胬肉攀睛、近视、远视、青盲、色盲、夜盲、目翳、目视不明；②腰腿痛。

【操作】嘱患者闭目，医者押手轻推眼球向外侧固定，刺手缓慢进针，紧靠眼眶边缘直刺0.3～0.5寸，出针后按压。不宜灸。

2. 攒竹（BL2）

【定位】在面部，眉头陷中，眶上切迹处。

【主治】①前额痛；②目眩、目视不明、目赤肿痛、近视、眼睑瞤动；③面瘫；④呃逆。

【操作】平刺0.5～0.8寸。不宜灸。

3. 天柱（BL10）

【定位】在颈部后发际上，当斜方肌外缘之凹陷中，正中线旁开约1.3寸。

【主治】①后头痛、项强、眩晕、肩背痛；②目赤肿痛、鼻塞；③癫狂痫；④热病；⑤中风。

【操作】直刺或斜刺0.5～0.8寸，不可向上方深刺。可灸。

4. 大杼（BL11）八会穴（骨会）、手足太阳交会穴

【定位】在背部，第1胸椎棘突下，旁开1.5寸。

【主治】①头痛、肩背痛、颈项拘急；②发热、咳嗽。

【操作】斜刺0.5～0.8寸。可灸。

5. 风门（BL12）

【定位】在背部，第2胸椎棘突下，旁开1.5寸。

【主治】①伤风咳嗽、头痛发热、鼻塞多涕；②项强、胸背痛；③目眩。

【操作】斜刺0.5～0.8寸。可灸。

6. 肺俞（BL13）肺背俞穴

【定位】在背部，第3胸椎棘突下，旁开1.5寸。

【主治】①背痛；②咳嗽、气喘、胸满、骨蒸、盗汗、潮热、吐血、鼻塞。

【操作】斜刺0.5～0.8寸。可灸。

7. 心俞（BL15）心背俞穴

【定位】在背部，第5胸椎棘突下，旁开1.5寸。

【主治】①心痛、胸背痛、心烦、惊悸、健忘、失眠、癫狂、痫证；②咳嗽、吐血；③盗汗；④梦遗。

【操作】斜刺 0.5~0.8 寸。可灸。

8. 膈俞（BL17）八会穴（血会）

【定位】在背部，第 7 胸椎棘突下，旁开 1.5 寸。

【主治】①血虚、吐血、便血、尿血；②荨麻疹、皮肤瘙痒；③呃逆、呕吐、胃脘痛、食不下；④气喘咳嗽、潮热、盗汗。

【操作】斜刺 0.5~0.8 寸。可灸。

9. 肝俞（BL18）肝背俞穴

【定位】在背部，第 9 胸椎棘突下，旁开 1.5 寸。

【主治】①黄疸、胁痛、眩晕、吐血；②迎风流泪、目赤、目视不明、夜盲、复发性麦粒肿；③癫狂、痫证；④腰背强痛、角弓反张、转筋。

【操作】斜刺 0.5~0.8 寸。可灸。

10. 胆俞（BL19）胆背俞穴

【定位】在背部，第 10 胸椎棘突下，旁开 1.5 寸。

【主治】①黄疸、胁痛、胆囊炎、胆绞痛、咽干、口苦；②潮热；③呕吐、食不化。

【操作】斜刺 0.5~0.8 寸。可灸。

11. 脾俞（BL20）脾背俞穴

【定位】在背部，第 11 胸椎棘突下，旁开 1.5 寸。

【主治】①腹胀、胃痛、纳呆、呕吐、泄泻、水肿；②胁痛、黄疸；③背痛；④记忆力减退、精神颓衰；⑤血虚证、慢性出血证。

【操作】直刺 0.5~1 寸。可灸。

12. 胃俞（BL21）胃背俞穴

【定位】在背部，第 12 胸椎棘突下，旁开 1.5 寸。

【主治】①胃脘痛、腹胀、呕吐、完谷不化、肠鸣；②胸胁痛。

【操作】直刺 0.5~1 寸。可灸。

13. 三焦俞（BL22）三焦背俞穴

【定位】在腰部，第 1 腰椎棘突下，旁开 1.5 寸。

【主治】①胃脘痛、腹胀肠鸣、呕吐、完谷不化、腹泻痢疾；②水肿、小便不利；③胸胁痛、腰背强痛。

【操作】直刺 0.5~1 寸。可灸。

14. 肾俞（BL23）肾背俞穴

【定位】在腰部，第2腰椎棘突下，旁开1.5寸。

【主治】①月经不调、带下、不孕、不育、遗精、阳痿、早泄；②水肿、小便不利、遗尿；③腰背酸痛、耳聋耳鸣、头昏；④喘咳少气；⑤洞泄不止。

【操作】直刺0.5~1寸。可灸。

15. 大肠俞（BL25）大肠背俞穴

【定位】在腰部，第4腰椎棘突下，旁开1.5寸。

【主治】①腹痛、腹胀、泄泻、便秘、痢疾、痔疾；②腰腿疼痛。

【操作】直刺0.8~1.2寸。可灸。

16. 小肠俞（BL27）小肠背俞穴

【定位】在骶部，骶正中嵴旁1.5寸，平第1骶后孔。

【主治】①小腹胀痛、泄泻、痢疾；②遗精、遗尿、尿血、尿痛、带下；③腰腿痛。

【操作】直刺0.8~1.2寸。可灸。

17. 膀胱俞（BL28）膀胱背俞穴

【定位】在骶部，骶正中嵴旁1.5寸，平第2骶后孔。

【主治】①遗尿、小便不利；②腹泻、便秘；③遗精；④腰骶部疼痛。

【操作】直刺0.8~1.2寸。可灸。

18. 次髎（BL32）

【定位】在骶部，髂后上棘内下方，正对第2骶后孔处。

【主治】①月经不调、痛经、带下；②遗精；③遗尿、小便不利、疝气；④腰痛、下肢痿痹。

【操作】直刺1~1.5寸。可灸。

19. 承扶（BL36）

【定位】在大腿后面，臀横纹的中点。

【主治】腰骶臀股部疼痛，痔疾。

【操作】直刺1~2.5寸。可灸。

20. 委中（BL40）合穴、膀胱下合穴

【定位】在腘横纹中点，股二头肌肌腱与半腱肌腱的中间。

【主治】①腰背痛、下肢痿痹、半身不遂；②腹痛、急性吐泻；③小便不利、遗尿；④丹毒；⑤中风昏迷。

【操作】直刺 1 ~ 1.5 寸，或三棱针刺络放血。

21. 膏肓（BL43）

【定位】在背部，第 4 胸椎棘突下，旁开 3 寸。

【主治】①咳嗽、气喘、吐血、盗汗、肺痨；②健忘、遗精；③肩胛背痛。

【操作】斜刺 0.5 ~ 0.8 寸。可灸。

22. 志室（BL52）

【定位】在腰部，第 2 腰椎棘突下，旁开 3 寸。

【主治】①遗精、阳痿、阴痛；②小便不利、水肿；③腰背强痛。

【操作】直刺 0.5 ~ 1 寸。可灸。

23. 秩边（BL54）

【定位】在臀部，平第 4 骶后孔，骶正中嵴旁开 3 寸。

【主治】①腰腿痛、下肢痿痹；②癃闭、阴痛；③痔疾、脱肛。

【操作】直刺 1.5 ~ 3 寸。可灸。

24. 承山（BL57）

【定位】在小腿后面正中，委中与昆仑之间，当伸直小腿或足跟上提时腓肠肌两肌腹之间凹陷的顶端处。

【主治】①腰背痛、小腿转筋；②痔疾、便秘；③腹痛、疝气。

【操作】直刺 1 ~ 2 寸。可灸。

25. 昆仑（BL60）经穴

【定位】在足外踝后方，外踝尖与跟腱后缘之间凹陷中。

【主治】①后头痛、项强、目眩、鼻衄；②肩背拘急、腰痛、足跟痛；③小儿痫证；④难产。

【操作】直刺 0.5 ~ 0.8 寸，孕妇禁针。可灸。

26. 申脉（BL62）八脉交会穴（通阳跷脉）

【定位】足外侧部，外踝直下方凹陷中。

【主治】①癫狂、痫证（昼发者）；②头痛、项强、眩晕、失眠、嗜睡、目赤肿痛、复视；③足内翻、足胫寒。

【操作】直刺 0.3 ~ 0.5 寸。可灸。

27. 至阴（BL67）井穴

【定位】足小趾末节外侧，趾甲根角旁开 0.1 寸。

【主治】①头痛、鼻塞、鼻衄、目痛；②腰扭伤；③胎位不正、难产、胎衣不下。

【操作】浅刺0.1寸，孕妇禁针。可灸。

十、足少阴肾经及其常用穴

（一）经脉循行

足少阴肾经起于足小趾下，斜行足心（涌泉穴），出于舟骨粗隆之下，沿内踝后，进入足跟，向上沿小腿内侧后缘，至腘内侧，上股内侧后缘，入脊内，穿过脊柱，属肾，络膀胱。

直行主干，从肾上行，穿过肝和膈肌，进入肺，沿喉咙，到舌根两旁。（另有体表分支：行于腹中线旁开0.5寸，胸中线旁开2寸，止于锁骨下）

其分支，从肺中分出，络心，注于胸中，交于手厥阴心包经。（图1-44）

（二）经穴主治概要

足少阴肾经经穴主治肾、肺、咽喉病，泌尿生殖系统疾病及其经脉循行部位的其他病证。

（三）常用经穴

足少阴肾经自涌泉穴至俞府穴，共计27个经穴，常用穴6个。（图1-45）

1. 涌泉（KI1）井穴

【定位】足底部，跖屈时足底前部凹

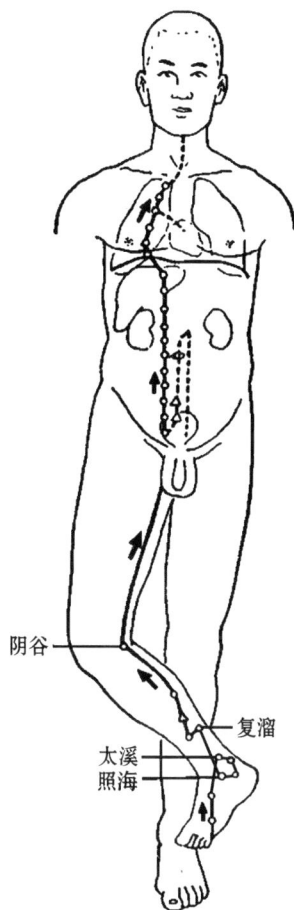

阴谷

复溜

太溪
照海

图1-44　足少阴肾经循行示意图

陷处，约当足底第2、3趾趾缝纹头端与足跟连线的前1/3与后2/3交点上。（图1-46）

【主治】①昏厥、中暑、癫狂、痫证、小儿惊风；②头颠顶痛、头晕、目眩、失眠；③咯血、咽喉肿痛、喉痹；④小便不利、便秘；⑤奔豚气；⑥足心热。

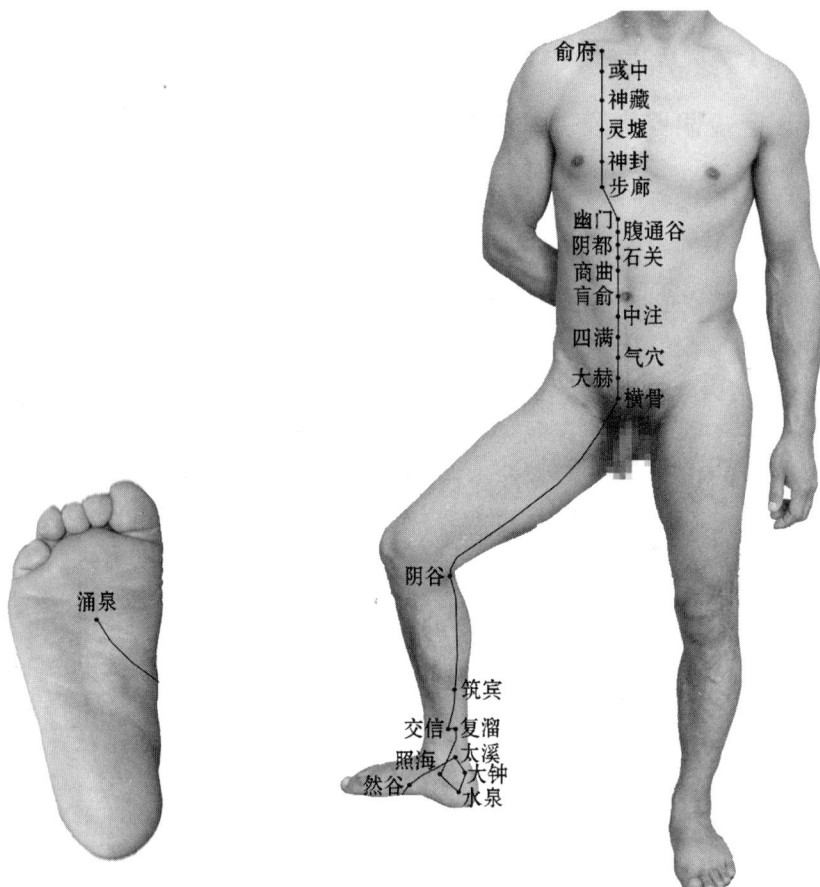

图 1-45 足少阴肾经经穴总图

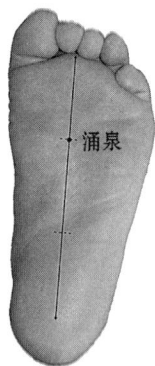

图 1-46 涌泉

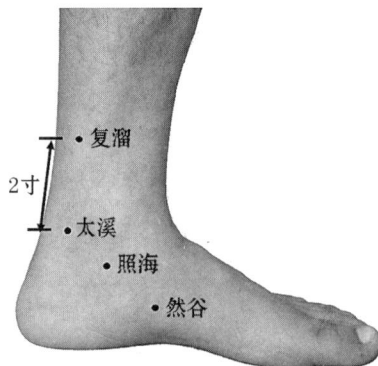

图 1-47 然谷、太溪、照海、复溜

【操作】直刺 0.5 ~ 1 寸。可灸。

2. 然谷（KI2）荥穴

【定位】足内侧缘，足舟骨粗隆下方，赤白肉际处。（图 1 - 47）

【主治】①月经不调、带下、阴挺、阴痒，遗精、阳痿；②小便不利；③胸胁胀痛、咳血、咽喉肿痛、消渴；④腹泻；⑤小儿脐风、口噤不开；⑥下肢痿痹、足跗痛。

【操作】直刺 0.5 ~ 0.8 寸。可灸。

3. 太溪（KI3）输穴、原穴

【定位】在足内侧内踝后方，内踝尖与跟腱之间凹陷处。（图 1 - 47）

【主治】①头痛目眩、耳聋耳鸣、失眠健忘、咽喉肿痛、齿痛；②月经不调、遗精、阳痿；③咳嗽、气喘、胸痛、咯血；④消渴、小便频数，便秘；⑤腰背痛、下肢厥冷、内踝肿痛。

【操作】直刺 0.5 ~ 1 寸。可灸。

4. 照海（KI6）八脉交会穴（通阴跷脉）

【定位】足内侧，内踝尖下方凹陷处。（图 1 - 47）

【主治】①咽痛、咽干、暗哑、目赤肿痛；②痫证（夜发）、癫狂；③小便不利、小便频数；④月经不调、痛经、赤白带下；⑤失眠、嗜睡。

【操作】直刺 0.5 ~ 1 寸。可灸。

5. 复溜（KI7）经穴

【定位】在小腿内侧，太溪直上 2 寸，跟腱的前方。（图 1 - 47）

【主治】①水肿、汗证（多汗、无汗）；②腹胀肠鸣、泄泻；③腰脊强痛、腿肿、足痿。

【操作】直刺 0.5 ~ 1 寸。可灸。

6. 大赫（KI12）

【定位】在下腹部，当脐下 4 寸，前正中线旁开 0.5 寸。

【主治】①遗精；②阴挺、带下、月经不调、痛经；③泄泻。

【操作】直刺 1 ~ 1.5 寸。可灸。

十一、手厥阴心包经及其常用穴

（一）经脉循行

手厥阴心包经起于胸中，出属心包络，向下穿过膈肌，依次络于上、中、下三焦。

其分支，从胸中分出，自胁肋部浅出，经腋下三寸处（天池穴），向上至腋窝中，沿上臂内侧中线，循行于手太阴肺经与手少阴心经之间，入肘，下前臂，沿桡侧腕屈肌腱和掌长肌腱之间，过腕部，入掌中（劳宫穴），沿中指出其尖端（中冲穴）。

其分支，从掌中分出，沿无名指出其尺侧端（关冲穴），交于手少阳三焦经。（图1-48）

（二）经穴主治概要

手厥阴心包经经穴主治心、胸、胃病证，神志病及其本经循行部位的其他病证。

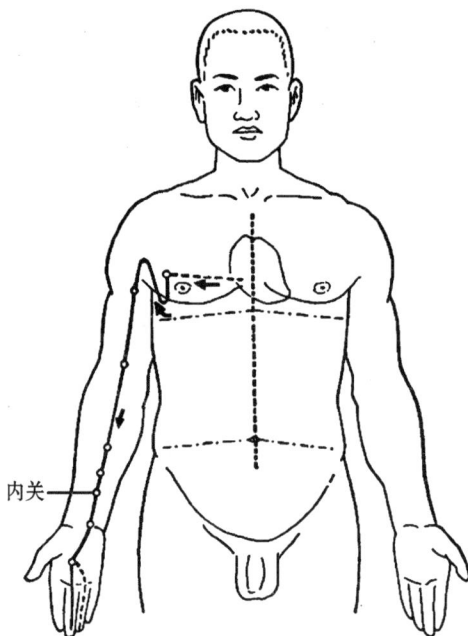

图1-48 手厥阴心包经循行示意图

（三）常用经穴

手厥阴心包经自天池穴至中冲穴，共计9个经穴，常用穴7个。（图1-49）

1. 曲泽（PC3）合穴

【定位】肘横纹中，肱二头肌腱的尺侧缘。（图1-50）

【主治】①心痛、心悸、善惊；②胃痛、呕血、呕吐、泄泻；③暑热病；④肘臂挛痛。

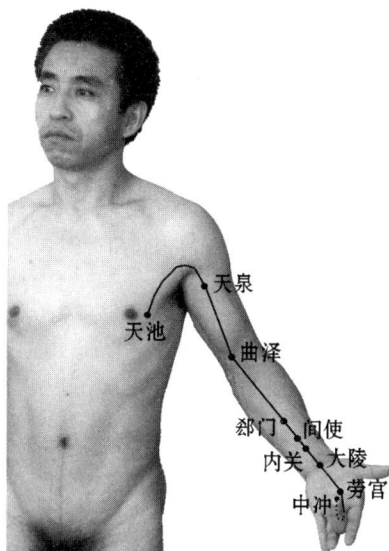

图 1 - 49　手厥阴心包经经穴总图

【操作】直刺 0.8 ~ 1 寸，或三棱针刺络放血。

2. 郄门（PC4）郄穴

【定位】前臂掌侧，曲泽与大陵的连线上，腕横纹上 5 寸。（图 1 - 50）

【主治】①心痛、心悸、心烦、胸痛；②咯血、呕血、衄血；③疔疮；④癫狂。

【操作】直刺 0.5 ~ 1 寸。可灸。

3. 间使（PC5）经穴

【定位】前臂掌侧，曲泽与大陵的连线上，腕横纹上 3 寸。掌长肌腱与桡侧腕屈肌腱之间。（图 1 - 50）

【主治】①心痛、心悸；②热病、疟疾；③癫狂、痫证；④胃痛、呕吐；⑤肘臂挛痛。

【操作】直刺 0.5 ~ 1 寸。可灸。

4. 内关（PC6）络穴、八脉交会穴（通阴维脉）

【定位】前臂掌侧，曲泽与大陵的连线上，腕横纹上 2 寸。掌长肌腱与桡侧腕屈肌腱之间。（图 1 - 50）

【主治】①心痛、心悸、胸闷、胸痛；②呕吐、胃痛、呃逆；③中风；④癫痫、癔病、失眠；⑤热病；⑥眩晕；⑦偏头痛、上肢痹痛。

【操作】直刺 0.5 ~ 1 寸。可灸。

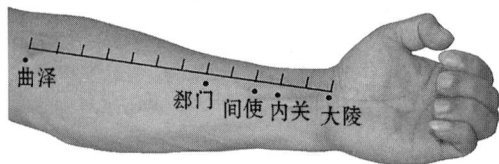

图1-50 曲泽、郄门、间使、内关、大陵

5. 大陵（PC7）输穴、原穴

【定位】腕掌横纹中点处，掌长肌腱与桡侧腕屈肌腱之间。（图1-50）

【主治】①心痛、心悸、胸胁痛；②胃痛、呕吐、口臭；③喜笑悲恐、癫狂；④疮疡；⑤臂、手挛痛，桡腕关节疼痛。

【操作】直刺0.3~0.5寸。可灸。

6. 劳宫（PC8）荥穴

【定位】在手掌心，第2、3掌骨之间，偏于第3掌骨，握拳屈指时中指尖处。（图1-51）

【主治】①中风昏迷、中暑；②心痛、烦闷、癫狂、痫证；③呕吐；④口疮、口臭；⑤鹅掌风。

【操作】直刺0.3~0.5寸。可灸。

7. 中冲（PC9）井穴

【定位】在手中指尖端中央。（图1-51）

【主治】①心痛；②中风昏迷、中暑、晕厥、小儿惊风；③热病；④小儿夜啼；⑤舌强不语、舌强肿痛。

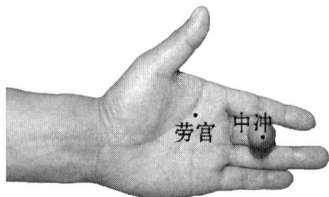

图1-51 劳宫、中冲

【操作】浅刺0.1寸，或三棱针点刺放血。

十二、手少阳三焦经及其常用穴

（一）经脉循行

手少阳三焦经起于无名指尺侧端（关冲穴），向上沿无名指尺侧至手腕背面，沿前臂外侧尺骨与桡骨之间，贯穿肘部，沿上臂外侧中线向上至肩部，前行入缺盆，入胸腔，布于膻中，散络心包，穿过膈肌，依次属上、中、下三焦。

其分支，从膻中分出，上行出缺盆，至肩部，左右交会于督脉大椎穴，上项，沿耳后直上，出耳上角，然后屈曲向下经面颊部至目眶下。

其分支，从耳后分出，进入耳中，出走耳前，经上关穴，在面颊部与前一分支相交，至目外眦（瞳子髎穴），交于足少阳胆经。（图1-52）

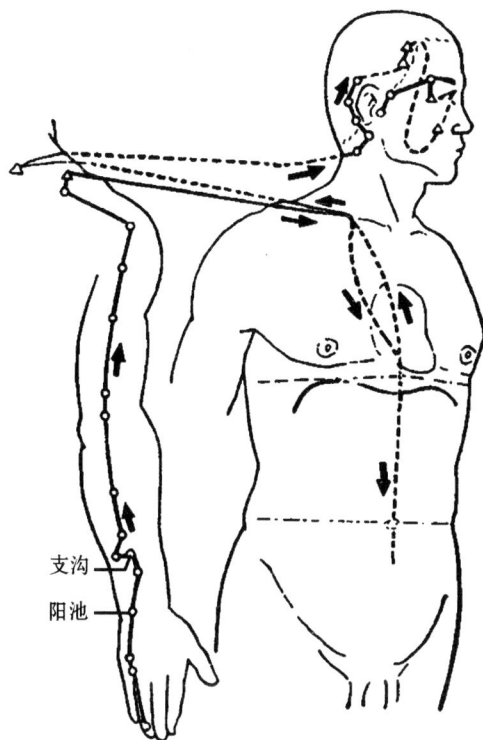

图1-52 手少阳三焦经循行示意图

（二）经穴主治概要

手少阳三焦经经穴主治头、耳、胸胁、咽喉病和热病，以及经脉循行部位的其他病证。

（三）常用经穴

手少阳三焦经自关冲穴至丝竹空穴，共计23个经穴，常用穴10个。（图1-53）

1. 关冲（SJ1）井穴

【定位】在手无名指末节尺侧，指甲根角旁开0.1寸。（图1-54）

【主治】①热病；②中暑、昏厥；③头痛、目赤、耳聋耳鸣、喉痹、舌强。

【操作】浅刺0.1寸，或三棱针点刺出血。

2. 中渚（SJ3）输穴

【定位】手背部，无名指掌指关节后方，第 4、5 掌骨之间的凹陷处。（图 1-54）

【主治】①头痛、目赤、耳聋、耳鸣、喉痹；②疟疾；③手臂痛、手指不能屈伸。

【操作】直刺 0.3~0.5 寸。可灸。

3. 阳池（SJ4）原穴

【定位】腕背横纹中，指伸肌腱的尺侧缘凹陷处。（图 1-54）

【主治】①目赤肿痛、耳聋、喉痹；②疟疾；③消渴、口干；④腕痛、肩臂痛。

【操作】直刺 0.3~0.5 寸。可灸。

4. 外关（SJ5）络穴、八脉交会穴（通阳维脉）

【定位】在前臂背侧，阳池与肘尖的连线上，腕背横纹上 2 寸，尺骨与桡骨之间。（图 1-55）

【主治】①热病、疟疾；②头痛、颊痛、目赤肿痛、耳聋耳鸣；③瘰疬；④胁肋痛、上肢痹痛、落枕。

【操作】直刺 0.5~1 寸。可灸。

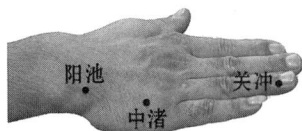

5. 支沟（SJ6）经穴

【定位】在前臂背侧，阳池与肘尖的连线上，腕背横纹上 3 寸，尺骨与桡骨之间。（图 1-55）

【主治】①便秘；②耳鸣、耳聋、暴喑；③胁肋痛；④热病。

【操作】直刺 0.5~1 寸。可灸。

图 1-53　手少阳三焦经经穴总图

图 1-54　关冲、中渚、阳池　　　　图 1-55　外关、支沟、天井

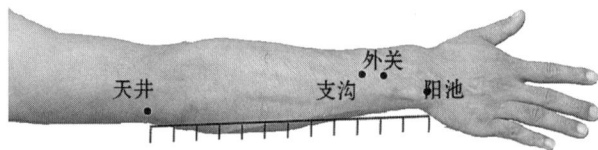

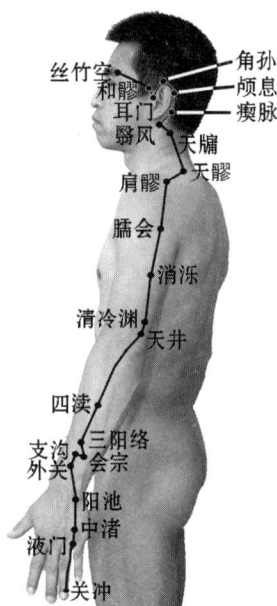

6. 天井（SJ10）合穴

【定位】在臂外侧，屈肘时肘尖直上 1 寸凹陷中。（图 1-55）

【主治】①偏头痛、耳鸣、耳聋；②瘰疬、瘿气；③癫痫；④胸胁痛、颈项肩臂痛。

【操作】直刺 0.5~1 寸。可灸。

7. 肩髎（SJ14）

【定位】在肩部，臂外展时，于肩峰后下方呈现凹陷处。（图 1-56）

【主治】臂痛，肩重不能举。

【操作】向肩关节直刺 1~1.5 寸。可灸。

8. 翳风（SJ17）

【定位】耳垂后方，当乳突与下颌角之间的凹陷处。（图 1-57）

【主治】①耳聋、耳鸣；②口眼歪斜、牙关紧闭、齿痛、颊肿；③失眠、颈椎病、头晕。

【操作】直刺 0.8~1.2 寸。可灸。

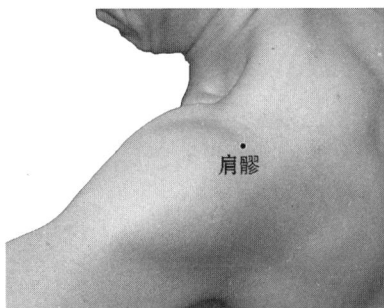

图 1-56 肩髎

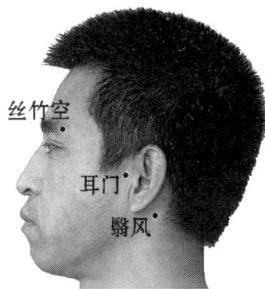

图 1-57 翳风、耳门、丝竹空

9. 耳门（SJ21）

【定位】在面部，耳屏上切迹的前方，下颌骨髁状突后缘，张口有凹陷处。（图 1-57）

【主治】①耳聋、耳鸣、聍耳；②齿痛、颈颌痛。

【操作】张口，直刺 0.5~1 寸，不留针，如留针则令患者轻缓微闭口。可灸。

10. 丝竹空（SJ23）

【定位】在面部，眉梢凹陷处。（图 1-57）

【主治】①目赤肿痛、眼睑𥆧动；②头痛、齿痛；③癫狂、痫证。

【操作】平刺 0.5~1 寸。禁灸。

十三、足少阳胆经及其常用穴

(一) 经脉循行

足少阳胆经起于目外眦 (瞳子髎穴), 上至额角 (额厌穴), 再下行至耳后, 循颈行于手少阳经之前, 至肩上却交出手少阳经之后方, 左右交会于大椎穴, 前行入缺盆。

其分支, 从耳后进入耳中, 出走于耳前, 到目外眦后方。

其分支, 从目外眦分出, 下行至大迎穴, 同手少阳经面颊部的支脉相合, 行至目眶下, 折向下覆盖于颊车穴部, 下行至颈部, 与前脉会合于缺盆后, 进入体腔, 穿过膈肌, 络肝, 属胆, 沿胁里浅出气街 (气冲穴), 绕毛际, 横至环跳穴处。

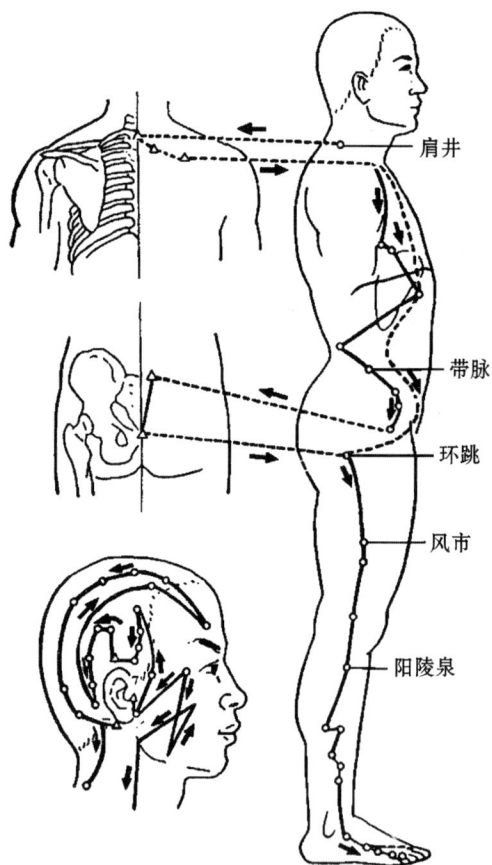

图 1-58 足少阳胆经循行示意图

直行主干, 自缺盆下行至腋, 沿胸侧, 过季胁, 下行至环跳穴处与前脉会合,再向下沿大腿外侧、膝关节外缘，行于腓骨前面，直下至腓骨下端，浅出外踝之前，沿足背出于足第四趾外侧端（足窍阴穴）。

其分支，从足背（足临泣穴）分出，前行出足大趾外侧端，折返穿过爪甲，分布于足大趾爪甲后丛毛处，交于足厥阴肝经。（图 1 - 58）

（二）经穴主治概要

足少阳胆经经穴主治侧头、目、耳、咽喉病和神志病、热病，以及经脉循行部位的其他病证。

（三）常用经穴

足少阳胆经自瞳子髎穴至足窍阴穴，共计 44 个经穴，常用穴 15 个。（图 1 - 59）

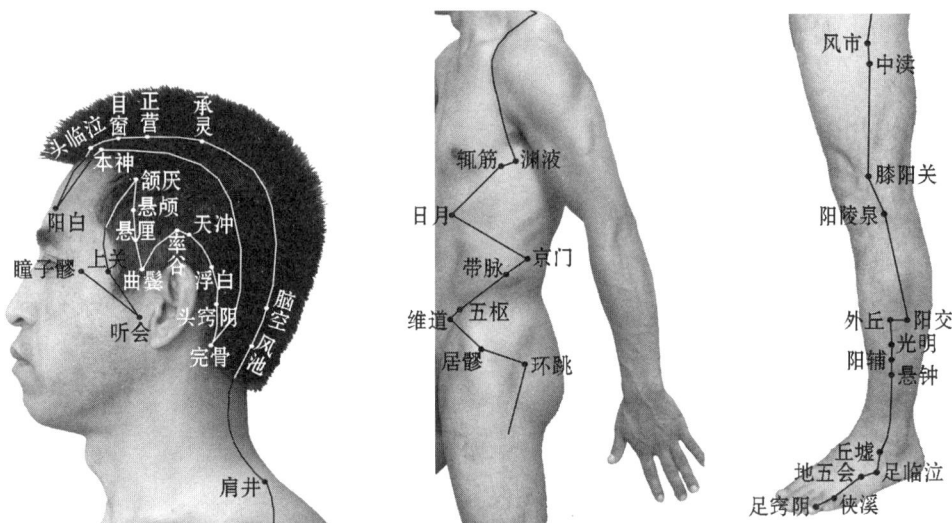

图 1 - 59　足少阳胆经经穴总图

1. 瞳子髎（GB1）

【定位】在面部目外眦旁，眶外侧缘处。

【主治】头痛、目赤肿痛、目翳、青盲。

【操作】平刺 0.3 ~ 0.5 寸，三棱针点刺放血。不灸。

2. 率谷（GB8）

【定位】在头部耳尖直上，入发际 1.5 寸。

【主治】①偏头痛、眩晕；②小儿急、慢惊风。

【操作】平刺 0.5 ~ 0.8 寸。可灸。

3. 阳白（GB14）

【定位】在前额部，瞳孔直上，眉上 1 寸。

【主治】①头痛；②目眩、目痛、视物模糊、眼睑瞤动。

【操作】平刺 0.5~0.8 寸。可灸。

4. 头临泣（GB15）

【定位】在头部，当瞳孔直上入前发际 0.5 寸，神庭与头维连线中点处。

【主治】①头痛；②目痛、目眩、流泪、目翳；③鼻塞、鼻渊；④小儿惊痫。

【操作】平刺 0.5~0.8 寸。可灸。

5. 风池（GB20）足少阳与阳维脉交会穴

【定位】在项部枕骨之下，胸锁乳突肌与斜方肌上端之间的凹陷中，平风府穴。

【主治】①中风、癫痫、眩晕；②鼻塞、鼻渊、鼻衄、目赤肿痛、口眼歪斜、耳鸣、耳聋；③头痛、颈项强痛；④热病；⑤疟疾；⑥瘿气。

【操作】针尖微下，向鼻尖斜刺 0.8~1.2 寸，或平刺透风府穴。深部为延髓，必须严格掌握针刺角度与深度，严禁向内上方深刺。可灸。

6. 肩井（GB21）

【定位】在肩上，前直乳中，大椎与肩峰连线的中点。

【主治】①头项强痛、肩背疼痛、上肢不遂；②难产、乳痈、乳汁不下、乳癖。

【操作】直刺 0.5~0.8 寸，深部正当肺尖，不可深刺，孕妇禁针。可灸。

7. 日月（GB24）胆募穴

【定位】上腹部，乳头直下第 7 肋间隙，前正中线旁开 4 寸。

【主治】黄疸、胁痛、呕吐、吞酸、呃逆。

【操作】斜刺或平刺 0.5~0.8 寸，不可深刺。可灸。

8. 带脉（GB26）足少阳与带脉交会穴

【定位】在侧腹部，章门下 1.8 寸，第 11 肋游离端下方垂线与脐水平线的交点上。

【主治】①闭经、月经不调、赤白带下；②腹痛、腰胁痛；③疝气。

【操作】直刺 1~1.5 寸。可灸。

9. 环跳（GB30）

【定位】在股外侧部，侧卧屈股，股骨大转子最凸点与骶管裂孔连线的外 1/3 与中 1/3 交点处。

【主治】①腰胯疼痛、半身不遂、下肢痿痹；②风疹。

【操作】直刺 2～3 寸。可灸。

10. 风市（GB31）

【定位】大腿外侧部的中线上，腘横纹上 7 寸，或直立垂手时中指尖处。

【主治】①下肢痿痹、麻木及半身不遂、脚气；②遍身瘙痒。

【操作】直刺 1～1.5 寸。可灸。

11. 阳陵泉（GB34）合穴、胆下合穴、八会穴（筋会）

【定位】小腿外侧，腓骨小头前下方凹陷中。

【主治】①黄疸、胁痛、口苦、呕吐、吞酸；②膝肿痛、下肢痿痹及麻木、脚气；③小儿惊风。

【操作】直刺 1～1.5 寸。可灸。

12. 光明（GB37）络穴

【定位】小腿外侧，外踝尖上 5 寸，腓骨前缘。（图 1－60）

【主治】①目痛、夜盲、近视、目眩、视物昏花；②胸乳胀痛；③下肢痿痹。

【操作】直刺 0.5～0.8 寸。可灸。

13. 悬钟（GB39）别名"绝骨"；八会穴（髓会）

【定位】在小腿外侧，外踝尖上 3 寸，腓骨前缘。（图 1－60）

【主治】①痴呆、中风；②颈项强痛、胸胁胀痛；③下肢痿痹、脚气。

【操作】直刺 0.5～0.8 寸。可灸。

14. 丘墟（GB40）原穴

【定位】在足外踝的前下方，趾长伸肌腱的外侧凹陷处。（图 1－60）

【主治】①目赤肿痛、目翳；②颈项痛、腋下肿、胸胁胀痛、外踝肿痛；③下肢痿痹、中风偏瘫、足内翻、足下垂；④疟疾。

【操作】直刺 0.5～0.8 寸。可灸。

15. 足临泣（GB41）输穴、八脉交会穴（通带脉）

【定位】足背外侧，足第 4 跖趾关节的后方，小趾伸肌腱外侧凹陷处。（图 1－60）

【主治】①偏头痛、目赤肿痛、胁肋疼痛、足跗疼痛；②月经不调、乳痈；③

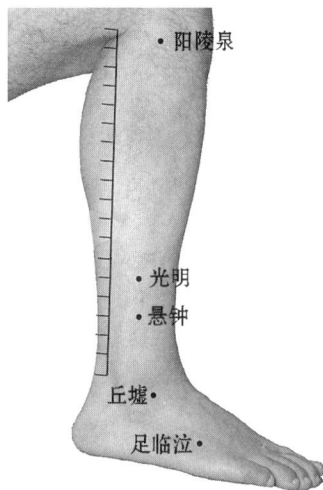

图 1－60　光明、悬钟、丘墟、足临泣

疟疾。

【操作】直刺 0.5~0.8 寸。可灸。

十四、足厥阴肝经及其常用穴

(一) 经脉循行

足厥阴肝经起于足大趾爪甲后丛毛处，向上沿足背至内踝前一寸处（中封穴），向上沿胫骨内缘，在内踝上八寸处交出足太阴脾经之后，上行过膝内侧，沿大腿内侧中线进入阴毛部，环绕外生殖器，抵小腹，挟胃两旁，属肝，络胆，向上穿过膈肌，分布于胁肋部，沿喉咙的后方，向上进入鼻咽部，上行连接目系，出于额，上行与督脉会于头顶部。

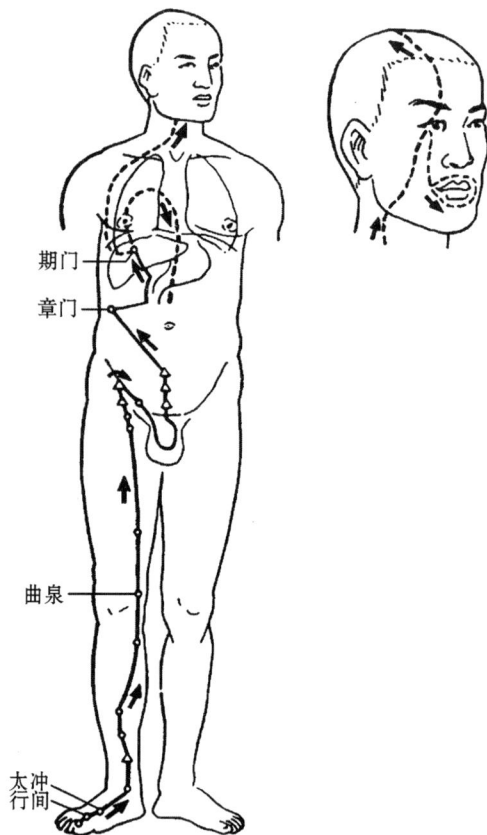

图 1-61　足厥阴肝经循行示意图

其分支，从目系（指眼后与脑相连的组织）分出，下行于面颊里，环绕口唇内。

其分支，从肝分出，另行穿过膈肌，向上注入肺内，交于手太阴肺经。（图 1 - 61）

（二）经穴主治概要

足厥阴肝经经穴主治肝病，妇科病，前阴病及其经脉循行部位的其他病证。

（三）常用经穴

足厥阴肝经自大敦穴至期门穴，共计 14 个经穴，常用穴 7 个。（图 1 - 62）

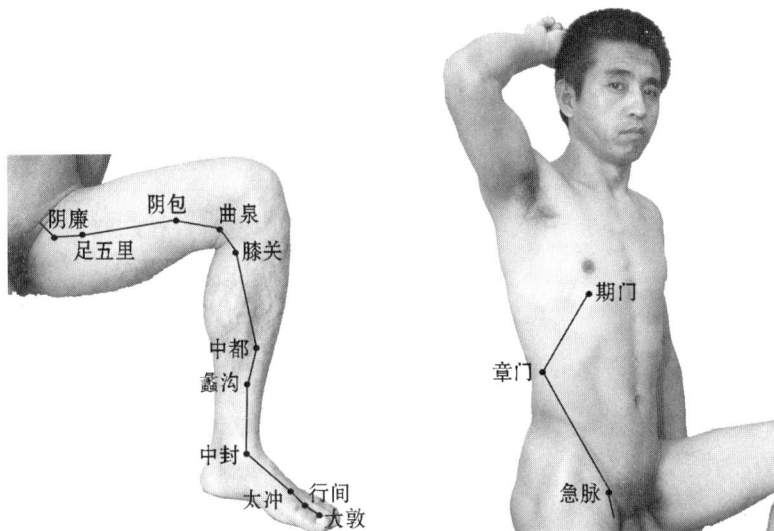

图 1 - 62 足厥阴肝经经穴总图

1. 大敦（LR1）井穴

【定位】足大趾末节外侧，趾甲根角旁开 0.1 寸。

【主治】①少腹痛、疝气；②遗尿、癃闭、尿血；③月经不调、闭经、崩漏、阴挺、阴中痛等；④癫痫、善寐。

【操作】浅刺 0.1 ~ 0.2 寸，或点刺出血。可灸。

2. 行间（LR2）荥穴

【定位】足背侧，第 1、2 趾间，趾蹼缘的后方赤白肉际处。

【主治】①中风、癫痫；②头痛、目眩、目赤肿痛、青盲、口歪、鼻衄；③阴中痛、带下、闭经、痛经、崩漏、月经不调；④遗尿、癃闭、小便不利；⑤疝气；⑥胁痛。

【操作】直刺 0.5 ~ 0.8 寸。可灸。

3. 太冲（LR3）输穴、原穴

【定位】在足背侧，第1、2跖骨结合部的前方凹陷处。

【主治】①中风、癫狂痫、小儿惊风；②头痛、眩晕、耳鸣耳聋、目赤肿痛、口歪、咽痛；③月经不调、痛经、闭经、崩漏、带下；④黄疸、胁痛、腹痛、呕吐、呃逆；⑤癃闭、遗尿；⑥疝气；⑦下肢痿痹、足跗肿痛。

【操作】直刺0.5~0.8寸。可灸。

4. 中封（LR4）经穴

【定位】在足背侧，当足内踝前，胫骨前肌腱的内侧凹陷处。

【主治】①遗精、小便不利；②疝气、腹痛；③内踝肿痛。

【操作】直刺0.5~0.8寸。可灸。

5. 曲泉（LR8）合穴

【定位】屈膝，当膝关节内侧面横纹头上方，股骨内侧髁后缘，半腱肌、半膜肌止端的前缘凹陷处。

【主治】①月经不调、痛经、带下、阴挺、阴痒、产后腹痛；②遗精、阳痿；③小便不利；④疝气、腹痛；⑤膝髌肿痛、下肢痿痹。

【操作】直刺1~1.5寸。可灸。

6. 章门（LR13）脾募穴、八会穴（脏会）

【定位】在侧腹部，当第11肋游离端的下方。

【主治】①腹胀、腹痛、呕吐、肠鸣、泄泻；②胁痛、黄疸、痞块。

【操作】斜刺0.5~0.8寸，左章门在脾下方，右章门则在肝前叶附近，所以不能深刺，注意少提插。可灸。

7. 期门（LR14）肝募穴

【定位】胸部，乳头直下，第6肋间隙，前正中线旁开4寸。

【主治】①胸胁胀痛、呕吐、吞酸、呃逆、腹胀、腹泻；②奔豚气；③乳痈。

【操作】斜刺或平刺0.5~0.8寸。可灸。

第四节 常用的经外奇穴

一、头颈部穴

1. 四神聪（EX – HN1）

【定位】在头顶部，百会前后左右各1寸，共4穴。（图1–63）

【主治】①头痛、眩晕、失眠、健忘、癫痫、偏瘫、脑积水等头脑部疾患；②目疾。

【操作】平刺0.5~0.8寸。可灸。

2. 印堂（EX – HN3）

【定位】在额部，两眉头的中间。（图1–64）

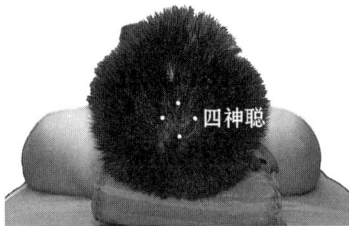

图1–63 四神聪

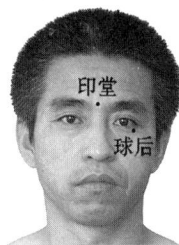

图1–64 印堂、球后

【主治】①痴呆、痫证、失眠、健忘；②头痛、眩晕；③鼻衄、鼻塞多涕、鼻渊；④小儿惊风；⑤产后血晕、子痫；⑥失眠。

【操作】提捏局部皮肤，平刺0.3~0.5寸，或用三棱针点刺出血。可灸。

3. 太阳（EX – HN5）

【定位】在颞部，眉梢与目外眦之间，向后约一横指的凹陷处。（图1–65）

【主治】①头痛；②目疾；③高血压。

【操作】直刺或斜刺0.3~0.5寸，或点刺出血。不灸。

4. 牵正

【定位】在面颊部，耳垂前0.5~1寸敏感点处。（图1–66）

【主治】口歪、口疮。

【操作】向前斜刺0.5~0.8寸。可灸。

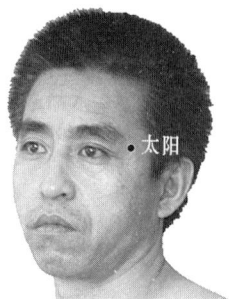

图 1 - 65 太阳

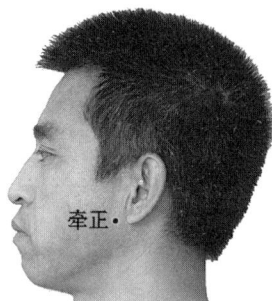

图 1 - 66 牵正

二、胸腹部穴

1. 子宫（EX – CA 1）

【定位】在下腹部，脐中下 4 寸（中极穴），旁开 3 寸。（图 1 - 67）

【主治】阴挺、月经不调、痛经、崩漏、不孕等妇科病证。

【操作】直刺 0.8 ~ 1.2 寸。可灸。

2. 三角灸（EX – CA 2）

【定位】以患者两口角之间的长度为边长，脐心做顶角，做一等边三角形，两底角处是该穴。（图 1 - 68）

【主治】疝气、腹痛。

【操作】艾柱灸 5 ~ 7 壮。

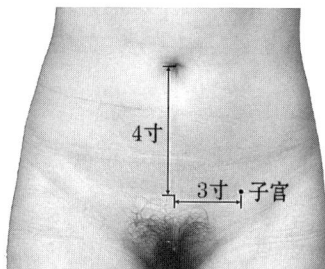

图 1 - 67 子宫

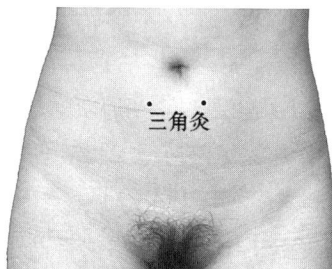

图 1 - 68 三角灸

三、背部穴

1. 定喘（EX – B1）

【定位】在背部，第 7 颈椎棘突下，旁开 0.5 寸。（图 1 - 69）

【主治】①哮喘、咳嗽；②肩背痛、落枕。

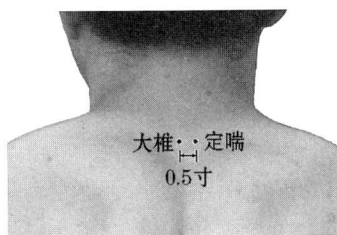

图 1 - 69　定喘

【操作】直刺 0.5 ~ 0.8 寸。可灸。

2. 夹脊（EX - B2）

【定位】在背腰部，第 1 胸椎至第 5 腰椎棘突下两侧，后正中线旁开 0.5 寸，一侧 17 穴，左右共 34 穴。（图 1 - 70）

【主治】适用范围较广，其中，上胸部的穴位治疗心肺、上肢疾病；下胸部的穴位治疗胃肠疾病；腰部的穴位治疗腰腹及下肢疾病。

【操作】直刺 0.3 ~ 0.5 寸，或用梅花针叩刺。可灸。

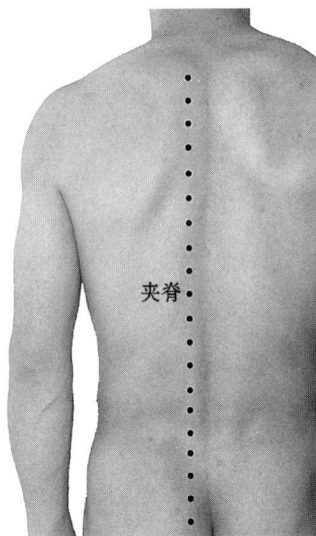

图 1 - 70　夹脊

3. 腰眼（EX - B7）

【定位】在腰部，第 4 腰椎棘突下，旁开约 3.5 寸凹陷中。（图 1 - 71）

【主治】①腰痛；②月经不调、带下；③虚劳。

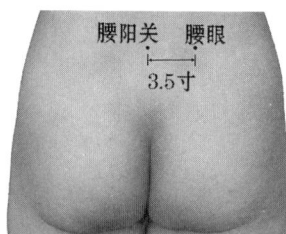

图 1 - 71 腰眼

【操作】直刺 1 ~ 1.5 寸，可灸。

四、上肢穴

1. 腰痛点（EX - UE7）

【定位】在手背侧，第 2、3 掌骨及第 4、5 掌骨之间，当腕横纹与掌指关节中点处，一侧 2 穴，左右共 4 穴。（图 1 - 72）

【主治】急性腰扭伤。

【操作】由两侧向掌中斜刺 0.5 ~ 0.8 寸，行针的同时，嘱患者活动患部。

2. 外劳宫（EX - UE8）别名"落枕穴"

【定位】在手背侧，第 2、3 掌骨间，掌指关节后约 0.5 寸处。（图 1 - 73）

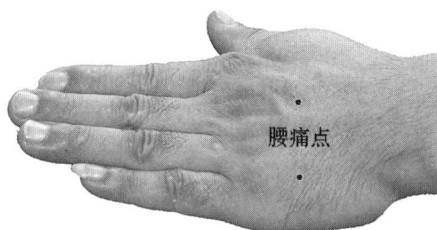

图 1 - 72 腰痛点

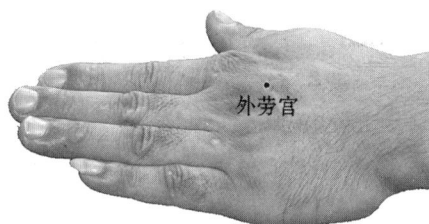

图 1 - 73 外劳宫

【主治】①落枕，手臂肿痛；②脐风；③胃痛。

【操作】直刺或斜刺 0.5 ~ 0.8 寸。

3. 八邪（EX - UE9）

【定位】在手背侧，微握拳，第 1 至第 5 指间，指蹼缘后方赤白肉际处，左右共 8 穴。（图 1 - 74）

【主治】①手背肿痛、手指麻木；②烦热、目痛；③毒蛇咬伤。

【操作】斜刺 0.5 ~ 0.8 寸，或点刺出血。

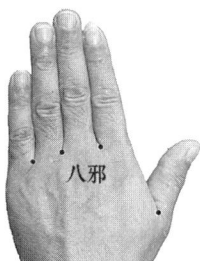

图 1 - 74　八邪

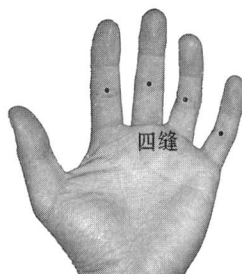

图 1 - 75　四缝

4. 四缝（EX - UE10）

【定位】在第 2 至第 5 指掌侧，近端指间关节的中央，一手 4 穴，左右共 8 穴。（图 1 - 75）

【主治】①小儿疳积；②百日咳。

【操作】点刺出血或挤出少许黄色透明黏液。

5. 十宣（EX - UE11）

【定位】在手十指尖端，距指甲游离缘 0.1 寸，左右共 10 穴。（图 1 - 76）

【主治】①昏迷、癫痫；②高热、咽喉肿痛；③手指麻木。

【操作】浅刺 0.1 ~ 0.2 寸，或点刺出血。

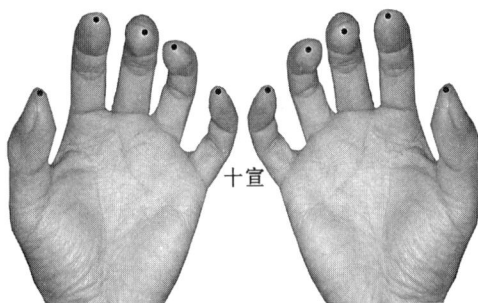

图 1 - 76　十宣

五、下肢穴

1. 膝眼（EX - LE5）

【定位】屈膝，在髌韧带两侧凹陷处。在内侧的称内膝眼，在外侧的称外膝眼。（图 1 - 77）

【主治】①膝痛，腿痛；②脚气。

【操作】向膝中斜刺0.5~1寸，或透刺对侧膝眼。可灸。

2. 胆囊（EX - LE6）

【定位】在小腿外侧上部，阳陵泉穴直下1~2寸范围内压痛最明显处。（图1-78）

【主治】①急慢性胆囊炎、胆石症、胆道蛔虫症等胆腑疾患；②下肢痿痹。

【操作】直刺1~2寸。可灸。

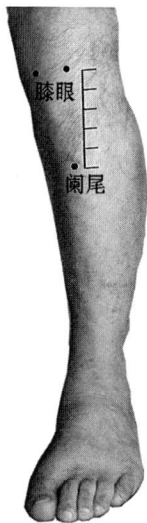

图1-77 膝眼、阑尾

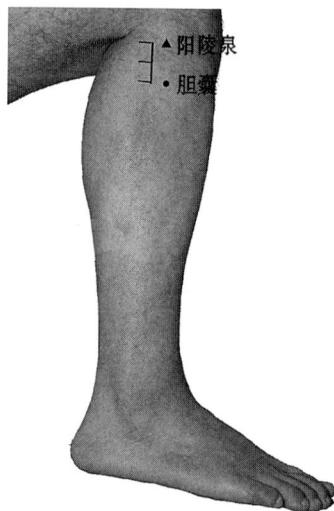

图1-78 胆囊

3. 阑尾（EX - LE7）

【定位】在小腿前侧上部，足三里穴直下1~2寸范围内压痛最明显处。（图1-77）

【主治】①急慢性阑尾炎；②消化不良；③下肢痿痹。

【操作】直刺1.5~2寸。可灸。

4. 八风（EX - LE10）

【定位】在足背侧，第1至第5趾间，趾蹼缘后方赤白肉际处，一足4穴，左右共8穴。（图1-79）

【主治】①足跗肿痛、趾痛；②毒蛇咬伤；③脚气。

图1-79 八风

【操作】斜刺0.5~0.8寸，或点刺出血。

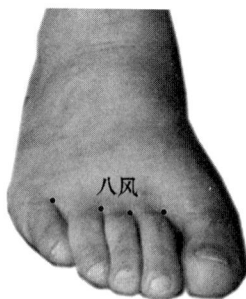

第五节　选穴原则及配穴方法

穴位的临床应用要经过选穴与配穴两个过程，一个完整的针灸处方应是在中医理论尤其是经络学说的指导下，依据选穴原则和配穴方法，选取腧穴并进行配伍，确立刺灸方法而形成的治疗方案。

一、选穴原则

一般以脏腑经络学说为指导，以循经取穴为主，并根据不同证候选取不同腧穴。

（一）近部选穴

近部选穴是指选取病痛所在部位或邻近部位的腧穴。这是因为腧穴普遍具有近治作用的特点。凡其症状在体表部位反映较为明显或较为局限的病证，均可近部取穴。如耳病取听宫、耳门；鼻病取迎香；胃痛取中脘。可单取一经，亦可数经同用，旨在就近调整受病经络、器官的阴阳气血，使之平衡。

（二）远部选穴

远部选穴又称远道取穴，是指选取距离病痛较远处部位的腧穴，具体应用时有本经取穴与异经取穴之分。

1. 本经取穴　病变属何脏何经，即可选该经有关穴，如肺病取太渊、鱼际，脾病取太白、三阴交，面口疾病取合谷等。

2. 异经取穴　许多疾病的病理变化，在脏腑之间，彼此关联，相互影响，十二经脉之间又阴阳相贯，手足相接，治疗时可以相互为用。如肩周炎取条口等。

（三）辨证取穴

辨证取穴是指针对疾病的病因病机而选取腧穴。如胃痛证属肝气犯胃者，除取中脘、足三里外，还应辨证选取太冲、肝俞等。

（四）对症取穴

对症取穴是指针对某些全身症状，或疾病的某个症状而选取腧穴。以腧穴主治功能为依据，属于治标范畴。如大椎能退热，人中可苏厥，神门能安神等。

二、配穴方法

是在选穴原则的基础上，选取主治相同或相近，具有协同增效作用的腧穴加以配伍应用的方法，它是选穴原则的具体应用。配穴时还要处理好主次关系，坚持少而精和随症加减的原则。

（一）按经脉配穴法

1. 本经配穴法 某一经、某一脏腑病变时，则选其经腧穴，配成处方，如肺病咳嗽取中府、尺泽、列缺等。

2. 表里经配穴法 以脏腑、经脉的阴阳表里关系作为依据。如胃痛取足三里、公孙，主客原络配穴也属此法。

3. 同名经配穴法 基于同名的手、足阳经经脉相连、经气相通的理论，此法适用于六阳经。如阳明头痛取合谷、内庭；落枕取后溪、昆仑等。

（二）按部位配穴法

1. 上下配穴法 指将腰部以上腧穴和腰部以下腧穴配合应用的方法。此法临床应用最广。如牙痛取合谷、内庭。此外八脉交会穴配合应用，也属本法。

2. 前后配穴法 前指胸腹，后指腰背。选前后部位腧穴配合应用的方法亦称为腹背阴阳配穴法，如胃痛取梁门、胃仓。俞募配穴也属此法。

3. 左右配穴法 指选取肢体左右两侧腧穴配合应用的方法。本法基于十二经脉左右对称分布和部分经脉左右交叉的特点。多用于病变局限于一侧时的头面疾患。如左侧面瘫，取右侧合谷；右侧头角痛，取左侧阳陵泉、侠溪。另外，也可左右同取，加强协调作用，如胃痛取双侧足三里、胃俞等。

第 二 章

基本功训练

第一节　毫针刺法的基本功训练

一、持针法训练

（一）刺手与押手

毫针操作时，将医者持针的手（一般为右手）称为刺手，按压穴位局部的手（一般为左手）称为押手（图2-1）。刺手的作用主要是掌握毫针，进针时将指力集于针尖，使针快速刺入皮肤，然后做行针手法；押手的作用主要是固定穴位皮肤，使毫针能够准确地刺中穴位，并使针身有所依靠，保持针身垂直，力达针尖，利于进针，减轻针刺痛感，并能调整和加强针感。进针时，刺手与押手应协同操作，配合得当，动作协调。

（二）持针姿势

持针的姿势有多种，如执毛笔式持针法、二指持针法、多指持针法等，医者可根据需要或自身习惯选取。

1. 常规持针法　一般用刺手的拇、食指挟持针柄，中指抵住针身，其状如执持毛笔，故称为执毛笔式持针法。（图2-2）

2. 二指持针法　用刺手拇、食或拇、中两指指腹挟持针柄，针身与拇指呈90°角。一般用于针刺浅层穴位的短毫针持针法。（图2-3）

3. 多指持针法　用刺手拇、食、中、无名指指腹执持针柄，小指指尖抵于针旁，以固定穴位皮肤。一般用于长针深刺的持针法。（图2-4）

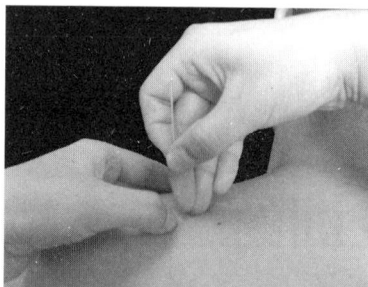

图 2 - 1　押手与刺手

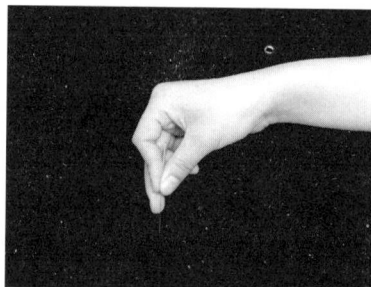

图 2 - 2　常规持针法

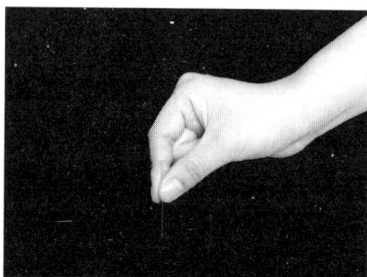

图 2 - 3　二指持针法

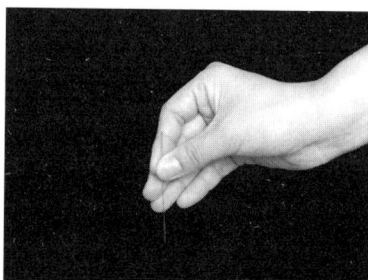

图 2 - 4　多指持针法

二、指力训练

指力是指整个针刺过程中手指操作的力度和技巧，包括进针时的用力方向、针刺角度、行针力度和频率及手指的耐力等等。医者集中精神，将指力作用于针尖，且用力方向与进针方向保持一致，稍加用力就可以轻捷而无痛苦地将针尖穿透皮肤。另外，良好的指力也是掌握针刺手法的基础，没有一定的指力，对于手法的操作也不能运用自如，从而会影响治疗效果。因此，指力训练是初学针刺者的重要基本技能训练。

指力的练习，可先在纸垫上或橡胶块上进行。用细草纸或毛边纸，折叠成长约8cm，宽约5cm，厚约3cm的纸块，用线扎紧成"井"字型，制成纸垫。练针时押手执纸垫或橡胶块，刺手拇、食、中三指持针柄，如执笔状，毫针针身应垂直于纸垫或橡胶块，当针尖抵于纸垫或橡胶块时，手指渐加压力，待针刺透纸垫或橡胶块后，再换一处如前刺之。反复练习至能灵活、迅速刺入为度。练习用毫针长度要适宜，一般选用0.5~1.5寸毫针，最好先以短毫针反复练习，待掌握了一定的指力基础和技巧后再用长毫针练习。

从临床实践可知，能否顺利进针主要取决于手指力量是否作用在针尖上，取决于用力方向是否与进针方向一致。如果方向一致，则稍一用力就可轻巧地进针，若方向不一致，用力方向与针体之间有一夹角，则作用力分散，针尖受力小，难以透过皮肤，且容易弯针并导致疼痛。因此，在进行指力训练时，一定要掌握其精髓，将重点放在持针、进针和行针技巧的训练上。要点在于精神内守，将指力作用于针尖，用力方向与进针方向保持一致，同时还应注意耐力和双手配合的训练。

三、针法训练

针刺手法训练是在指力训练的基础上进行的，可采用棉团练针法，即用棉花一团，以棉纱线绕扎，内松外紧，做成直径约 6~7cm 的圆球，外包白布一层，练针时将毫针在棉球中捻转提插，并可按各种针刺手法的姿势和动作要求反复练习。

（一）进针手法训练

进针法是指毫针在刺手与押手的密切配合下，运用各种手法将针刺入穴位皮下的方法，是毫针刺法的首要操作技术。进针手法训练时要注意指力与腕力的协调一致，要求做到无痛或微痛进针。主要以单手进针法训练为主，并在此基础上进行双手进针法和针管进针法训练。

1. 单手进针法训练　单手进针法即只用刺手将针刺入穴位的方法。练习时，用刺手的拇、食指挟持针柄，中指指端紧靠针垫，指腹抵住针身下段和针尖，当拇、食指向下用力按压时，中指随势屈曲，将针刺入针垫，直刺至所要求的深度（图 2-5）。也可用刺手的拇、食指挟持针身下段，针尖露出少许，进针时针尖对准针垫快速刺入，然后拇、食指沿针身上移挟持针身上段或针柄，再将针刺入深层（图 2-6）。然后，再换一处如前刺之，反复练习至能灵活、迅速刺入，进针时针身不弯，疼痛轻微或不痛。以上方法多用于短针进针。

2. 双手进针法训练　双手进针法即刺手与押手互相配合，协同进针的方法。常用的有以下四种：

（1）指切进针法　以押手拇指、或中指之指甲掐切于针垫上，刺手持针将针紧靠押手指甲缘刺入。然后，再换一处如前刺之，反复练习至双手配合协调，能灵活、迅速刺入为度，要注意发挥押手的固定作用。此法多用于短针进针，或周围有重要组织器官处。（图 2-7）

（2）夹持进针法　以押手拇、食两指持消毒棉球夹捏住针身下段，露出针尖，

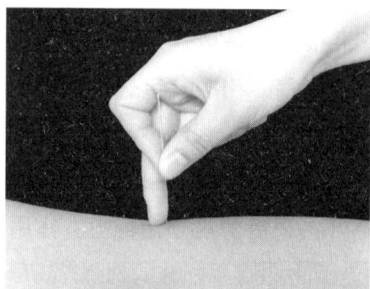

图2-5 挟持针柄单手进针法

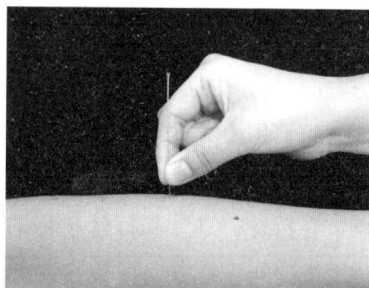

图2-6 挟持针身单手进针法

使针尖置于针垫的表面,刺手拇、食指挟持针柄,双手同时向下用力,配合动作,将针刺入。然后,再换一处如前刺之,反复练习至双手配合协调,能灵活、迅速刺入为度。此法多用于长针进针。(图2-8)

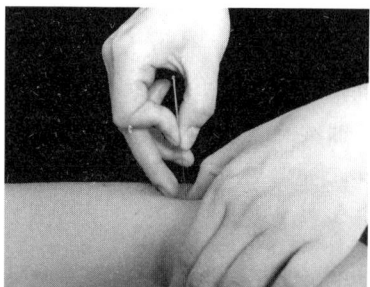

图2-7 指切进针法

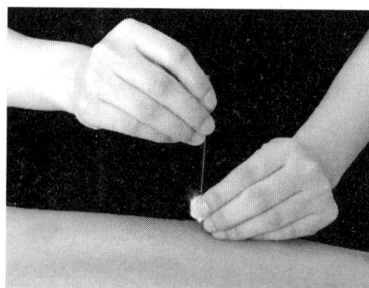

图2-8 夹持进针法

(3)舒张进针法 以押手拇、食两指或食、中两指将针垫表面向两侧撑开,使之绷紧,刺手持针,将针从押手两指间刺入。然后,再换一处如前刺之,反复练习至双手配合协调,能灵活、迅速刺入为度。此法多用于皮肤松弛或有皱纹处,如腹部穴位的进针。(图2-9)

(4)提捏进针法 以押手拇、食两指将针垫表面捏起,刺手持针,从捏起部的上端将针刺入。然后,再换一处如前刺之,反复练习至双手配合协调,能灵活、迅速刺入为度,此法多用于皮肉浅薄部位的穴位,如面部穴位的进针。(图2-10)

3. 针管进针法训练 针管进针法即利用针管将针刺入穴位的方法。针管可用金属、塑料、有机玻璃等制成,一般比毫针短约5mm,直径约为针柄的2~3倍。练习时,选用平柄针或管柄针置于针管内,将针尖所在的一端置于针垫之上,押手夹持针管,用刺手食指或中指快速拍打针管上端露出的针尾,针尖刺入针垫后,退出针

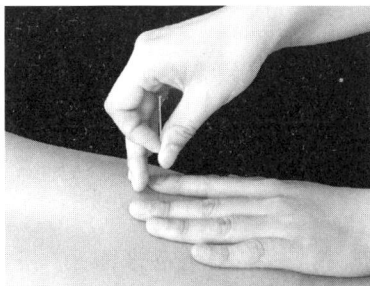

图 2 - 9　舒张进针法

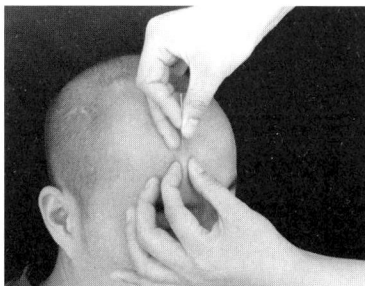

图 2 - 10　提捏进针法

管，再以刺手持针，继续将针刺入欲至深度。然后，再换一处如前操作，反复练习至双手配合协调，能灵活、迅速刺入为度。此法进针痛微，多用于儿童和惧针者。也有用安装弹簧的特制进针器进针。（图 2 - 11）

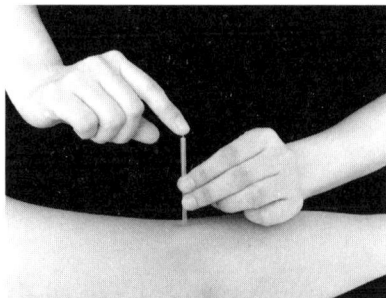

图 2 - 11　针管进针法

（二）行针手法训练

1. 提插法训练　提插法是将针刺入穴位一定深度后，施以上提、下插的操作手法。使针由浅层向下刺入深层的操作谓之插，从深层向上引退至浅层的操作谓之提，如此反复地做上下纵向运动就构成了提插法。（图 2 - 12）

提插法训练时，要求指力一定要均匀一致，幅度不宜过大，一般以 3 ~ 5 分为宜，频率不宜过快，每分钟 60 次左右，保持针身垂直，不改变针刺角度、方向。

提插幅度的大小、层次的变化、频率的快慢和操作时间的长短，应根据患者的体质、病情、穴位部位和针刺目的等灵活掌握。通常认为行针时提插的幅度大，频率快，刺激量就大；反之，提插的幅度小，频率慢，刺激量就小。

2. 捻转法训练　捻转法即将针刺入穴位一定深度后，施向前、向后捻转动作，

使针在穴位内反复前后来回旋转的行针手法。(图2-13)

捻转法训练时，要求指力要均匀，角度要适当，一般应掌握在180°左右，不能单向捻针，否则针身易被肌纤维等缠绕，引起局部疼痛和导致滞针而使出针困难。

捻转角度的大小、频率的快慢、时间的长短等，需根据患者的体质、病情、穴位的部位、针刺目的等具体情况而定。一般认为捻转角度大，频率快，其刺激量就大；捻转角度小，频率慢，其刺激量就小。

指力和针刺手法练到一定程度后，可将进针、行针手法综合起来练习，使之浑然一体。

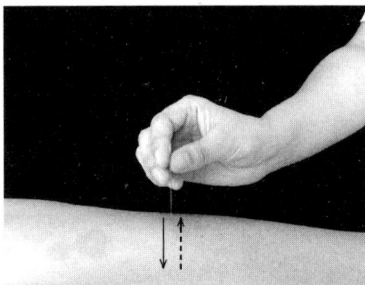

图2-12　提插法

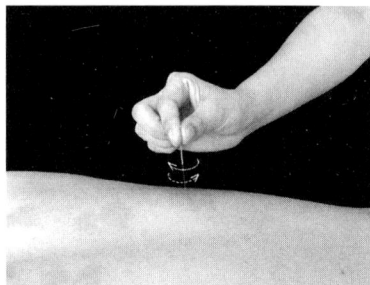

图2-13　捻转法

四、自身试针

通过指力和针法训练后，掌握了一定的指力和行针技巧，便可以在自己身上选择一些穴位进行试针，也可彼此相互试针，以体会进针时皮肤的韧性和进针需要用力的大小，以及针刺后的各种感觉。自身试针时，要仔细体会手法与针感的关系，针尖刺达不同组织结构以及得气时持针手指的感觉。

通过以上基本功训练，方可确保临床毫针操作时，进针不痛，针身不弯，刺入顺利，行针自如，指力均匀，手法熟练，指感敏锐，针感出现快。

第二节　推拿手法的基本功训练

一、肌肉力量训练

肌肉力量是指人体运动时，肌肉舒张或收缩克服阻力或对抗阻力的能力。表现为可以使机体以一定的频率、幅度发生位移或振动。肌肉力量是各种运动的技术基础，也是推拿基本功的基础。当然，力量也与其他身体素质紧密相关。肌肉力量可分为多种不同性质的力量，如动力性和静力性力量；一般力量和专项力量；速度力量、爆发力、弹跳力等。推拿基本功主要和上肢，特别是手、指等部位肌肉力量关系密切，所以要重点练习。主要方法有以下几种。

1. 俯卧撑 在躯干和下肢呈直线固定姿势下进行，包括撑起和降落两个阶段。做俯卧撑可以有以下几种形式：①把大腿、脚尖放在高物上，手扶地面做，即下肢抬高式俯卧撑；②下肢不抬高，脚、手在同一平面做，即普通俯卧撑；③为增加难度和锻炼指力可不用手掌而用手指撑地做。此训练可以锻炼和发展胸大肌、背阔肌、肱二头肌、前臂肌群和手部肌群等。

2. 举哑铃 包括前平举、侧平举、俯立侧平举、前弯举和仰卧上举等形式。前平举时两脚分开与肩同宽，双手握哑铃从体前低位上举至与肩同高，注意肘关节不要弯曲，此法可以锻炼斜方肌；侧平举时两脚分开与肩同宽，双手握哑铃从体侧低位上举至与肩同高，此法可以锻炼斜方肌、三角肌力量；俯立侧平举即躯干前屈90°直立，向两侧水平上举哑铃，可以锻炼斜方肌、背阔肌、肱三头肌；前弯举即在肩关节基本固定情况下，做肘弯举动作以锻炼肱二头肌；仰卧上举时仰卧位直臂上举哑铃于胸部上方，做水平屈伸，可以锻炼胸大肌、三角肌、前锯肌和胸小肌。

3. 引体向上 在单、双杠等上练习。双手正、反向握紧器械悬垂身体后，引体向上再稍停顿，尽量不要晃动。此训练可以锻炼菱形肌、胸小肌、背阔肌和肱二头肌的力量。

4. 拉扩胸器、橡皮带 两手握紧拉力器或橡皮带直臂平举至胸前，做扩胸运动。此训练锻炼背阔肌、大圆肌、斜方肌、菱形肌等肌肉的效果明显。

5. 抓握铅球等屈肘 用手将地上铅球、健身球等抓起后，做屈肘动作并反复练习。此法主要通过屈肘、屈腕、屈指来锻炼前臂肌群和手部肌群力量。

二、肌肉耐久力训练

肌肉耐久力也称肌肉支持力，是指人体长时间连续活动的能力，或指肌肉抗疲劳的能力等。分类比较复杂。一般分为有氧耐力和无氧耐力。耐力是人体健康和体质强弱的主要标志，也是推拿基本功所要求的必备要素之一。

1. 肌肉有氧耐力训练 主要包括持续性和间歇性训练。持续性训练是时间较长的、不间断的、强度较低的训练。如持续较长距离（如5000m）慢跑、持续较长距离（如 1500m）慢游等。间歇性训练是严格规定每次练习的距离、强度和间歇时间的训练。如 40m 快跑与 60m 慢跑交替进行训练。两法都是锻炼心肺功能的最常用的方法。

2. 肌肉无氧耐力训练　此法训练时人体处于氧供应不足的情况下，最常用的方法是间歇性训练和重复性训练。间歇性训练常采用快间歇跑和快间歇游泳。如用接近极量无氧强度下的速度快跑 500m，再慢跑（以最大跑速的 80%）1000m。重复性训练即反复多次的进行大强度的同一距离或动作的练习，提高体内糖无氧酵解能力。如 400m 多组快跑训练，各组之间间歇时应在心率恢复至 120 次/分时再进行下一组。

三、身体协调性训练

身体协调性表现为人体各运动器官、系统之间在时间和空间中配合完成一个较复杂动作的能力，是动作的力量、反应、速度、稳定性、节奏等方面结合而成的综合体现。身体协调性在不断变化的复杂动作中维持身体的平衡并控制动作的稳定性、准确性方面起到重要作用。身体协调性的发展有助于发挥机体的力量、耐力等能力。推拿就是一种在协调性方面要求非常高的治疗技术，身体协调性直接关系到是否能使推拿手法达到其要求和保护医者自身不受不必要的损伤。常用方法有打太极拳，练习太极剑、易筋经、八段锦等。

四、推拿手法训练

手法是一种技巧性很强的动作，必须认真、刻苦地训练。手法练习时必须做到全神贯注，认真地按照手法动作要领、要求，一丝不苟地进行练习，做到手到、眼到、心到，这样才能学好手法，否则不仅学不好手法，还会出现伤筋、破皮等现象。手法练习时要顽强刻苦，只有不怕苦，不怕累，才能克服酸、胀、痛等现象，练出一手好手法。手法练习时要持之以恒，手法的成功，功力的深厚，非一朝一夕之功，而要经过一段较长时间的练习，才能获得。手法练习时要循序渐进，手法的练习，其时间、手法种类的增加，用力的大小等均须逐渐提高，不可急于求成。手法练习时要劳逸结合，冰冻三尺，非一日之寒。功夫积累的同时，须注意练养结合，劳逸得当，把握两者的关系。因运动过量则有害于身体。

目前，借助于器械练习手法的方法很多，各种不同的流派在手法运用上各有所长，因而在手法的练习上也各有偏重，下面介绍一些常用的训练方法。

1. 米袋（沙袋）练习　准备一个长约 26cm，宽约 20cm 的布袋，内装大米或黄沙（需洗净），一般装至 4/5 量左右，然后将袋口缝合，另备用同样大小的布袋，作为套子，以便拆卸经常洗涤，使布袋保持清洁，同时也可防止布袋磨损后，米、沙不至于流出袋外。开始练习时，米袋可扎得紧一些，这对练指力、掌力、腕力、臂力有好处。以后随着手法的逐渐熟练，米袋可渐渐放松，或者改用沙袋，沙粒较米粒为细，这对手法的柔和、均匀有益。最后再改用装有碎海绵的布袋，这种布袋有弹性，为下一步进行人体操作，打下基础。练习方法主要有：

（1）平放式　把米袋或沙袋平放在桌面上，根据各手法的动作要领及要求，在米袋（沙袋）上练习。练习一指禅推法类手法、㨰法类手法、揉法类手法、摩法、振法等。通过练习掌握手法的动作要领和操作技巧，同时增加手法的功力和力度。训练时要注意：

①姿势　手法操作时可采用坐势与站势，一般㨰法采用的是站势，一指禅推法、摩法等采用的是坐势。无论站势与坐势，身体与桌子都要保持一定的距离，不要离开太远，也不要靠得太近，以免影响正确的操作，同时要求含胸舒臂、沉肩垂肘、收腹提臀、呼吸自然，从开始就养成良好操作姿势的习惯。

②要领　在手法练习初期，要以掌握动作要领为主，从而使手法正确地运用，不要急于加力，因为在动作不正确的情况下，一味地加重手法的压力，会引起手部肌肉的僵硬，有碍于手法正确动作姿势的获得，还有发生关节、韧带损伤的可能。通过一段时间的认真训练，手法正确、规范、熟练后，只要手法启动，就会自动地达到最佳的力学状态，力度也就会自然产生。

③持久　每次手法的练习，都要注意锻炼手法的耐力。即手法练习要按操作要求持续一定的时间，不能停顿，并且逐渐延长手法操作的时间。一般要使单式手法操作时间达到 10~20 分钟。

④交替　为了在治疗疾病时，使用手法方便，以及左右手交替使用，以减少疲劳度。所以练习时要注意两手的交替练习，不可只偏重于一手。

（2）悬吊式　把一个长约 50cm，宽约 33cm 的布袋，袋内装满黄沙后，封口扎紧，空悬在木架上，沙袋悬挂的高度以平肩为宜。这种方法主要用来练习拳击法、掌击法、指击法和搓法等。

2. 纸块练习　用草纸约 300 张，理齐后，用线呈"井"字形扎紧，主要用来练习叩击法、点击法。练习叩击法时，将纸块放在桌上，取坐势，一手扶持纸块的一角，另一手屈五指成爪形，用指端不断地叩击纸块，或用一手中指指端点击纸块。也可将纸块四角固定于墙壁上，与肩等高，练习者取站势，用中指指端点击纸块，此法也可用来练习弹击法等。

3. 抓坛练习 用空酒坛一只，酒坛的大小及重量可随练习者的手劲而定。练习者可取马裆势、大裆势以及悬裆势，一上肢微屈，五指分开弯曲成爪形，抓住坛口，运劲提起，并维持一定的时间后放下，如此反复进行，觉坛轻而动作自如时，可在坛内放水或其他重物以增加重量，再行练习，双手交替进行，这种方法对增加拿法的指力、腕力、臂力有益。

4. 踩踏练习

（1）用手扶墙、攀扶横木或扶悬吊钢管，双足前掌着地，原地上下弹跳，弹跳时双足尖不要离开地面，经过一段时间练习，可用左足踩在右足上，右足掌着地进行弹跳，此种方法用于练习踩跷。

（2）双手叉腰站在运动垫上，用一足着地，另一足足跟在垫子上踩动，双足可交替进行。此种方法用于练习踩法。

（3）双手背后，用双足前掌或双足在垫子上慢慢移动进行踩踏，此法用于练习踩法。

5. 棒击练习 练习者取弓箭裆势，用右手执棒（桑枝棒），棒击右下肢，右腿前弓时，则用左手执棒，棒击左下肢。或用手执棒，棒击同侧大腿前股四头肌以及小腿外侧等。此法均用于练习桑枝棒棒击法。

除了上面一些基本训练方法之外，还有不少方法，如绞毛巾练习、绞棒练习、俯撑练习、推手练习，将黄豆、沙粒、铁沙等放置在桶内，用食、中两指或五指并拢，不断地插入桶内。再如用中药煎汤稍冷后，将手浸入，起手拭干，以掌击桩。还有用木棒外裹棉絮，以拳、掌或指击之。各种流派都有其各自的练习方法，因而在进行基本功训练时方法也不尽相同，均可相互参考，但我们主要采用的是前几种方法，有条件也可配合其他训练方法以及推拿功法的训练。

第三章

常用工具知识

第一节 针 具

一、毫针

毫针是用金属制作而成的，以不锈钢为制针材料者最常用。不锈钢毫针，具有较高的强度和韧性，针体挺直滑利，能耐高热、防锈，不易被化学物品腐蚀，故目前被临床广泛采用（图3-1）。也有用其他金属制作的毫针，如金针、银针，其传热、导电性能虽优于不锈钢针，但针体较粗，强度、韧性不如不锈钢针，加之价格昂贵，除特殊需要外，一般临床很少应用。至于普通钢针、铜针、铁针，因其容易锈蚀，弹性、韧性、牢固性差，除偶用于磁针法外，临床已不采用。

（一）毫针的构造

毫针可分为针尖、针身、针根、针柄、针尾5个部分。

针尖是针身的尖端锋锐部分，亦称针芒，是刺入腧穴肌肤的关键部位；针身是针尖至针柄间的主体部分，又称针体，是毫针刺入腧穴内相应深度的主要部分；针根是针身与针柄连接的部位，是观察针身刺入穴位深度和提插幅度的外部标志；针柄是用金属丝缠绕呈螺旋状，为针根至针尾的部分，是医者持针、运针的操作部位，也是温针灸法装置艾绒之处；针尾是针柄的末端部分，亦称针顶。

根据毫针针柄与针尾的构成和形状不同可分为：环柄针（又称圈柄针），即针柄用镀银或经氧化处理的金属丝缠绕成环形者；花柄针（又称盘龙针），即针柄中间用两根金属丝交叉缠绕呈盘龙形者；平柄针（又称平头针），即针柄用金属丝缠绕，其尾部平针柄者；管柄针，即针柄用金属薄片制成管状者（图 3 - 2）。上述 4 种针形中，平柄针和管柄针主要在进针器和进针管的辅助下使用。

（二）毫针的规格

毫针的规格，是以针身的直径和长度区分，具体见表 3 - 1、表 3 - 2。

表 3 - 1 毫针的长度规格表

寸	0.5	1.0	1.5	2.0	2.5	3.0	3.5	4.0	4.5
mm	15	25	40	50	65	75	90	100	115

表 3 - 2 毫针的粗细规格表

号数	26	27	28	29	30	31	32	33
直径（mm）	0.45	0.42	0.38	0.34	0.32	0.30	0.28	0.26

一般临床以粗细为 28 ~ 30 号（0.32 ~ 0.38mm）和长短为 1 ~ 3 寸（25 ~ 75mm）者最为常用。短毫针主要用于耳穴和浅在部位的腧穴做浅刺之用，长毫针多用于肌肉丰厚部位的腧穴做深刺和某些腧穴做横向透刺之用。

（三）毫针的检查

毫针是治病的工具，在使用前，要对毫针进行检查，以免影响进针和治疗效果。检查时要注意：针尖要端正不偏，无毛钩，光洁度高，尖中带圆，圆而不钝，形如"松针"，锐利适度，使进针阻力小而不易钝涩；针身要光滑挺直，圆正匀称，坚韧而富有弹性；针根要牢固，无剥蚀、伤痕；针柄的金属丝要缠绕均匀、牢固而不松脱或断丝，针柄的长短、粗细要适中，便于持针、运针和减轻患者的疼痛。

（四）毫针的保养

除了一次性应用的毫针外，每一患者反复使用的针具都应注意保养。保养针具是为防止针尖受损、针身弯曲或生锈、污染等，因此对针具应当妥善保存。藏针的器具有针盒、针管和针夹等。若用针盒或针夹，可多垫几层消毒纱布，将消毒后的针具，根据毫针的长短，分别置于或插在消毒纱布上，再用消毒纱布敷盖，以免污染，然后将针盒或针夹盖好备用。若用针管，应在针管至针尖的一端，塞上干棉球（以防针尖损坏而出现钩曲），然后将针置入、盖好，高压消毒后备用。

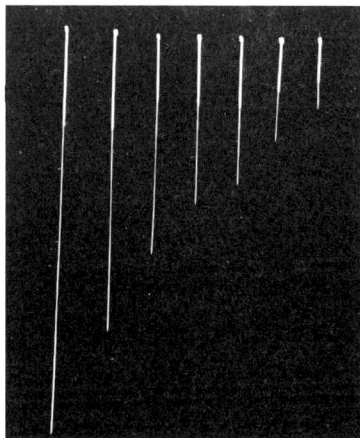

图 3-1　毫针

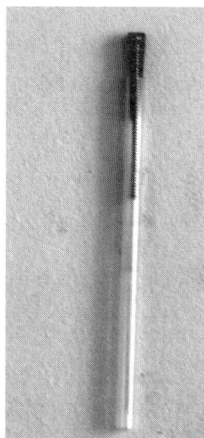

图 3-2　管针

二、三棱针

三棱针是一种用不锈钢制成，针长约 6cm，针柄稍粗呈圆柱形，针身呈三棱状，尖端三面有刃，针尖锋利的针具（图 3-3）。三棱针古称"锋针"，是放血疗法的常用工具之一。

图 3-3　三棱针

三、皮肤针

皮肤针，又有"梅花针"、"七星针"、"罗汉针"之分，是以多支短针组成，用来叩刺人体体表一定部位或穴位的一种针具（图 3-4）。皮肤针源于古代的"半刺"、"毛刺"、"扬刺"等刺法的启迪。皮肤针的针头呈小锤形，针柄一般长 15～

19cm，一端附有莲蓬状的针盘，针盘下面散嵌着不锈钢短针。根据所嵌不锈钢短针的数目不同，可分别称为梅花针（5 支针）、七星针（7 支针）、罗汉针（18 支针）等。针尖不宜太锐，呈松针形，针柄要坚固具有弹性，针头平齐，防止偏斜、钩曲、锈蚀和缺损。

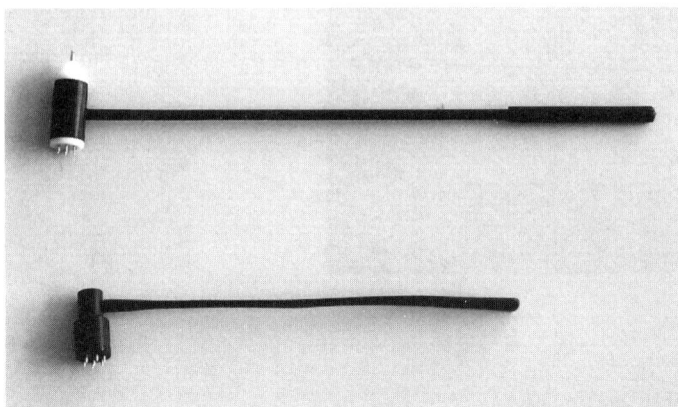

图 3 - 4　皮肤针

四、皮内针

皮内针的针具有两种。一种呈颗粒型，或称麦粒型，一般长 1cm，针柄形似麦粒；一种呈揿钉型，或称图钉型，长约 0.2～0.3cm，针柄呈环形。前一种针身与针柄成一平面，而后一种针身与针柄呈垂直状（图 3 - 5）。操作时将特制的小型针具固定于腧穴部位的皮内做较长时间留针的一种方法，又称"埋针法"，针刺部位多以不妨碍正常的活动处腧穴为主，一般多选用背俞穴、四肢穴和耳穴等。

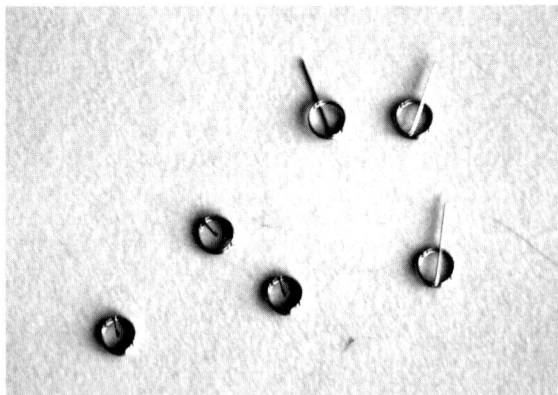

图 3 - 5　皮内针

五、电针仪

电针仪的种类很多，主要有交流、直流可调电针机，脉动感应电针机，音频振荡电针机，晶体管电针机等等（图3-6）。目前蜂鸣式电针机、电子管式电针机已被半导体电针机所取代。半导体电针机是用半导体元件制作的电针仪器，交直流电两用，不受电源限制，且具有省电、安全、体积小、携带方便、耐震、无噪音、易调节、性能稳定、刺激量大等特点。它采用振荡发生器，输出接近人体生物电的低频脉冲电流，既可做电针，又可用点状电极或板状电极直接放在穴位或患处进行治疗，在临床广泛应用。以临床常用的调制脉冲式电针仪为例：G6805型电针仪是交直流两用，能输出连续波（波形规律，连续不变）、疏密波（电脉冲的频率周而复始地由慢变快）、断续波（呈周期性间断的连续波）。仪器除应用于电针及电针麻醉、穴位电极疗法外，尚可将断续波通过毫针的针体，刺至人体膈神经附近，刺激膈神经引起被动的呼吸运动，代替常用的人工呼吸器。

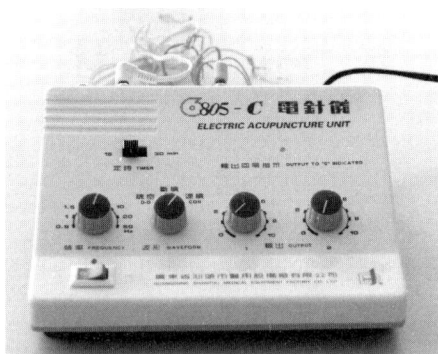

图3-6 电针仪

六、穴位注射针具

穴位注射一般可使用无菌的1ml、2ml、5ml注射器，若肌肉肥厚部位可使用10ml、20ml注射器。针头可选用5~7号普通注射针头、牙科用5号长针头，或封闭疗法用的长针头。（图3-7、图3-8）

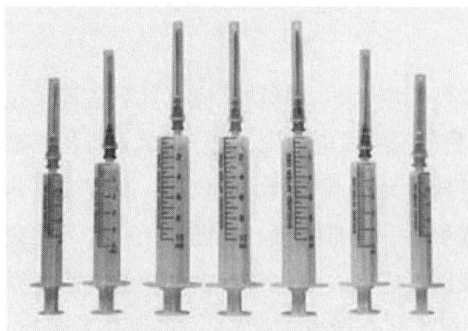

图 3 - 7　一次性无菌注射器　　　　　图 3 - 8　一次性无菌注射针头

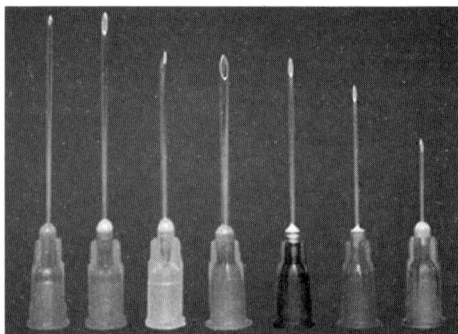

七、埋线用具

常用的埋线用具有皮肤消毒用品、洞巾、镊子、埋线针、8 号注射针头、28 号 2 寸毫针、0~1 号羊肠线、剪刀、消毒纱布、敷料等。

第二节　灸　材

一、艾

艾属草菊科多年生草本植物,我国各地均有生长,以蕲州产者为佳,故有"蕲艾"之称。艾叶气味芳香,辛温味苦,容易燃烧,火力温和,故为施灸佳料。《本草纲目》载:"艾叶能灸百病。"《本草从新》载:"艾叶苦辛,生温熟热,纯阳之情,能回垂绝之阳,通十二经,走三阴,理气血,逐寒湿,以之灸火,能透诸经而除百病。"《名医别录》载:"艾味苦,微温,无毒,主灸百病。"3~5 月采集新鲜肥厚的艾叶暴晒后捣碎,再筛去梗砂,反复几次后即可制成淡黄色纯净细软的艾绒,贮藏,以备应用。临床应用必须使用陈艾,而且越陈越好。新鲜艾,含有挥发油较多,燃烧时,不易熄灭,令人有灼痛的感觉。相反陈艾则温和易燃,可以减少灼痛。艾绒可制作为艾炷、艾条等。(图 3 - 9)

(一)艾炷

将纯净的艾绒放在平板上,用手搓捏成大小不等的圆锥形艾炷,置于施灸部位点燃而治病。常用的艾炷或如麦粒,或如莲子,或如半截橄榄等。(图 3 - 10)

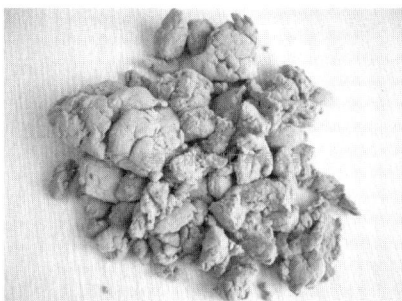

图 3-9 艾绒

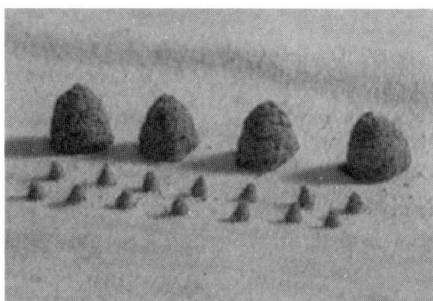

图 3-10 艾炷

（二）艾条

即将艾绒制作成圆柱形长条状用于施灸，包括清艾条和药艾条。

1. 一般常用的就是清艾条，制作方法是：取纯净细软的艾绒 24g，平铺在 26cm 长，20cm 宽的细草纸上，将其卷成直径约 1.5cm 的圆柱形艾卷，要求卷紧，外裹以质地柔软疏松而又坚韧的桑皮纸，用胶水或糨糊封口而成。（图 3-11）

2. 药艾条就是在艾绒中掺入肉桂、干姜、丁香、独活、细辛、白芷、雄黄、苍术、没药、乳香、川椒各等份的细末 6g。

另外，古代常用还有太乙神针和雷火神针。施灸时，将太乙神针的一端点燃，用布 7 层包裹其点燃的一端，立即紧按于应灸的腧穴或患处，进行灸熨，针冷则再燃再熨。如此反复灸熨 7～10 次为度。

太乙神针：用纯净细软的艾绒 150g，平铺在 40cm 见方的桑皮纸上。将人参 125g，穿山甲 250g，山羊血 90g，千年健 500g，钻地风 300g，肉桂 500g，小茴香 500g，苍术 500g，甘草 1000g，防风 2000g，麝香少许，共为细末，取药末 24g 掺入艾绒内，紧卷成爆竹状，外用鸡蛋清封固，阴干后备用。（图 3-12）

雷火神针：其制作方法与"太乙神针"相同，只是药物处方有异，用纯净细软的艾绒 125g，沉香、乳香、羌活、干姜、穿山甲各 9g，麝香少许，共为细末。

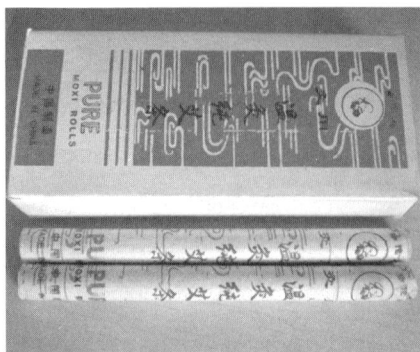

图 3 – 11　清艾条

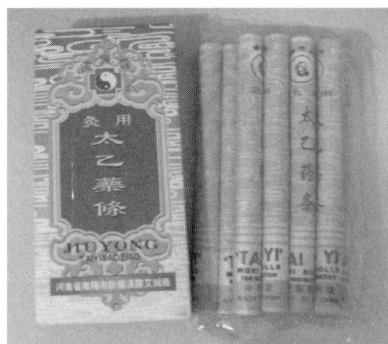

图 3 – 12　药艾条（太乙药条）

二、间接灸材

用药物或其他材料将艾炷与施灸腧穴部位的皮肤隔开进行施灸。所用间隔药物或材料很多，如生姜、蒜、食盐、附子饼等。

1. 姜　隔姜灸时将鲜姜切成直径大约 2 ~ 3cm，厚约 0.2 ~ 0.3cm 的薄片，中间以针刺数孔，然后将姜片置于应灸的腧穴部位或患处，再将艾炷放在姜片上点燃施灸。当艾炷燃尽，再易炷施灸。灸完所规定的壮数，以使皮肤红润而不起泡为度。

2. 蒜　隔蒜灸时用鲜大蒜头，切成厚约 0.2 ~ 0.3cm 的薄片，中间以针刺数孔（捣蒜如泥亦可），置于应灸腧穴或患处，然后将艾炷放在蒜片上，点燃施灸。待艾炷燃尽，易炷再灸，直至灸完规定的壮数。（图 3 – 13）

3. 盐　隔盐灸时用干燥的食盐（以青盐为佳）填敷于脐部，或于盐上再置一薄姜片，上置大艾炷施灸。但须连续施灸，不拘壮数，以期脉起、肢温、证候改善。

4. 附子饼　隔附子饼灸时将附子研成粉末，用酒调和做成直径约 3cm，厚约 0.8cm 的附子饼，中间以针刺数孔，放在应灸腧穴或患处，上面再放艾炷施灸，直至灸完所规定的壮数为止。

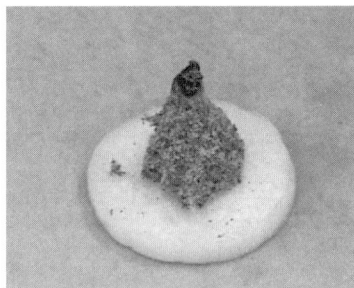

图 3 – 13　隔蒜灸

三、温灸器

温灸器又名灸疗器，是一种专门用于施灸的器具，用温灸器施灸的方法称温灸器灸。临床常用的有温灸盒和温灸筒。施灸时，将艾绒，或加掺药物，装入温灸器的小筒，点燃后，将温灸器之盖扣好，即可置于腧穴或应灸部位，进行熨灸，直到所灸部位的皮肤红润为度。（图 3 – 14）

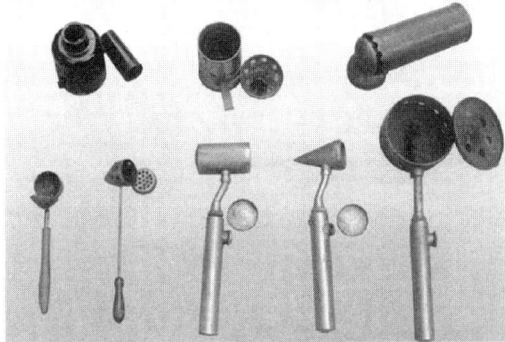

图 3 – 14　各种温灸器

第三节　穴位贴敷常用药物和处方

穴位贴敷疗法，除有良好的治疗效果外，尚有独特的预防作用，如对慢性支气管炎、支气管哮喘、过敏性鼻炎等呼吸道病症，采取冬病夏治，夏病冬治之法，常能收到事半功倍之效。目前，敷药剂型不断革新，如在贴敷穴位的同时，加离子导入等，还有采用西药或中西药结合制成敷药贴于穴位等。

一、常用剂型

贴敷疗法使用的剂型很多，常用的有膏剂、糊剂、散剂、饼剂、丸剂、水剂等。使用时应根据疾病需要和药物性能，灵活使用。

1. 散剂　又称粉剂，是将多种药物经粉碎为末，过 80～100 目细筛，混合均匀而制成。具有制法简便，增减随意，稳定性高，储存方便，疗效迅速等优点。且药物经粉碎后，接触面较大，刺激性增强，易于发挥作用。

使用时，取适量药末用水调和成团，涂在 3～8cm² 的胶布面上，贴于治疗穴位，然后用膏药或胶布固定，并定期换药，或将药末散布在普通黑膏药中间贴于穴位。

如治疗疟疾的"疟疾散"，是将药粉散布脐中。

2. 糊剂 是将粉碎后过筛的药物，用黏合剂如酒、醋、鸡蛋清等，将药末调匀涂于穴位，外盖纱布，胶布固定。具有药性逐渐释放，延长药效，缓和药物毒性等优点。且能借助不同黏合剂的作用，增强疗效，如醋能软坚散结、化瘀止痛；酒能活血散瘀，宣通经络，祛风除湿，二者外用，可使人体血管扩张，皮肤充血，从而改善循环功能，有利于渗透和吸收。如治虚寒腹痛的"腹疼糊"，就是将药末加醋调成糊状，涂敷穴位，从而达到治愈腹痛的目的。治疗妇女月经不调的"调经糊"，是将药末用酒调成糊状，涂于穴位之上。

3. 膏剂

（1）**硬膏** 是传统上的固体制剂。将治疗疾病应贴的药物，放入麻油或豆油内浸泡1~2日，然后先将油放锅内加热，药物炸枯后过滤，油再加热煎熬至滴水成珠时，加入铅粉或广丹，收成固体膏剂，摊贴穴位。此法具有作用持久，用法简单，保存方便的特点，有些膏还可内服。一般用于多种慢性病的治疗。如"寒泄膏"、"滑精膏"等。这种膏不仅治外科疾病，对全身性疾患也有一定疗效。

（2）**软膏** 将穴位应贴的药物，粉碎为末过筛后备用。使用时有两种方法：

①将药末放入醋或酒内（根据病情选用），入锅加热，熬如膏状，用时摊贴穴位，定时换药。具有渗透性较强，药物释放缓慢，黏着性和扩展性好等优点。如用醋熬成的"肩痛膏"，具有活血散瘀止痛作用。

②取药末适量，加入葱、姜或蜂蜜，摊贴穴位，定时更换。可同时发挥药物和黏合剂的作用，如蜂蜜，不仅营养丰富，有润滑黏合，矫味等作用，且有镇咳、缓下、解毒，调和百药的功效，具还原性，可防止某些药物氧化变质。葱、姜可以温中止呕、散寒通阳，易于激发穴位功能，发挥疗效。如"咳嗽膏"加蜂蜜制成；"哮喘膏"加生姜制成；"头痛膏"加葱白捣膏制成等。

4. 饼剂 将所选药物经粉碎过筛后，加入适量的面粉糊搅拌，压成小饼状，放笼上蒸熟后，乘热摊贴穴位，冷后及时更换。如果所选的药物具有黏腻性，也可直接捣碎成饼，贴敷腧穴上。饼剂体积大小应根据疾病轻重，与腧穴部位而定。如"疟疾饼"，"瘫痪饼"等。

5. 丸剂 将所选药物经粉碎过筛后，拌和适量的黏糊剂如蜂蜜等，制成如绿豆至黄豆大之小型药丸，进行穴位贴敷。丸剂多剂型较小，因具毒性，使用上有局限性。如"噎嗝丸"、"头痛丸"、"久痢丸"等。

6. 水渍剂 将所选的药物，加水煎熬，一般水位高于药物1.5cm，熬至原水量的二分之一时，以纱布两块，浸透药液，轮换渍渭穴位每次 2~3 小时，日 1~2 次。此法具有透药于内的优点。能畅达气机、疏通经络、养阴生津、濡润器官。如"腰痛渍"。

7. 锭剂 锭剂是将治疗药物研极细末，并经细筛筛后，加水或面糊适量，制成锭形，烘干或晾干备用。用时加冷开水磨成糊状，以此涂布穴位。锭剂多用于需长期应用同一方药的慢性病症，可以减少配药制作的麻烦，便于随时应用。锭剂药量较少，故常用对皮肤有一定刺激作用的药物。如治疗痰饮的"痰饮锭"。

8. 酊剂 亦称酒剂，将药物粉碎成细末，加入 75% 医用酒精、白酒或 3% 碘酒内浸泡 5~10 天后，过滤去渣，入瓶密封备用。使用时可用棉球蘸湿，涂敷穴区或病灶。

9. 生药剂 采集天然的新鲜生药，洗净捣烂，或切成片状，直接贴敷于穴位之上。如将桃仁、杏仁、栀子、胡椒、糯米捣烂，加蛋清，敷穴位治高血压。此法民间应用较多，近来也在一些医院中应用，其价格低廉，获得较容易，方法简便，常可嘱患者自己进行治疗。

二、常用药物

1. 辛窜开窍、通经活络之品，即刺激性较强的一些药物，如冰片、丁香、麝香、花椒、白芥子、姜、葱、蒜、韭之类。

2. 多为厚味力猛、有毒之品，且多生用，如生南星、生半夏、甘遂、斑蝥、巴豆等。

3. 选择适当溶剂调和贴敷药物或熬膏，以达药力专、吸收快、收效速的目的。醋调贴敷药，可起解毒、化瘀、敛疮等作用，虽用猛药，可缓其性；酒调贴敷药，则起行气、通络、消肿、止痛等作用，虽用缓药，可激其性；水调贴敷药，专取药物性能；油调贴敷药，可润肤生肌。常用溶剂有水、白酒或黄酒、醋、姜汁、蜂蜜、蛋清、凡士林等。

三、常用处方

1. 蒜泥贴敷 将大蒜（紫皮蒜为佳）捣成泥状，取 3~5g 贴敷在穴位上。敷鱼际穴治疗咽喉肿痛；敷合谷穴治疗扁桃体炎；敷养老穴治疗牙痛；敷涌泉穴治疗咳血、衄血；用大蒜擦脊背治疗肺结核。

2. 斑蝥贴敷 斑蝥对皮肤刺激作用强，发泡大，将斑蝥浸于醋中，10 天后擦抹患处，或斑蝥适量研末，以甘油调和敷于穴位或患处。用于治疗牛皮癣、神经性皮炎等。

3. 白芥子贴敷 将白芥子研末，水或醋调为膏状，每次用 5～10g 贴敷穴位上，油纸覆盖，胶布固定；或将白芥子细末 1g，放置直径为 5cm 的圆形胶布中央，直接贴敷在穴位上。发泡作用显著，用于治疗阴疽、哮喘等。

4. 威灵仙贴敷 取威灵仙叶（以嫩叶为佳）捣烂成糊状，加入少量红糖搅匀备用。治痔疮下血贴足三里；治急性结膜炎贴太阳穴；治扁桃体炎贴天容穴；治百日咳贴身柱穴等。

5. 毛茛叶贴敷 毛茛又名老虎爪草。取其鲜叶捣烂，敷于穴位或患处。初感局部热辣、充血，经时即发生水泡。如以小块敷于寸口或内关、大椎，可治疟疾；风湿性关节炎可敷于局部。发泡后，局部有色素沉着，经久消退。

6. 旱莲草贴敷 取鲜旱莲草捣烂敷穴位上。如敷大椎治疗疟疾。

7. 甘遂贴敷 取甘遂适量研成粉末，敷于穴上用胶布固定。敷大椎穴，主治疟疾。

8. 吴茱萸贴敷 取吴茱萸制成粉末，用陈醋调和。敷涌泉穴，1 日换 1 次，治小儿水肿。

9. 蓖麻子贴敷 取蓖麻子适量去外壳，捣烂备用。敷涌泉穴，治疗滞产；敷百会穴，治疗子宫脱垂。

第四节　推拿介质

一、介质的作用

手法操作时应用介质，除了利用与发挥药物的辅助作用，增强手法的作用，提高治疗效果外，同时还有利于手法的操作，还能增强润滑作用，以减少对皮肤的摩擦，保护患者皮肤，防止造成皮肤破损。

二、介质的种类

在临床治疗中，运用某些手法的同时，常应用各种递质，既有单方，也有复方，又有药炭、药膏、药散、药丸、药酒、药油、药汁等多种剂型。

1. 药膏 用药物加适量赋形剂（如凡士林等），调制而成的膏剂。根据药物组成的功效，产生各种不同的治疗作用。有冬青膏、野葛膏、治千金膏、华伦虎骨膏、赤膏等。如冬青膏是由冬青油、薄荷脑、凡士林和少许麝香配制而成，该剂具有温经散寒和润滑作用，常用于治疗小儿虚寒性腹泻及软组织损伤，用擦法、按揉法可加强透热效果。

2. 药散 把药物曝干，捣细，研末。其作用根据药物组成的功效，有摩头散、摩腰散、摩项散等。其用法，如附子摩头散，以两手摩药囟上，令药力行，一方用麻油和加稀汤摩之。

3. 药丸 把药物曝干，捣碎为末、炼蜜为丸，如小豆或半枣大。其作用根据药物组成的功效而定，有摩腹丸、摩项丸等。如摩腹丸治五种腹痛、肾脏久冷。

4. 药油 把药物提炼成油剂，同样根据药物的功效产生不同的临床效果，有传导油、蛤蜊油、香脂、松节油、麻油等。如麻油，运用擦法时涂上少许麻油，可加强手法的透热效果，提高疗效，多用于我国民间的刮痧疗法中。常用的红花油是由冬青油、红花、薄荷脑配成，有消肿止痛等作用。传导油，由玉树油、甘油、松节油、酒精、蒸馏水等量配制而成。用时摇匀，有消肿止痛，祛风散寒的作用。适用于一切慢性劳损和风寒湿痹证。

5. 药汁 即把药物洗净，捣碎取汁。如秋冬季用葱姜汁，春夏季用薄荷汁，具有发汗解表、温通发散的功效。如将葱白和生姜捣碎取汁使用。

6. 滑石粉 是临床上最常用的一种介质，适用于各种病证，尤以在小儿推拿中运用最广。一般在夏季应用，夏季易出汗，在出汗部位运用手法操作，容易造成皮肤破损，局部敷以滑石粉，可保护患者或医者皮肤。

7. 白酒 适用于成人推拿时使用，有活血散风，祛寒除湿，通经活络的作用，对发热的患者，尚有降温作用，一般用于急性扭挫伤。

8. 薄荷水 取5%薄荷脑5g加至100ml 75%酒精内配制而成。主要用于夏季风热外感，小儿夏季热，具有辛凉解表、清暑退热的作用。

9. 葱姜水 将葱白和生姜切片倒入75%酒精浸泡使用，能加强温热散寒作用，常用于小儿冬春季虚寒证。

10. 水 即清水，有增强清凉、退热和防止手法操作时皮肤破损的作用。如小儿做推法时常用手蘸水后操作。

11. 外用药酒 把各种草药浸泡于上等的白酒中，2周后使用。常选用有行气活血、化瘀通络之功效的中药，适用于各种急慢性损伤，骨和软骨的病症治疗。常用的配方为：归尾 30g，乳香、没药各 20g，血竭 10g，马前子 20g，广木香 10g，生地 10g，桂枝 30g，川乌、草乌各 20g，冰片 1g，用上等白酒 1500g 浸泡 2 周。

推拿介质在临床使用中，以摩擦类手法运用比较多，其中以摩、擦推等手法运用尤为突出。介质的正确选用，可根据具体的病情和季节，在应用时亦要干湿得宜、多少恰当。正如《小儿推拿广意》中说："春夏用热水，秋冬用葱姜水，以手指蘸水推之，水多须以手试之，过于干则有伤皮肤，过于湿则难于着实，以干湿得宜为妙。"

第五节　刮痧工具与介质

刮痧疗法是指应用光滑的硬物器具或手指、金属针具、瓷匙、古钱、玉石片等，蘸上食油、凡士林、白酒或清水，在人体表面特定部位，反复进行刮、挤、揪、捏、刺等物理刺激，造成皮肤表面出现瘀血点、瘀血斑或点状出血，通过刺激体表皮肤及经络，改善人体气血流通状态，从而达到扶正祛邪、调节阴阳、活血化瘀、清热消肿、软坚散结等功效。

现在刮痧使用的工具很多，比较常用的为刮痧板和润滑剂。刮痧板可用水牛角或木鱼石制作而成，要求板面洁净，棱角光滑。一般用宽 5cm、长 10cm、厚 0.5cm 的水牛角进行制作（图 3 - 15），因为水牛角质地坚韧，光滑耐用，药源丰富，加工简便。其味辛、咸，性寒，具有发散行气、清热解毒、活血化瘀的作用。亦可用硬币、铜钱、汤勺、银元等作为刮具。润滑剂多选用具有清热解毒、活血化瘀、消炎镇痛作用，同时又没有毒副作用的药物及渗透性强、润滑性好的植物油加工而成。

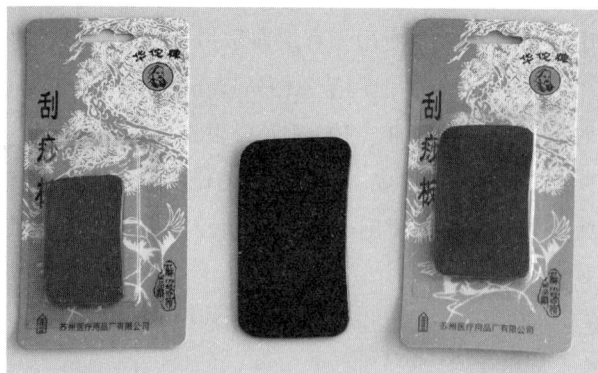

图 3 - 15　刮痧板

目前常用的润滑剂有活血润肤脂和刮痧活血剂两种。亦可用冬青膏、麻油、葱姜汁、鸡蛋清、石蜡油、白酒、滑石粉、薄荷水、跌打万花油、红花油等作为润滑剂。操作时手持刮痧板，蘸上润滑剂，然后在患者体表的一定部位按一定方向进行刮拭，至皮下呈现痧痕为止。刮痧时要求用力要均匀，一般采用腕力，同时要根据患者的病情及反应调整刮动的力量。

第六节　罐　具

罐的种类很多，临床使用中可分为传统型罐具和新型罐具两大类。

传统型罐具：根据其制作材料而命名，分为角罐（牛、羊角）、竹罐（青竹管）、陶瓷罐（陶土）、玻璃罐（玻璃）、橡胶罐（橡胶）、塑料罐（塑料）、金属罐（铁、铝、铜）等7种。目前基层医疗单位和民间仍普遍使用竹罐、陶罐、玻璃罐和塑料抽气罐等4种罐具，角罐在边远山区仍有少数人使用，而金属罐因其有导热快等缺点，已被淘汰。

新型罐具：近年来，随着现代医学技术的高度发展，拔罐疗法的罐具也随之不断革新，临床应用的有电热罐、磁疗罐、红外线罐、紫外线罐、激光罐、离子罐等，但这些罐具因造价高，使用复杂，目前仅限于少数医疗部门使用，未能全面普及和推广。

目前常用的罐有以下几种：

一、竹罐

用直径3~5cm坚固无损的竹子，制成6~8cm或8~10cm长的竹管，一端留节作底，另一端作罐口，用刀刮去青皮及内膜，制成形如腰鼓的圆筒（图3-16）。用砂纸磨光，使罐口光滑平整。竹罐根据排气方法的不同在选材和制作时也有区别，竹制火罐因火力排气，要选择老熟的竹材来制作。老熟的竹材质地坚实，经得起火烤而不变形、不漏气。竹制水罐，因为要用水或药液煮罐，蒸汽排气，故要选择尚未老熟但也不青嫩的质地坚实的竹子制作。竹罐的优点是：取材方便、制作简单、轻便耐用、携带方便、经济实惠、不易摔碎；缺点是：容易燥裂漏气，不透明，吸附力不大，无法观察罐内皮肤的变化。

二、陶罐

用陶土先做成罐坯后烧制而成，里外光滑、厚薄均匀，有大有小，罐口光整，肚大而圆，口、底较小，其状如腰鼓（图 3 - 17）。适用于火力排气法。优点是：造价低、吸拔力大、易保管；缺点是：较重、易摔碎、携带不便，无法观察罐内皮肤的变化。

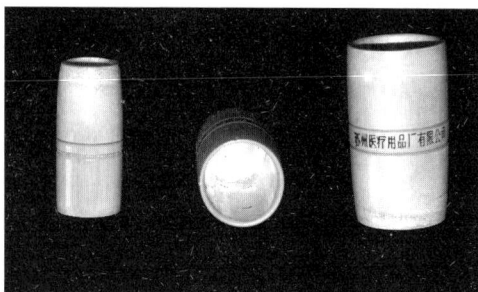
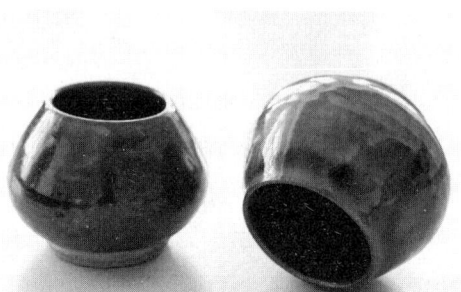

图 3 - 16　竹罐　　　　　　　　　　　　　　　　　图 3 - 17　陶罐

三、玻璃罐

玻璃罐是目前临床上最常用的，是在陶罐的基础上用耐热玻璃吹制加工而成的，腹大口小，口边外翻，平直而光滑，其形如球状，可制成大、中、小等多种型号，多用于火力排气法，特别适合于走罐法和针刺后拔罐法（图 3 - 18）。玻璃罐的优点是：罐口平滑，造型美观，质地透明，使用时可以观察所拔部位皮肤充血、瘀血程度，便于随时掌握拔罐时间等情况。缺点是：容易摔碎，导热快，容易烫伤患者皮肤。

四、抽气罐

以前用青、链霉素药瓶或类似的小药瓶，将瓶底切去磨平，切口须光滑，瓶口的橡胶塞须保留完整，以便于抽气时使用。但这种罐也易破碎。近年来，抽气罐采用有机玻璃或透明的工程塑料加工制成，罐顶采用活塞来控制抽排气（图 3 - 19）。抽气罐的优点是：不用点火，不会烫伤，安全可靠，抽气量和吸拔力可控制；自动放气起罐不疼痛；罐体透明，便于观察吸拔部位皮肤的充血情况，便于掌握拔罐时间。抽气罐是对传统罐具改进的一大突破，是目前临床医生广泛使用的罐具，给拔罐疗法向家庭和个人自我保健的普及和推广开辟了广阔的前景。

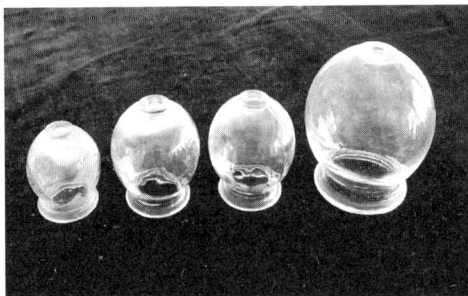

图 3 - 18　玻璃罐

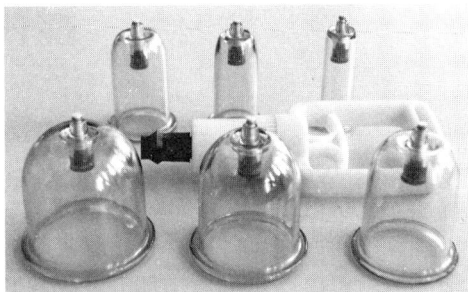

图 3 - 19　抽气罐

五、橡胶罐

橡胶罐用优质橡胶材料制成，形状可根据临床需要任意设计，口径可大可小。橡胶罐采用抽气排气法。优点是：消毒方便，不易破损，便于携带，适合于耳、鼻、眼、头、腕、踝部和凹凸不平部位的拔罐；缺点是：造价高，不透明，无法观察吸拔部位皮肤的变化。

六、牛角罐

这是一种传统的治疗罐，用牛、羊或兽角制成，顶端有孔，用于吸吮排气。角罐的制作材料"兽角"本身也是一种药材，有清热解毒、活血化瘀之功效，但取材和制作等困难，临床已很少使用，目前仅在我国边远山区和少数民族中仍有使用。

七、代用罐

在普通家庭或紧急情况下，也有许多随手可得的代用罐。如茶杯、酒杯、罐头瓶、药瓶、碗等。它们取材方便，极为实用，但应注意尽量选用边缘光滑而厚的，以免吸拔时造成疼痛和不必要的损伤。

第七节 现代穴位理疗工具

一、穴位超声治疗仪

穴位超声治疗仪又称超声针灸仪，是由超声仪机身及超声辐射器两部分组成，也就是由高频电振荡部分及电－声换能器构成。超声穴位治疗仪机身板面上，装有电源开关、输出调节器、输出强度仪等，有的还装有计时器。超声穴位治疗仪的种类颇多，包括空气冷式、水冷式、连续输出式（连续超声）、脉冲输出式（脉冲超声）等。其中连续输出式，为不间断的连续发射超声射束，并且强度不变，这种超声作用均匀，热效应明显。而脉冲输出式则为超声射束有规律地间断发射。脉冲超声每个脉冲的持续时间很短，因此其重要特点为可显著减少超声辐射在组织中的热形成，从而能使用较大强度的仪器以发挥较大的机械作用。同时，尚可以进行较精确的小剂量辐射。超声穴位治疗仪频率有 400、500、800、1000、2500、3000kHz 等多种。有的仪器还具有多种频率。

此法最主要特点是无痛、无不适反应。部分患者有温热感，极少数患者有微弱的酸胀感。在用于耳穴治疗时，少数耳穴反应点可有轻微胀痛感。其次，穴位超声疗法是通过声能透入穴位来治疗的，且具有对组织无损伤、无毒副作用、安全可靠的特点，故只要正确掌握，就易为小儿及惧针患者所接受。穴位超声疗法取穴，基本上和针灸学的取穴原则一致。

二、穴位磁疗用具

穴位磁疗法是指运用一种具有南北极向的磁性器在人体的一定穴位（包括反应点、病灶区等）进行适量刺激并达到防治疾病目的的方法。目前已广泛应用于临床，涉及内、外、妇、儿、眼、耳鼻咽喉和口腔各科近七十种病症。不仅对常见病有效，而且对一些难治病症如再生障碍性贫血、面肌抽搐、骨质增生、静脉曲张、颈椎病等都具有一定效果。除此之外，依据磁疗有较好的止痛作用，还应用磁麻醉进行外科手术，至今已开展了十余种中、小型手术，优良率在 70% 以上。值得一提的是，穴位磁疗法的原理研究也正在引起重视。穴位磁疗法亦属于一种无痛无明显自觉针感，副作用较小，操作方便的穴位刺激法，患者易于接受，因此，是一种十分有前途的疗法。主要刺激体穴、阿是穴、耳穴等。

目前临床上用的磁疗器具分两类，一类为永磁材料制成的磁片、磁珠等；一类则为电动磁疗器具。分述如下：

1. 永磁磁疗器具　用作永磁磁疗器具制作的磁性材料很多，主要有稀土钴永磁合金，包括钐钴、铈钴合金，是目前医用磁性材料中较好的一种，强度高，价格较便宜，适合贴敷用。还有永磁铁氧体，分为钡铁氧体和锶铁氧体二种，前者价格最便宜，锶铁氧体稍贵一些，但二者磁性均较弱。永磁磁疗器具大致可分三种类型。

（1）单纯型　即直接应用该器具进行治疗，临床应用最广。可分为磁片、磁珠等。磁片分大、中、小三种规格，直径 0.3～1.5cm，厚度为 1～5mm；磁珠直径在 1mm 左右。

（2）附加型　即在传统针具上附加永磁材料，常用的为磁锟针（有可调和不可调两种）、磁圆针、磁圆梅针等。其中，磁圆梅针为一针两用的新型锤形针具，分针头和针柄两部分，针头呈锤头形，针头一端状如绿豆大圆粒形，内嵌高磁块，名曰"磁圆针"；另一头状如梅花针头形，内亦嵌高磁块，名曰"磁梅花针"，此针具合称磁圆梅针。

（3）综合型　即在现代的一些新的穴位刺激方法上再结合以磁疗法。比较常见的为光磁法和磁电法。光磁法集激光穴位照射和穴位磁疗的双重作用，该治疗仪由激光管、耦合透镜、光导纤维及永磁探头构成，激光还通过探头磁场而发挥光磁双重效应。磁电法的形式较多，常见的有：在磁片上直接通以脉冲电流进行刺激；磁梅花连接电针仪而成的磁电七星针等。

2. 电动磁疗器具

（1）电动旋磁机　是由一只微型电动机带动磁体，在选定的穴位上旋转，以便在人体内产生一个脉动或交变磁场的器械。旋磁机工作时，表面磁场强度约为 900～1000 高斯。

（2）交流电磁疗机　由电磁铁通以交流电产生磁场，其磁场强度可以调节，以便于临床治疗的不同需要。由于本仪器在治疗中有振动和产热，故又具有按摩及热敷的作用。目前，本机的型号和形式有多种。

（3）振动磁疗器　又称按摩磁疗器或振动电磁按摩器。它通常由电动按摩器改装而成，即在按摩器顶端打几个孔，内装入 2～4 块表面磁场强度为 3000 高斯的永磁体。使用时，当接通电源后，装入的磁体可一起发生振动，形成脉动磁场。这种磁疗器对人体腧穴有磁疗和机械按摩两种作用。

（4）摩擦磁疗器 是将特制的能来回摩擦的器具头上装上几块磁片，使磁片接近患者体表进行一定时间的往返摩擦，适于治疗各种皮肤病。

三、穴位低频脉冲电疗机

穴位低频脉冲电疗机用一种较低频率、较低电压、较小电流的各种波形的脉冲电流治疗疾病，其频率一般都不超过 1000 次/秒，其电压亦不超过 100V。低频脉冲电流，由于波形、频率及调制规律不同，目前应用于临床的有以下几种：感应电流、强直性电流、断续性直流电、晶体管低周波脉冲调制电流、三角脉冲电流、正弦电流、间动电流等。主要有直流电疗机、低频脉冲电疗机。感应电流，采用一般理疗所用的由电磁感应原理产生的双相、不对称的低频、三角波脉冲电流，频率50～80Hz，周期12.5～15.7毫秒，有效波宽1.57～2.5毫秒左右。晶体管低周波脉冲调制电流，经调制后的波组为：锯齿波——单个脉冲频率为每秒钟100次，可调频率范围为10～200次/分钟；可调波——频率可调，脉冲排列均匀；疏密波——疏波与密波交替出现，各持续的时间约1.5秒，每分钟交替20次左右；断续波——密波呈规律性的间断出现，每分钟交替20次。各类低频脉冲电流均可用来刺激穴位治病，但常用的为感应电流穴位疗法和晶体管低周波脉冲调制电流疗法。其适用范围基本同针灸，但痉挛性病症或骨折初期不宜使用。

四、红外线治疗仪

常用的红外线治疗仪主要是利用涂有远红外线的材料（如瓷棒等）上绕缠的一定圈数的电阻丝在通电后能产生热量，使罩在电阻丝外的瓷棒温度升高（一般不超过500℃）。此时发出的光线，绝大部分为远红外线，其中最强的是波长为 4～6μm 的红外线。电阻丝是用铁、镍、铬合金或铁、铬、铅合金制成，瓷棒是用碳化硅、耐火土等制成。反射罩用铝制成，能反射90%左右的红外线。在它工作时不发光或仅呈暗红色，此种仪器又称为不发光的远红外治疗仪。另外还有钨丝红外线治疗灯，是钨丝伸入充气的石英管中制成的。这种灯辐射效率很高，加热或冷却均不超过1秒。辐射的射线中含有大量的红外线，一定量的可见光线和少量的长波紫外线。钨丝红外线治疗灯通常分为立式、台式和手提式等。

红外线治疗作用的基础是其照射后直接产生的温热效应，进而影响组织细胞的生化代谢以及神经系统功能。穴位红外线疗法，虽是利用红外线的热辐射直接作用于经络穴位或阿是穴（压痛点或病灶部位），但照射后，除了可以使局部血管扩张、血流加快外，血流还能把局部的热量带给全身，使全身的温度增高，从而作用于整个机体。

五、穴位激光治疗仪

低功率激光束直接照射腧穴（包括经外穴、阿是穴）之穴区表面或深部可以达到防治疾病的目的，此疗法又称激光穴位照射、激光针、光针、光灸等。据统计自1971 年我国公开刊物首篇有关穴位激光疗法的临床报道至今，应用本疗法防治的疾病已达百余种之多。不仅用于各类常见病的治疗，也用于多种急性病症和难治病症的治疗，诸如急性阑尾炎、急性脊髓炎、急性乳腺炎以及面肌痉挛、白细胞减少症、皮肤肿瘤、慢性肾炎、中风偏瘫、白内障等。特别是由于穴位激光照射无痛苦、无菌安全等，在儿科病治疗中推广更快，经常应用在遗尿症、小儿肺炎、婴幼儿腹泻等，对新生儿硬肿症和小儿麻痹症等也有明显效果。临床常用的穴位激光治疗仪主要有：

1. 氦－氖激光治疗仪　为目前临床上最为常用的一种激光穴位治疗仪。多采用连续型氦－氖激光器作为光源，激光束呈红色，工作物质为氦－氖原子气体，发射波长 632.8 埃，功率从 1 毫瓦到几十毫瓦不等。海外，如西德生产的氦－氖激光治疗仪仅用 1 毫瓦，而匈牙利的 Master 型用的功率则大到 40 毫瓦。大陆所产氦－氖激光治疗仪一般用几毫瓦。

2. 二氧化碳激光治疗仪　二氧化碳激光是由工作物质二氧化碳气体分子受电激励后所产生的激光束，波长 10.6μm，属中红外光。用低功率密度的二氧化碳激光照射穴位时，对人体组织产生热效应，和艾灸所产生的热效应有类似之处，故又将二氧化碳穴位照射称之为光灸。

六、穴位低温治疗机

现代冷冻技术对经络穴位进行致冷刺激，主要刺激肺俞、膻中、风门、璇玑等穴位从而调整脏腑阴阳，以达到防治疾病的目的。其优点是可减少手术中出血、减轻疼痛，在一定程度上有杀灭病菌，防止术后感染的作用。冷冻后尚可产生免疫作用，抑制（或破坏）癌细胞的生长，促使转移病灶的吸收等。另外，冷冻手术对高血压、心脏病及身体状况较差的患者，往往也能耐受。

常用软管式低温治疗机行液氮穴位冷冻。治疗枪的头部是直径为 1cm 的铜制平面冷冻头。启动治疗机后，冷冻头迅速成为冰球，然后接触穴位并施加压力，皮肤即出现轻微皱缩，毛孔叠起，此时因血管收缩，皮肤表面呈苍白色，并轻度凹陷。中心皮温从33℃~36℃迅速下降10℃左右，每穴冷冻20秒，半小时后，组织自然复温，血管开始舒张，穴位周围皮肤呈现红晕，患者稍感局部刺痛，但能忍受。冷冻术后1~3天为发泡阶段，水泡呈半透明晶体状，大小不等。如不发泡，可进食蛋白质含量丰富的食物催发。少数有碰破流水者，可用消毒纱布覆盖，保护创面。一般在5天内自行吸收。冷冻术后不宜洗涤，一周后结痂。一般可于20天后再按上法治疗1次，2次为1疗程。

七、药物离子导入仪

药物离子导入仪是一种直流治疗机，应用较低电压的直流电流作用于机体，它的结构由变压整流、滤波、调节控制、输出和指示部分组成。应用药物离子导入仪治疗又称穴位药物离子导入法，通过直流电的作用，将某种药物的离子导入人体穴位内，从而达到治疗目的。它应用直流稳压电源，在直流电场的作用下，由于同性相斥、异性相吸的原理，使药物离子通过皮肤导入穴位。当药物导入后，一部分离子失去原来电荷，变成原子或分子，并使原来的药物性质与体内某些组织起化学作用。本法对皮肤不造成损伤，无疼痛感，也没有服药所引起的胃肠刺激性副作用，故是一种安全，易为患者所接受的方法。

八、微波穴位治疗仪

穴位微波疗法是通过特制的天线将小剂量微波射入人体经穴，以刺激穴区，激发经气，达到防治疾病的一种疗法。它是现代微波技术与针灸经络学相结合的产物。目前已较广泛地用于内、外、妇、儿、五官各科约30种病症，除痛症外，尚可有效地控制各种急慢性炎症性疾病。通过大量实践，其疗效已逐步得以肯定。

微波穴位治疗仪大致上可分为三类：一为微波辐射器，即直接对准穴位或病灶照射治疗，类似穴位激光照射；二为微波针灸仪，毫针刺后连接微波仪再行穴位刺激；三类为微波锟针。

1. 微波穴位辐射器 微波穴位辐射器简称微波辐射器，常用圆形辐射器，此类辐射器的开口端是圆的，外形有半球形（或圆形）、圆柱形和反射罩形等。依直径不同，圆形又可分为甲型和乙型。甲型的直径为10cm，乙型的直径为15cm。微波引出线的末端（微波天线）位于辐射器的中心和穿隆部分。它们辐射出来的能量在分布上有一定的特点。能量最密的区域三侧面观为双峰状，在辐射野上为一个环。临床上用得较多的圆形辐射器，有圆形和圆柱形两种。这种辐射器以用于关节、肩、腰等区域的腧穴及乳腺部位病灶等为主。

2. 微波针疗仪 微波针疗仪在临床上应用广泛，它由直流可变电源、微波振荡器、输出同轴电缆和微波天线四部分组成。其中，直流可变电源采用内部最高电压是人体安全电压 36V，且连续可调。微波振荡器，其频率范围是 1000～2000MHz，连续可调，输出功率为 0.5～2W。工作状态有等辐振荡，1kHz 方波调制、脉冲内调制（频率为 100～2000Hz），输出特性阻抗为 75Ω。同轴电缆用于输送微波。微波线由针夹、毫针、螺旋弹簧同轴同射器构成。其中，毫针作为同射天线的组成部分，微波能量由振荡器经同轴电缆传至毫针，再辐射到人体指定的部位，即穴位。一般微波针疗仪有四个输出头。

3. 微波锃针 微波锃针是将我国古代九针之一的锃针和现代微波理疗相结合而制成的一种穴位治疗仪器，于 1979 年在大陆试制成功。微波锃针既有现代的低频、高频电疗的性能和特点，而且具有传统的锃针、指针及艾灸作用和效应。

第八节 药浴器具

药浴疗法是指用中药煮沸之后产生的蒸汽熏蒸或中药煎汤洗浴患者全身或局部，利用药性、水和蒸汽等刺激作用来达到防病治病的一种方法。药浴疗法能流传至今，并被长期使用，其特点一是疗效好，二是使用方便，仅用一般家用盆、桶、锅、缸等，即可开展治疗。但是随着医学的发展，一些新的医疗器具不断问世，药浴的治疗器具也有了新的发展和改进。

一、全身浸浴器具

一般家用浴盆、浴池、浴缸均可作为药浴浸洗器具，质地通常有搪瓷、陶瓷、铝、铁、木等。浴具深度以能半躺、坐、蹲为宜，容量不宜过大或过小，过大则浪费水及药液；过小又会造成药浴时转换体位不便，且不利于长时间浸泡，影响疗效。自砌浴缸时，其长度约为身高的 4/5 左右，高度在 60～70cm 之间，缸内要保持光洁，缸外地面需铺设防滑地砖。薄层浴盆要安装牢靠，防止药浴时浴盆倾斜，在浴盆（缸）旁的墙壁上安装安全拉手，以方便患者在治疗中不断调整转换体位而安全、舒适地完成治疗。

二、局部浸浴器具

局部浸浴器具种类比较多，如家用的盆、缸、桶、罐等，如果选用铜、铝等器皿，使用时可一举两得，即先用其煎取药液，去渣后再作洗浴用。若属不宜加热的木制盆（缸），也可先用砂锅煎药取液，再倒入浴盆中使用。

三、熏浴器具

如果在专业医疗单位中进行全身熏浴，会有专用的熏浴器具，设备比较完善，安全系数高，疗效可靠。而在家里作熏浴，可用市售的简易浴罩，使入浴者头部外露，其余置于罩内，其内置熏蒸器，熏蒸器是由一个容器与一个加热装置组成，可采用电热器置于药液容器中，使药液蒸发，也可用煤气炉、电热炉、锅等进行加热，但应保证安全，特别是要防止一氧化碳中毒。若属局部熏浴治疗，器具比较简单，把一个药液容器（铜、搪瓷）置于加热器上，其上放一个特制木架，将身体需要治疗的部位置于其上，使药液产生的汽液熏蒸患部。为了提高疗效，也可制作一个椎筒，收集汽液，直接作用于治疗部位。

面部治疗或美容，可选用市售中药离子熏蒸器。其外形似一花瓶，分上、中、下三层，上层为药盒，其内置放中药，药盒盖上有喷气口。中层为水筒，内装适量热水（约占水筒的2/3），下层为加热装置，外接电源，10分钟后，水筒中水开始沸腾，含中药离子的蒸汽从药盒的喷嘴喷出，患者可选择适当距离，使颜面、口鼻、眼等治疗部位接近蒸汽进行治疗。

四、药浴的辅助用品

在药浴治疗中，除一些必备的治疗器具外，为了更好地完成治疗，一些必要的辅助用品也是不可缺少的。

1. 消毒剂 常用的有新洁尔灭、84消毒液、来苏儿、酒精等。用于器具消毒。

2. 家用蒸锅 用于非一次性使用棉织品的定期消毒，每次消毒蒸30分钟。

3. 砂锅 用于煎取药液，亦可用搪瓷制品替代。

4. 电炉 煎药的加热器，天冷药浴时可取暖，有电暖器更佳，若用一般燃煤炉代替，应注意通风，防止煤气中毒。

5. 毛巾 以棉织品为最好，因其质地柔软、吸水性好，常用于蘸取药液洗患处及擦干身体。

6. 浴巾　大浴巾，可用于全身浴时铺于身下防滑，或出浴时披盖全身。

7. 竹（木）夹　局部浴时，如需较热药浴，则用竹木夹捞起浸透的浴巾，两手分别持夹子，将浴巾拧干，也可用医用长柄镊子代替。

8. 布袋　以手伸入袋中，隔袋搓全身，市场有售，但勿选化纤织物，也可用棉布自制，规格为 10cm×10cm 大小之口袋状。每次用后应消毒或清水洗净。

9. 棉纱团　以纯棉作内心，外裹棉布等天然纤维织物制成，用以揉按、搓擦、拍身体各部兼做按摩，使用得当，十分舒适。

10. 刮板　以竹、木、石等天然物品，制成 2~3cm 宽，7~8cm 长的板状物，洗浴时刮推身体相应部位，有治疗及按摩作用。

11. 丝瓜络　为丝瓜之内心。用前先以热水浸透洗净，或用热碱水搓揉，以网络细密、柔软者为佳。药浴时用以搓擦患部或全身，有利于药物的吸收。

12. 喷壶　用于淋洗患处。

13. 洗眼杯　用于眼疾的洗浴。

14. 皂类　多选用碱性小、香味清淡的皂制品洗净身体，以清水冲洗干净后，再进行药浴。

中篇　基本技能

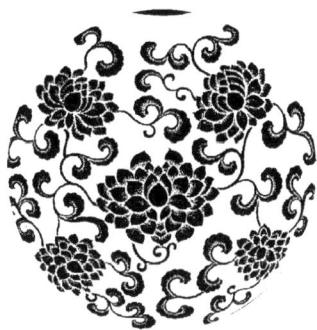

第　四　章

针灸疗法

第一节　毫针刺法

毫针刺法的基本操作流程

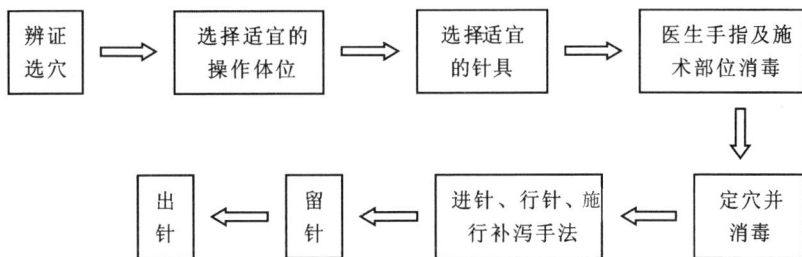

```
┌────────┐    ┌──────────┐    ┌──────────┐    ┌──────────┐
│  辨证  │ ⟹ │ 选择适宜的 │ ⟹ │ 选择适宜 │ ⟹ │ 医生手指及施 │
│  选穴  │    │  操作体位  │    │  的针具  │    │  术部位消毒  │
└────────┘    └──────────┘    └──────────┘    └──────────┘
                                                     ⟱
┌────────┐    ┌────────┐    ┌──────────────┐    ┌────────┐
│  出    │ ⟸ │  留    │ ⟸ │ 进针、行针、施 │ ⟸ │ 定穴并 │
│  针    │    │  针    │    │  行补泻手法   │    │ 消毒   │
└────────┘    └────────┘    └──────────────┘    └────────┘
```

毫针刺法是指以毫针为针具的针刺方法，包括毫针的持针法、进针法、行针法、补泻法、留针法、出针法、针刺异常情况的处理和预防以及针刺的注意事项等，其具有很高的技术要求和严格的操作规程，为诸多针法的基础和主体，是针灸医生必须掌握的基本方法和操作技能。

一、进针法

进针法是指毫针在刺手与押手的密切配合下，运用各种手法将针刺入穴位皮下的方法，是毫针刺法的首要操作技术。进针时要注意指力与腕力的协调一致，要求做到无痛或微痛进针。主要分为单手进针法、双手进针法和针管进针法。详见第三章第一节毫针刺法的基本功训练。

二、针刺的角度、方向、深度

针刺的角度、方向、深度，是毫针刺入皮下后的一些具体操作内容和要求。在针刺操作过程中，掌握正确的针刺角度、方向和深度，是增强针感、施行补泻手法、发挥针刺效应、提高针刺疗效、防止针刺意外发生的重要环节。取穴的正确与否，不仅与其皮肤表面的位置有关，还与正确的针刺角度、方向和深度有关。临床上针刺同一个腧穴，如果角度、方向和深度不同，那么针刺到达的组织结构、产生的针刺感应和治疗的效果，都会有一定的差异。因此，医者应恰当地掌握好针刺的角度、方向和深度，以获得良好的临床疗效。针刺的角度、方向和深度，主要根据施术部位、病情需要、患者体质体形等具体情况而定。

（一）针刺的角度

针刺的角度是指进针时针身与皮肤表面所构成的夹角。其角度的大小，是根据腧穴所在部位和治疗的要求等而定，一般分为直刺、斜刺、平刺三种。

1. 直刺　即针身与皮肤表面呈90°角，垂直刺入腧穴。直刺法适用于针刺大部分腧穴，尤其是肌肉丰厚部的腧穴，如四肢、腹部、腰部的腧穴。（图4－1）

2. 斜刺　即针身与皮肤表面呈45°角左右，倾斜刺入腧穴。斜刺法适用于针刺皮肉较为浅薄处，或内有重要脏器，或不宜直刺、深刺的腧穴，如胸、背、关节部的腧穴。在施用某种行气、调气手法时，亦常用斜刺法。（图4－2）

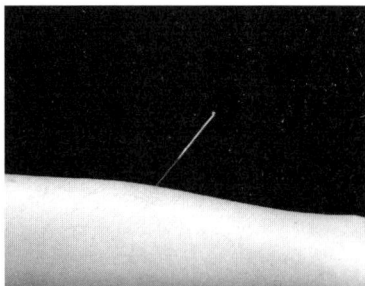

图4－1　直刺

3. 平刺　又称横刺、沿皮刺，即针身与皮肤表面呈15°角左右，横向刺入腧穴。平刺法适用于皮薄肉少处的腧穴，如头皮部、颜面部、胸骨部的腧穴。透穴刺法中的横透法和头皮针法都用平刺法。（图4－3）

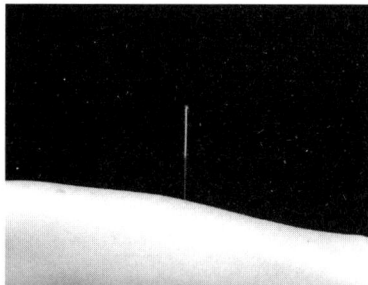

图4－2　斜刺

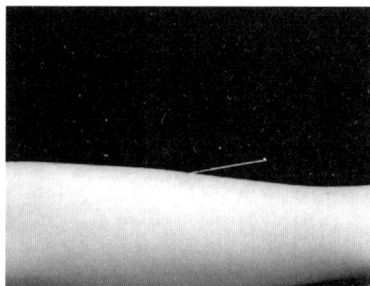

图4－3　平刺

（二）针刺的方向

针刺的方向是指进针时和进针后针尖所朝的方向。一般依经脉的循行方向、腧穴的部位特点和治疗需要而定。

1. 依经脉循行定方向　是根据针刺补泻的需要，如施行迎随补泻，在针刺时结合经脉循行的方向，或顺经而刺，或逆经而刺。

2. 依腧穴部位定方向　是根据所刺腧穴所在部位的特点，为保证针刺的安全和有效，某些腧穴必须刺向某一特定的方向和部位。如针刺背部某些腧穴，针尖朝向脊柱方向刺入；针刺哑门穴时，针尖应朝向下颌方向刺入；针刺廉泉穴时，针尖应朝向舌根方向刺入。

3. 依病情需要定方向　即根据病情治疗的需要，为使针刺的感应达到病变所在部位，针刺时针尖应朝向病所，也就是说要达到"气至病所"的目的。

（三）针刺的深度

针刺的深度是指针身刺入腧穴皮肉的深浅。针刺的深度应以既要有针下得气感觉，又不伤及组织器官为原则。在临床实际操作时，必须结合患者的年龄、体质、病情和腧穴部位等诸多因素作综合考虑，灵活掌握。

1. 年龄　老年体弱，气血衰退；小儿娇嫩，稚阴稚阳，均不宜深刺。青壮之年，血气方刚，可适当深之。

2. 体质　形瘦体弱者，宜相应浅刺；形盛体强者，可适当深刺。

3. 病情　阳证、新病宜浅刺；阴证、久病宜深刺。

4. 部位　凡头面和胸背部腧穴针刺宜浅，四肢和臀腹部腧穴针刺可适当深刺。

针刺的角度、方向和深度三者之间有着不可分割的关系。一般而言，深刺多用直刺，浅刺多用斜刺或平刺。对颈项部、眼区、胸腹、背腰部的腧穴，由于腧穴所在处有重要脏腑、器官，要掌握好针刺的角度、方向和深度，以防针刺意外的发生。

三、行针手法

毫针进针后，为了使患者产生针刺感应，或进一步调整针感的强弱，以及使针感向某一方向扩散、传导而采取的操作方法，称为"行针"，亦称"运针"。行针手法包括基本手法和辅助手法两类。

（一）基本手法

行针的基本手法是毫针刺法的基本动作，临床常用的主要有提插法和捻转法两种。

1. 提插法 即将针刺入腧穴一定深度后，施以上提下插动作的操作手法。使针由浅层向下刺入深层的操作谓之插，从深层向上引至浅层的操作谓之提，如此反复地上下呈纵向运动的行针手法，即为提插法。其提插幅度的大小、层次的变化、频率的快慢和操作时间的长短，应根据患者的体质、病情、腧穴部位和针刺目的等而定。使用提插法时，一般要求指力要均匀一致，幅度不宜过大，一般以 3~5 分为宜，频率不宜过快，每分钟 60 次左右，针身不能弯曲，不改变针刺角度、方向。通常认为行针时提插的幅度大，频率快，刺激量就大；反之，提插的幅度小，频率慢，刺激量就小。（图 4-4）

2. 捻转法 即将针刺入腧穴一定深度后，施以向前向后捻转动作的操作手法。使针在腧穴内反复前后来回旋转的行针手法，即为捻转法。其捻转角度的大小、频率的快慢、时间的长短等，也应根据患者的体质、病情、腧穴部位和针刺目的等具体情况而定。使用捻转法时，一般要求指力要均匀，角度要适当，一般应掌握在 180°~360°左右，少单向捻针，不改变针刺角度、方向和深度。通常认为捻转角度大，频率快，其刺激量就大；反之，捻转角度小，频率慢，其刺激量则小。（图 4-5）

提插法和捻转法两种基本行针手法在临床施术时既可单独应用，又可配合应用。配合应用时称为捻提法，即拇指向前捻转时，将针下插，拇指向后捻转时，将针上提，为临床常用之行针手法。

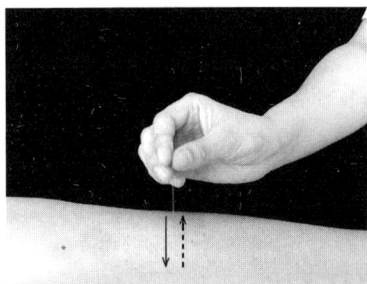

图 4-4 提插法

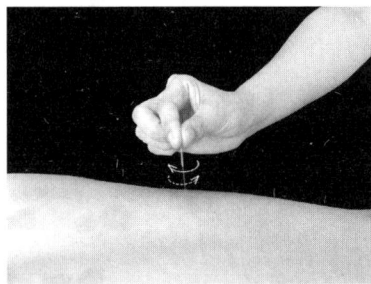

图 4-5 捻转法

（二）辅助手法

行针的辅助手法，是行针基本手法的补充，是为了促使针后得气和加强针刺感应的操作手法。临床常用的行针辅助手法有下列几种。

1. 循法 针刺不得气时，可以用循法催气。其法是医者用手指顺着经脉的循行径路，在腧穴的上下部轻柔地循按。（图 4-6）

2. 弹法　针刺后在留针过程中，以手指轻弹针尾或针柄，使针体微微振动，以加强针感，助气运行。本法有催气、行气的作用。(图 4 - 7)

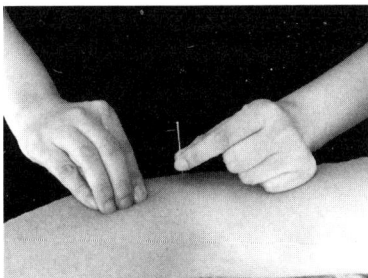

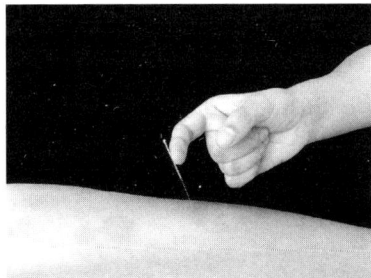

图 4 - 6　循法　　　　　　　　　　　　　　图 4 - 7　弹法

3. 刮法　毫针刺入一定深度后，经气未至，以拇指或食指的指腹，抵住针尾，用拇指、食指或中指指甲，由下而上频频刮动针柄，促使得气。本法在针刺不得气时用之可以激发经气，如已得气者可以加强针刺感应的传导与扩散。(图 4 - 8)

4. 摇法　针刺入一定深度后，手持针柄，将针轻轻摇动，以行经气。摇法有二：一是直立针身而摇，以加强得气感应；一是卧倒针身而摇，使经气向一定方向传导。(图 4 - 9)

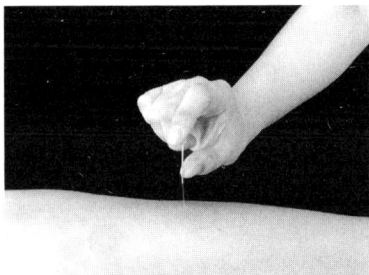

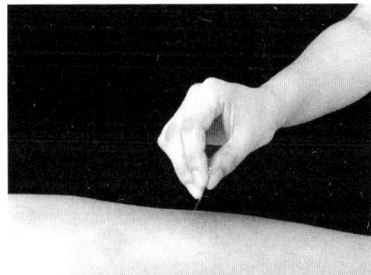

图 4 - 8　刮法　　　　　　　　　　　　　　图 4 - 9　摇法

5. 飞法　针后不得气者，用刺手拇、食两指执持针柄，细细捻搓数次，然后张开两指，一搓一放，反复数次，状如飞鸟展翅，故称飞法。本法的作用在于催气、行气，并使针刺感应增强。(图 4 - 10)

6. 震颤法　针刺入一定深度后，刺手持针柄，用小幅度、快频率的提插、捻转手法，使针身轻微震颤。本法可促使针下得气，增强针刺感应。(图 4 - 11)

　　行针的辅助手法在临床应用时，一般在基本行针手法的基础上单独应用，或配合应用。在具体应用时，刮法、弹法可应用于一些不宜施行大角度捻转的腧穴；飞法可应用于某些肌肉丰厚部位的腧穴；摇法、震颤法可用于较为浅表部位的腧穴。

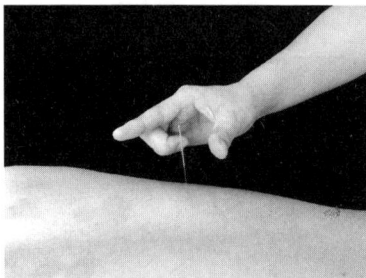

图4-10　飞法

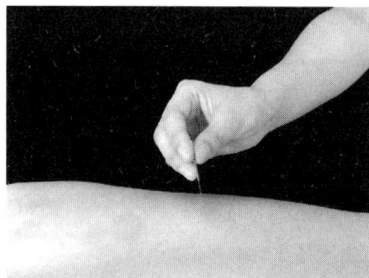

图4-11　震颤法

四、得气

（一）得气的概念

得气，古称"气至"，近称"针感"，是指毫针刺入腧穴一定深度后，施以提插或捻转等行针手法，使针刺部位产生经气的感应，谓之得气。

（二）得气的表现

针刺得气与否，可从两方面来分析判断。一是患者对针刺的感觉和反应，另一是医者对刺手指下的感觉。当针刺得气时，患者的针刺部位有酸、麻、胀、重等自觉反应，有时或出现触电样、热、凉、痒、痛、抽搐、蚁行等感觉，其感觉可沿着一定的方向和部位传导和扩散。当患者有自觉反应的同时，医者的刺手亦能体会到针下沉紧、涩滞或针体颤动等反应。若针刺后未得气，患者则无任何特殊感觉或反应，医者刺手亦感到针下空松、虚滑。

（三）得气的临床意义

得气与否与针刺疗效关系密切。一般地说，得气就有疗效，若不得气，就可能没有疗效；得气迅速，疗效就好，得气迟缓，疗效就差。

得气还可以推知正气盛衰、疾病预后。当针刺后很快得气者，往往正气旺盛，疾病容易治愈；当采用各种针刺方法后仍然不得气者，多为正气衰竭，往往预后不良；当经过积极治疗，原来不得气或得气缓慢者，变得容易得气或得气较快，表示病人正气恢复，预后良好。

另外，得气是补泻手法的基础与前提。

（四）影响得气的因素

在临床上针刺不得气时，就要分析不得气的原因。影响得气的因素很多，主要取决于下述几个方面。

1. 与患者的关系　针刺得气与患者的精神状态、体质强弱和机体阴阳盛衰等情况密切相关。一般地说，新病、体形强壮、病证属实者，针后得气较快、较强；久病体衰、病证属虚者，针后得气较慢、较弱，甚或不得气。阳气偏盛、经气敏感的患者，容易得气，并可出现循经感传；而阴气偏盛的患者，多需经过一定的行针方能得气，或出针后得气仍然明显存在。

2. 与医者的关系　医者取穴不准，操作不熟练，注意力不集中，未能正确掌握好针刺的角度、方向、深度和强度，行针手法失当，或施术时患者的体位选用不当等，都是影响针刺不能得气或得气较慢、较弱的因素。

3. 与环境的关系　环境对于机体也有影响。就气候而言，在晴天、气候较温暖时，针刺容易得气；而阴雨天、气候较寒冷时，针刺得气较慢或不易得气。此外，空气、光线、湿度、海拔高度、电磁、音响、气味、卫生等，都会对针刺得气产生直接或间接的影响。

（五）促使得气的方法

针刺时，如不得气或得气较慢者，在分析其原因后，要采取相应措施，促使得气，以发挥针刺治疗的效果。具体方法如下：

1. 纠偏法　针刺不得气或得气不满意，可能是因为腧穴的体表定位不准确，或者虽然腧穴定位准确而针刺入腧穴内的角度、方向、深度和强度不恰当所致。如果腧穴的定位相差较大，应出针重新定准腧穴正确位置后，再行针刺；如果腧穴的定位相差较小，可通过调整针刺的角度、深度等，达到得气。

2. 候气法　当针下不得气时，可取留针候气的方法等待得气；亦可采用间歇运针，施以提插、捻转等手法，以待得气。前者为静留针候气法，后者为动留针候气法。

3. 益气法　对于少数机体虚弱、正气不足而致针刺不易得气的患者，可根据其具体情况，选取具有强身保健的腧穴，如足三里、气海、关元等施行补法；或在未得气的腧穴上施以温针灸法、艾灸法以温经益气；或加服适当的补益药物，使机体正气渐复，经气充实，促使针刺得气。

4. 催气法　针刺后若不得气，可以均匀地提插、捻转，或轻轻地摇动针柄，亦可用弹、循、刮等行针的辅助手法，以激发经气，催促气至，达到得气。

5. 守气法 在使用候气、催气之法针下得气后，医者需采取守气方法，守住针下经气，以保持得气持久存在。只有守住针下之气，才能在此基础上施以不同手法，使针刺对机体继续发生作用。

6. 行气法 指在针下得气基础上，医者运用特定手法，促使针刺感应向患部传导或扩散，称为行气。行气的目的在于进一步激发经气，推动经气运行，使经气感应传至病所，即"气至病所"。

五、针刺补泻手法

补法，是泛指能鼓舞人体正气，使低下的功能恢复旺盛的方法；泻法，是泛指能疏泄病邪，使亢进的功能恢复正常的方法。针刺补泻是通过针刺腧穴，采用相应的手法激发经络之气，以补益正气或疏泄病邪而调节人体脏腑经络功能，促使阴阳平衡而恢复健康。一般根据补泻手法的术式特点，分为单式补泻手法和复式补泻手法两大类。

（一）单式补泻手法

1. 捻转补泻 针下得气后，捻转角度小，用力轻，频率慢，操作时间短者为补法；捻转角度大，用力重，频率快，操作时间长者为泻法。或拇食指捻转时，补法须以大指向前，食指向后，左转为主；泻法须以大指向后，食指向前，右转为主。

2. 提插补泻 针下得气后，先浅后深，重插轻提，提插幅度小，频率慢，操作时间短者为补法；先深后浅，轻插重提，提插幅度大，频率快，操作时间长者为泻法。

3. 疾徐补泻 针刺得气后，由浅而深徐徐刺入，少捻转，疾速出针者为补法；进针时疾速刺入，多捻转，徐徐出针者为泻法。

4. 迎随补泻 进针时针尖顺着经脉循行的方向刺入为补法；进针时针尖逆着经脉循行的方向刺入为泻法。

5. 呼吸补泻 患者呼气时进针，吸气时出针为补；吸气时进针，呼气时出针为泻。

6. 开阖补泻 出针时迅速揉按针孔为补法；出针时摇大针孔而不立即揉按为泻法。

7. 平补平泻 进针得气后均匀地提插、捻转，达到一定的补泻后，根据病情，留针或出针。本法适用于虚实不明显或虚实夹杂的患者。

（二）复式补泻手法

1. 烧山火　将针刺入腧穴应刺深度的上 1/3（天部），得气后行捻转补法，再将针刺入中 1/3（人部），得气后行捻转补法，然后将针刺入下 1/3 处（地部），得气后行捻转补法，再慢慢地将针提到上 1/3。如此反复操作 3 次，即将针紧按至地部留针。在操作过程中，可配合呼吸补泻法的补法。此即为烧山火法。多用于治疗冷痹顽麻、虚寒性疾病等。（图 4 - 12）

2. 透天凉　将针刺入腧穴应刺深度的下 1/3（地部），得气后行捻转泻法，再将针紧提至中 1/3（人部），得气后行捻转泻法，然后将针紧提至上 1/3（天部），得气后行捻转泻法，再将针缓缓地按至下 1/3。如此反复操作 3 次，即将针紧提至天部留针。在操作过程中，可配合呼吸补泻法中的泻法。此即为透天凉法。多用于治疗热痹、急性痈肿等实热性疾病。（图 4 - 13）

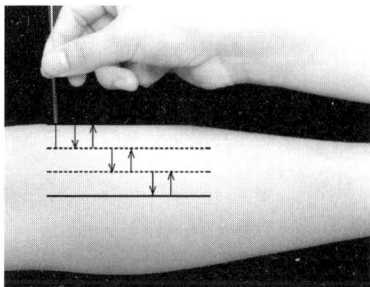

图 4 - 12　烧山火

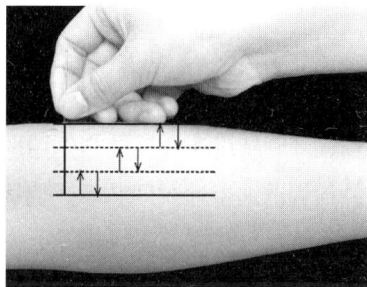

图 4 - 13　透天凉

（三）影响针刺补泻效应的因素

1. 机体所处的机能状态　人体在不同的病理状态下时，针刺治疗可以产生不同的调整作用，即补泻效果。当机体处于虚惫状态而呈虚证时，针刺可以起到扶正补虚的作用，若机体处于虚脱状态时，针刺还可以起到回阳固脱的作用；当机体处于邪盛状态而呈实热、邪闭的实证时，针刺可以起到清热启闭、祛邪泻实的作用。例如，胃肠功能亢进而痉挛疼痛时，针刺可解痉止痛；胃肠功能抑制而蠕动缓慢、腹胀纳呆时，针刺可加强胃肠蠕动，消除腹胀、增进食欲。大量的临床实践和实验研究表明，针刺当时的机体机能状态，是产生针刺补泻效果的主要因素。

2. 腧穴作用的相对特异性　腧穴的主治功用，不仅具有普遍性，而且具有相对特异性。人体不少腧穴，如关元、气海、足三里、膏肓等穴，都能鼓舞人体正气，促使功能旺盛，具有强壮作用，适宜于补虚。而也有一些腧穴，如五输穴中的井穴、荥穴，以及十宣、风市、丰隆等穴，都能疏泄病邪，抑制人体功能亢进，具有祛邪作用，适宜于泻实。当施行针刺补泻时，必须结合腧穴作用的相对特异性，才能产生针刺补泻的效果。

3. 针刺补泻手法及针具等因素 针刺补泻手法是产生补泻作用从而促使机体内在因素转化的主要手段。临床观察和实验证明，针刺补泻手法作用于机体时，可以出现补或泻所特有的规律性效应。另外，针具的粗细、长短，刺入的角度、深度等也可影响针刺的补泻效应。一般来说，粗毫针的指力要重，刺激量大，细毫针用的指力较轻，刺激量就小。毫针刺入腧穴的角度、深度不同，其刺激的轻重程度也不同，一般直刺、深刺的量要大些，平刺、浅刺的量要小些。

六、留针与出针

(一) 留针

当毫针刺入腧穴，行针得气并施以补或泻手法后，将针留置在穴内称为留针。留针是毫针刺法的一个重要环节，对于提高针刺治疗效果有重要意义。通过留针，可以加强针刺感应和延长针刺作用时间，还可以起到候气与调气的目的。针刺得气后留针与否以及留针时间久暂，应视患者体质、病情、腧穴位置等而定。如一般病症只要针下得气并施以适当补泻手法后，即可出针，或留置15～30分钟。但对一些特殊病症，如慢性、顽固性、痉挛性疾病，可适当延长留针时间。某些急腹症、破伤风角弓反张者，必要时可留针数小时；而对老人、小儿患者和昏厥、休克、虚脱患者，不宜久留针。留针方法主要有下列两种：

1. 静留针法 针刺入腧穴得气后，让其留置穴内，不再行针，到时出针。临床多用于对针感耐受性较差的慢性、虚弱性患者。此外，病情属虚或寒需行补法时，按"寒则留之"也用本法。

2. 动留针法 针刺入腧穴得气后，让其留置穴内，在留针期间每隔一定时间行针，称为动留针法，亦称间歇行针法。动留针法在于增强针刺感应，或用于针后不得气者或得气较慢者，可边行针催气，边留针候气，直待气至。

医者对留针必须重视，首先要排除不适于留针的患者，如不能合作的儿童、惧针者、初诊者、体质过于虚弱者；其次要排除不宜留针的部位，如眼区、喉部、胸部等；再次要排除不适宜留针的病情，如尿频、尿急、咳喘、腹泻等类病症，对需要留针、可以留针者，在留针期间，应时刻注意患者的面色和表情，防止晕针等意外发生。

（二）出针

在施行针刺手法或留针，达到预定针刺目的和治疗要求后将针拔出称为出针。出针是整个毫针刺法过程中的最后一个操作程序，预示针刺结束。

1. 出针方法 出针的方法，一般是以押手拇食两指持消毒干棉球轻轻按压于针刺部位，刺手持针做轻微的小幅度捻转，并随势将针缓缓提至皮下，静留片刻，然后出针。

2. 出针要求 出针时，依补泻的不同要求，分别采取"疾出"或"徐出"以及"疾按针孔"或"摇大针孔"的方法出针。出针后，除特殊需要外，都要用消毒棉球轻压针孔片刻，以防出血或针孔疼痛。当针出完后，要仔细查看针孔是否出血，询问针刺部位有无不适感，检查核对针数有无遗漏，还应注意有无晕针延迟反应征象等。

七、针刺异常情况的预防和处理

针刺治病是一种安全、有效的疗法，但由于种种原因，有时也可能偶然出现某种异常情况，如晕针、滞针、弯针等，必须立即进行有效处理。

（一）晕针

1. 现象 轻度晕针，表现为精神疲倦，头晕目眩，恶心欲吐；重度晕针，表现为心慌气短，面色苍白，出冷汗，脉象细弱，甚则神志昏迷，唇甲青紫，血压下降，二便失禁，脉微欲绝等症状。

2. 原因 多见于初次接受针刺治疗的患者，其他可因精神紧张、体质虚弱、劳累过度、饥饿空腹、大汗后、大泻后、大出血后等。也有因患者体位不当，施术者手法过重以及治疗室内空气闷热或寒冷等。

3. 处理 立即停止针刺，起出全部留针，扶持患者平卧；头部放低，松解衣带，注意保暖。轻者静卧片刻，给饮温开水或糖水后，即可恢复。如未能缓解者，用指掐或针刺急救穴，如人中、素髎、合谷、内关、足三里、涌泉、中冲等，也可灸百会、气海、关元、神阙等，必要时可配合现代急救措施。晕针缓解后，仍需适当休息。

4. 预防 对晕针要重视预防，如初次接受针治者，要做好解释工作，解除恐惧心理。正确选取舒适持久的体位，尽量采用卧位。对劳累、饥饿、大渴者，应嘱其休息，进食、饮水后，再予针刺。选穴宜少，手法要轻。针刺过程中，应随时注意观察患者的神态，询问针后情况，一旦有不适等晕针先兆，需及早采取处理措施。此外，注意室内空气流通，消除过热过冷因素。

（二）滞针

1. 现象 针在穴位内，行针时捻转不动，提插、出针均感困难。若勉强捻转、提插时，则患者感到疼痛。

2. 原因 患者精神紧张，针刺入后局部肌肉强烈挛缩；或因行针时捻转角度过大过快和持续单向捻转等，而致肌纤维缠绕针身所致。留针时间过长也会出现滞针。

3. 处理 嘱患者消除紧张，使局部肌肉放松；或延长留针时间，用循、摄、按、弹等手法，或在滞针附近加刺一针，以消除和缓解局部肌肉紧张。如因单向捻针而致者，需反向将针捻回。

4. 预防 对精神紧张者，应先做好解释，消除顾虑。并注意行针手法，避免捻转角度过大过快及连续单向捻针。

（三）弯针

1. 现象 针柄改变了进针时刺入的方向和角度，使提插、捻转和出针均感困难，患者感到针处疼痛。

2. 原因 医者取穴不准，进针手法不熟练，用力过猛，以致针尖碰到坚硬组织；或因患者在针刺和留针过程中变动了体位，或针柄受到外力碰压等。

3. 处理 出现弯针后，就不能再行手法。如针身轻度弯曲，可慢慢将针退出；若弯曲角度过大，应顺着弯曲方向将针退出。因患者体位改变所致者，应嘱患者慢慢恢复原来体位，使局部肌肉放松后，再慢慢退针。遇有弯针现象时，切忌强拔针、猛退针。

4. 预防 医者取穴要准确，进针手法要熟练，指力要轻巧。患者的体位要选择恰当，并嘱其不要随意变动。注意针刺部位和针柄不能受外力碰压。

（四）断针

1. 现象 针刺过程中针身折断，残端留于患者腧穴内。

2. 原因 针具质量欠佳，针身或针根有损伤剥蚀。针刺时针身全部刺入腧穴内，行针时强力提插、捻转，局部肌肉猛烈挛缩，或加用电针时，强度过大。患者体位改变，或弯针、滞针未及时正确处理等所致。

3. 处理 嘱患者不要紧张、乱动，以防断针陷入深层。如残端显露，可用手指或镊子取出。若断端与皮肤相平，可用手指挤压针孔两旁，使断针暴露体外，用镊子取出。如断针完全没入皮内，应在 X 线下定位，手术取出。

4. 预防　应仔细检查针具质量，不合要求者应剔除不用。进针、行针时，动作宜轻巧，不可强力猛刺。加用电针时，强度不宜过大。针刺入穴位后，嘱患者不要任意变动体位。针刺时针身不宜全部刺入。遇有滞针、弯针现象时，应及时正确处理。

（五）血肿

1. 现象　出针后，针刺部位出现肿胀疼痛，继则皮肤呈现青紫色。

2. 原因　针尖弯曲带钩，使皮肉受损，或刺伤血管所致。

3. 处理　若为微量的皮下出血而局部小块青紫时，一般不必处理，可自行消退。若局部肿胀疼痛较剧，青紫面积大而且影响到活动功能时，可先做冷敷止血，再做热敷或在局部轻轻揉按，以促使局部瘀血消散吸收。

4. 预防　仔细检查针具，熟悉人体解剖部位，避开血管针刺，出针时立即用消毒干棉球按压针孔。对出针时针孔出血的穴位处应按压较长时间。

（六）针后异常感

1. 现象　出针后，患者不能挪动体位，或重、麻、胀的感觉过强，或原有症状加重，或针孔出血，或针处皮肤出现青紫、结节等。

2. 原因　肢体不能挪动，可能是有针遗留，未完全出针，或体位不当，致肢体活动受限；对过于重、麻、胀针感者，多半是行针时手法过重，或留针时间过长，或刺伤神经干；原有病情加重，多因手法与病情相悖，即补泻手法应用失当；局部出现出血、青紫、硬结者，多因刺伤血管所致，个别可能由凝血功能障碍引起。

3. 处理　如有遗留未出之针，应随即起针；对体位不当致肢体活动受限，或重、麻、胀针感过强者，出针后让患者休息片刻，不要急于离开，并在局部轻轻揉按；对原病加重者，应查明原因，调整治则和手法，另行针刺；局部出现出血、青紫者，可用棉球按压和按摩片刻；如因内出血青紫块较明显者，应先做冷敷以防继续出血，再行热敷，使局部瘀血消散。

4. 预防　退针后认真清点针数，避免遗漏。行针手法要柔和适度，避免手法过强和留针过时。临诊时要仔细辨证论治，处方选穴精炼，补泻手法适度。要仔细查询有无出血病史。要熟悉浅表解剖知识，避免刺伤血管。

（七）针刺引起创伤性气胸

1. 现象　针刺过程中，患者突感胸闷、胸痛、气短、心悸，严重者呼吸困难、紫绀、冷汗、烦躁、恐惧，甚则血压下降，出现休克等危急现象。检查时，肋间隙变宽，叩诊呈鼓音，听诊肺呼吸音减弱或消失。X线胸透可见肺组织被压缩现象，气管可向健侧移位。有的针刺创伤性轻度气胸者，起针后并不出现症状，而是过了一定时间才慢慢感到胸闷、胸痛、呼吸困难等症状。

2. 原因　针刺胸部、背部和锁骨附近的穴位过深，刺穿了胸腔和肺组织，气体积聚于胸腔而导致气胸。

3. 处理　一旦发生气胸，应立即起针，并让患者采取半卧位休息，要求患者心情平静，切勿恐惧而反转体位。一般漏气量少者，可自然吸收。医者要密切观察，随时对症处理，如给予镇咳、消炎类药物，以防止肺组织因咳嗽扩大创口，加重漏气和感染。对严重病例需及时组织抢救，如胸腔排气、少量慢速输氧等。

4. 预防　医者针刺时要集中思想，选好适当体位，根据患者体形肥瘦，掌握进针深度、角度，施行提插手法的幅度不宜过大。胸背部腧穴应斜刺、横刺，不宜长时间留针。

（八）刺伤脑脊髓

1. 现象　针刺过程中，如误伤延髓，可出现头痛、恶心、呕吐、呼吸困难、休克和神志昏迷等。如刺伤脊髓，可出现触电样感觉向肢端放射，甚至引起暂时性肢体瘫痪。

2. 原因　延髓、脊髓是人体中枢神经的重要部位，内有生理功能中枢和神经传导束，其表层分布的督脉和华佗夹脊等腧穴若针刺过深，或针刺方向、角度不当，均可伤及，造成严重后果。

3. 处理　当出现上述症状时，应及时出针。轻者，需安静休息，经过一段时间后，可自行恢复。重者则应结合有关科室（如神经外科等），进行及时抢救。

4. 预防　凡针刺12胸椎以上督脉腧穴及华佗夹脊穴，都要认真掌握针刺深度、方向和角度。如针刺风府、哑门穴，针尖方向不可上斜，不可过深；悬枢穴以上的督脉腧穴及华佗夹脊穴，均不可深刺。在行针时只宜捻转手法，避免提插手法，禁用捣刺手法。

（九）刺伤内脏

1. 现象　在针刺过程中，刺伤肝、脾可引起内出血，肝区或脾区疼痛，有的可向背部放射，如出血不止，腹腔聚血过多，会出现腹痛、腹肌紧张，并有压痛及反跳痛等急腹症症状。刺伤心脏时，轻者可出现强烈刺痛，重者有剧烈撕裂痛，引起心外射血，即刻导致休克等危重情况。刺伤肾脏，可出现腰痛、肾区叩击痛、血尿，严重时血压下降，甚至休克。刺伤胆囊、膀胱、胃、肠等空腔脏器时，可引起相应部位疼痛、腹膜刺激征或急腹症等。

2. 原因　主要是施术者缺乏解剖学、腧穴学知识，对腧穴和脏器的解剖部位不熟悉，刺伤肿大的脏器，加之针刺过深，或提插幅度过大，造成相应的内脏受伤。

3. 处理　损伤轻者，卧床休息一段时间后，一般即可自愈。如损伤较重，或继续有出血倾向者，应加用止血药，或局部做冷敷止血处理，并加强观察；注意病情及血压变化。若损伤严重，出血较多，出现休克时，则必须迅速进行输血等急救措施。

4. 预防　术者要学好解剖学、腧穴学；掌握腧穴结构，熟知腧穴下的脏器组织。针刺前应详细检查内脏是否有肿大。针刺胸腹、腰背部的腧穴时，应控制针刺深度，行针幅度不宜过大。

八、针刺的不良反应及注意事项

（一）针刺的不良反应

对于针刺的不良反应，目前还没有深入的研究总结。一般认为上述针刺异常情况中的晕针、血肿和针后异常感均为针刺的不良反应。另外，在针刺后出现的疲乏、症状加重、皮肤过敏、诱发宿疾以及一些内脏组织器官的功能失调等，也应视为针刺的不良反应。因此，针灸医生在针刺治疗过程中应加以重视，尽量避免针刺的不良反应的发生。

（二）针刺的注意事项

1. 患者在过于饥饿、疲劳、精神过度紧张时，不宜立即进行针刺。对身体瘦弱、气虚血亏的患者，进行针刺时手法不宜过强，并应尽量选用卧位。

2. 妇女怀孕3个月以内者，不宜针刺小腹部的腧穴。若怀孕3个月以上者，腹部、腰骶部腧穴也不宜针刺。至于三阴交、合谷、昆仑、至阴等一些通经活血的腧穴，在怀孕期亦应禁刺。妇女行经时，若非为了调经，亦不应针刺。

3. 小儿囟门未合时，头顶部的腧穴不宜针刺。

4. 常有自发性出血或损伤后出血不止的患者，不宜针刺。

5. 皮肤有感染、溃疡、瘢痕或肿瘤的部位，不宜针刺。

6. 对胸、胁、腰、背、脏腑所居之处的腧穴，不宜直刺、深刺。肝脾肿大、肺气肿患者更应注意。医者在进行针刺过程中精神必须高度集中，令患者选择适当的体位，严格掌握进针的深度、角度，以防事故的发生。一旦发生刺伤内脏情况，要及时处理。

7. 针刺眼区和项部的风府、哑门等穴以及脊椎部的腧穴，要注意掌握一定的角度和深度，更不宜大幅度地提插、捻转和长时间地留针，以免伤及重要组织器官，产生严重的不良后果。

8. 对于尿潴留患者，在针刺小腹部腧穴时，也应掌握适当的针刺方向、角度、深度等，以免误伤膀胱等器官出现意外事故。

九、毫针的治疗作用

（一）疏通经络

经络沟通脏腑肢节，运行气血，濡养全身，维持人体正常的生理功能。

毫针治病就是根据经络与脏腑在生理、病理上相互影响的机理，选取腧穴进行针刺，排除病理因素，疏通经络，取得"通其经脉、调其血气"的作用，从而恢复经络脏腑的正常生理功能而治病。

（二）调和阴阳

毫针调和阴阳的作用是通过经穴配伍和针刺手法来完成的。例如：肾阴不足，肝阳上亢而致头痛，治当育阴潜阳，可取足少阴经穴针以补法，足厥阴肝经穴针以泻法；失眠与嗜睡乃阴气、阳气偏盛偏衰所致，可取八脉交会穴中通阴跷、阳跷脉的照海、申脉进行治疗。

（三）扶正祛邪

扶正就是扶助抗病能力，祛邪就是祛除致病因素。疾病的发生、发展及其转归的过程，即正气与邪气相互斗争的过程。疾病的发生是正气处于相对劣势，邪气处于相对优势而形成的，既病之后，机体仍会不断地产生相对的抗病能力，因此扶正祛邪是保证疾病趋向良性转归的基本法则。

针刺补法有扶正作用，针刺泻法有祛邪作用。具体应用时要结合腧穴的特殊性（如膏肓、气海、关元、命门多于扶正时用；十宣、十二井穴、丰隆等多在祛邪时用）、邪正消长的转化情况以及病证的标本缓急，随机应用扶正祛邪的法则。

十、毫针的治疗原则

毫针的治疗原则是针刺治病必须遵循的准绳，根据中医治疗学基本思想和针灸治疗疾病的具体实践经验，可将其归纳为标本缓急，补虚泻实，三因制宜等。

（一）补虚与泻实

补虚就是扶助正气，泻实就是祛除邪气。除了正确运用补虚泻实须掌握针刺补泻的操作方法外，还要讲究经穴配伍。

1. 本经补泻　凡属于某一经络、脏腑的病变，未涉及他经、他脏，可在该经取穴补泻之，也可采用"五输穴"子母生克补泻法。

2. 异经补泻　若病变涉及了其他脏腑、经络，则取穴就不局限于某一经穴。如合谷配复溜，大肠经、肾经穴同用，手法不同，效果亦异：补合谷，泻复溜可发汗；泻合谷，补复溜则可止汗。也可采用"五输穴"子母生克补泻法。

3. 补泻兼施　若虚实夹杂，则应补泻兼施，如肝实脾虚，则应泻肝经，补脾经。

（二）清热温寒

清热就是热性疾病治疗用"清"法，如《内经》中提出的"热则疾之"，即治疗热性病证可浅刺而不留针，或点刺出血，或施以"透天凉"手法；温寒就是寒性病证治疗用"温"法，如《内经》中提出的"寒则留之"，即治疗寒证要深刺而久留针，或配合艾灸，或施以"烧山火"手法。

（三）标本缓急

毫针刺法中标本缓急运用原则有以下四点：

1. 治病求本　就是针对疾病的本质进行治疗。通过辨证找出病因、病位、病机，归纳为某一证型，概括出疾病的本质，然后立法处方，可达治病求本的目的。如头痛，可分外感及内伤，仅用局部穴止痛虽能缓解疼痛，但易复发，须针对原因，选用相应经穴，方可根治（肝阳证选太冲、太溪；痰浊证选中脘、丰隆；瘀血证补合谷，泻三阴交；血虚证选血海、足三里、三阴交）。

2. 急则治标　特殊情况下，标与本在病机中互相夹杂，证候表现为标病急于本病，如不及时处理，则可转化为危重病证，论治时应随机应变。张景岳言："盖二便不通，乃危急之候，虽为标病，必先治之，此所谓急则治其标也。"

3. 缓则治本　一般情况下，病在内者治其内，病在外者治其外，正虚则扶正，邪气盛则祛邪，治其病因，症状自解，治其先病，后病可除，这与"伏其所主，先其所因"一致。

4. 标本兼治　当标与本处于俱急或俱缓状态时，均可采用标本兼治法。如肝郁乘脾，可调肝与健脾同施；热病中见高热、神昏，又兼小腹胀满，小便不通，则泻热开窍、通利小便兼顾。

总之，治病求本是治疗的根本原则，急则治标，缓则治本，标本兼治是根据具体病情制定的具体原则。

（四）三因制宜

三因制宜就是指因时、因地、因人制宜。

1. 因时制宜 即根据不同季节和时辰特点，制定适宜的治疗方法。春夏之季，阳气升发，人体气血趋向体表，病邪伤人亦多在浅表；秋冬之季，阴气渐盛，人体气血潜藏于里，病邪伤人亦多在深部。故春夏宜浅刺，秋冬宜深刺。另外，人体气血流注呈现出与时辰变化相应的规律，子午流注针法、灵龟八法、飞腾八法等，均是择时选穴的方法，是"因时制宜"的具体应用。此外，还应把握针灸的有效时机，如痛经宜在月经来临之前 3~5 天针治。

2. 因地制宜 即根据不同的地理环境制定适宜的治疗方法。地理环境、气候条件、生活习惯不同，人体的生理活动、病理特点也有区别，治法亦有差别。

3. 因人制宜 即根据患者的性别、年龄、体质等的不同特点，制定适宜的治法。如青壮年，身强体壮者，血气充盈，可以深刺而留针；婴幼儿者，肉脆血少气弱，应浅刺而疾发针。

第二节 灸 法

灸法的基本操作流程

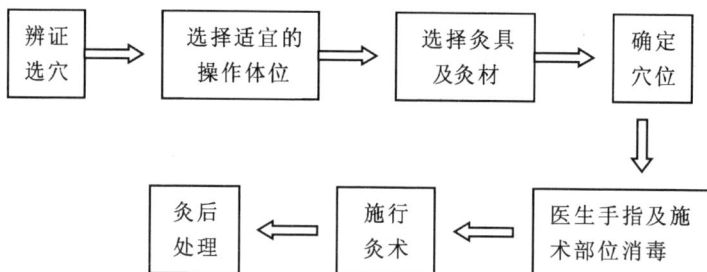

辨证选穴 → 选择适宜的操作体位 → 选择灸具及灸材 → 确定穴位

↓

医生手指及施术部位消毒

↓

灸后处理 ← 施行灸术 ← 医生手指及施术部位消毒

灸法是用艾绒或其他药物放置在体表的穴位部位上烧灼、温熨，借灸火的温和热力以及药物的作用，通过经络的传导，起到温通气血、扶正祛邪的作用，以达到治病和保健目的的一种外治法。它能治疗针刺效果较差的某些病证，若结合针法应用，则能提高疗效，所以是针灸疗法中的一项重要内容。

一、灸法的作用

1. 温经散寒 灸法具有温经通络、祛湿散寒的作用，临床上多用于治疗寒湿痹痛和寒邪为患、偏于阳虚的胃脘痛、腹痛、泄泻、痢疾等。

2. 扶阳固脱 灸法具有温补中气、回阳固脱的作用，临床上多用于脱证和中气不足、阳气下陷而引起的遗尿、脱肛、阴挺、崩漏、带下、痰饮等。

3. 消瘀散结 灸法具有行气活血、消瘀散结的作用，临床常用于气血凝滞之疾，如乳痈初起、瘰疬、瘿瘤等。

4. 防病保健 灸法具有预防疾病、保健强身的作用，因此无病施灸，可以激发人体的正气，增强抗病的能力，使人精力充沛，长寿不衰。

二、灸法的分类

灸法种类很多，常用灸法如下。（图4-14）

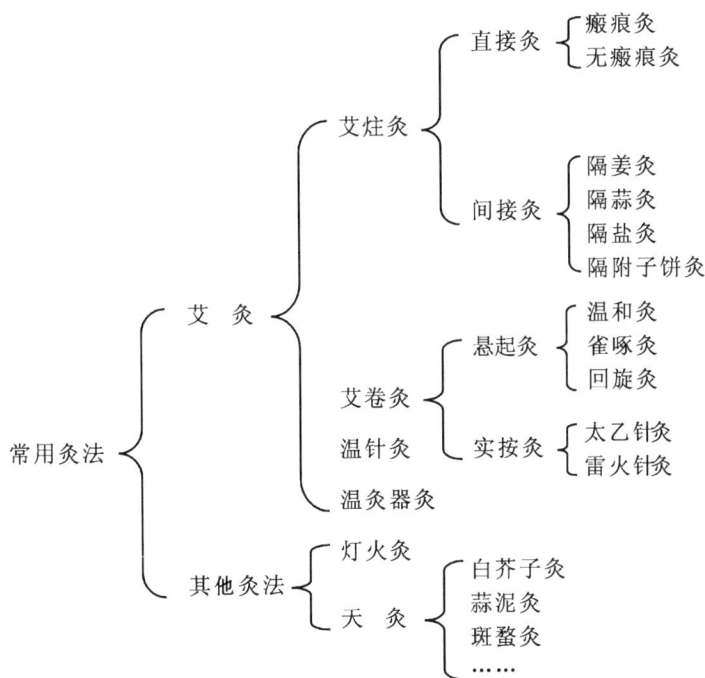

图4-14 常用灸法分类示意图

三、操作方法

(一) 艾炷灸

艾炷灸施灸时所燃烧的锥形艾团称为艾炷。临床上根据不同的灸法，使用大小不同的艾炷。每燃烧尽一个艾炷，称为一壮。施灸时，即以艾炷的大小和壮数多少来掌握刺激量的轻重。艾炷灸可分为直接灸和间接灸两类。

1. 直接灸 将艾炷直接置放在皮肤上施灸的一种方法（图 4 - 15）。根据灸后对皮肤刺激的程度不同，又分为瘢痕灸和无瘢痕灸两种。

（1）瘢痕灸 又称化脓灸，施灸时先将所灸腧穴部位，涂以少量的大蒜汁，以增加黏附和刺激作用，然后将大小适宜的艾炷置于腧穴上，用火点燃艾炷施灸。每壮艾炷必须燃尽，除去灰烬后，方可继续换艾炷再灸，待规定壮数灸完为止。施灸时由于火烧灼皮肤，因此可产生剧痛，此时可用手在施灸腧穴周围轻轻拍打，借以缓解疼痛。在正常情况下，灸后 1 周左右，施灸部位化脓形成灸疮，5~6 周左右，灸疮自行痊愈，结痂脱落后而留下瘢痕。临床上常用于治疗哮喘、肺结核、瘰疬等慢性疾病。

（2）无瘢痕灸 又称非化脓灸，临床上多用中小艾炷。施灸时先在所灸腧穴部位涂少量的凡士林，以使艾炷便于黏附，然后将艾炷放置于腧穴部位点燃施灸，当艾炷燃剩五分之二或四分之一而患者感到微有灼痛时，即可换艾炷再灸，待将规定壮数灸完为止。一般应灸至局部皮肤红晕而不起泡为度。因其皮肤无灼伤，故灸后不化脓，不留瘢痕。一般虚寒性疾患均可采用此法。

2. 间接灸 又称隔物灸、间隔灸，是用药物或其他材料将艾炷与施灸腧穴部位的皮肤隔开进行施灸的方法（图 4 - 16）。间接灸法种类很多，广泛用于临床各种病证，一般根据所用药物或材料的不同而分为多种方法，常用的间接灸有以下几种：

（1）隔姜灸 将鲜生姜切成直径大约 2~3cm、厚约 0.2~0.3cm 的薄片，中间用针刺数孔，然后将姜片置于应灸腧穴部位或患处，再将艾炷放在姜片上面点燃施灸。当艾炷燃尽，再易炷施灸。灸完规定的壮数，以使皮肤潮红而不起泡为度。常用于因寒而致的呕吐、腹痛、腹泻以及风寒痹痛等。（图 4 - 17）

（2）隔蒜灸 将鲜大蒜头切成厚约 0.2~0.3cm 的薄片，中间用针刺数孔，或捣蒜如泥，置于应灸腧穴或患处，然后将艾炷放在蒜片或蒜泥上点燃施灸。待艾炷燃尽，易炷再灸，直至灸完规定的壮数。此法多用于治疗瘰疬、肺痨及初起的肿疡等症。（图 4 - 18）

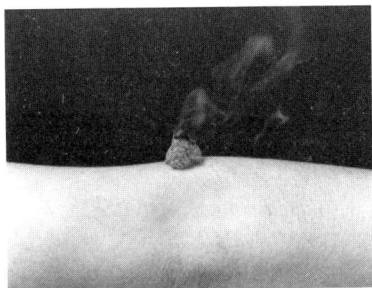

图 4 - 15　直接灸

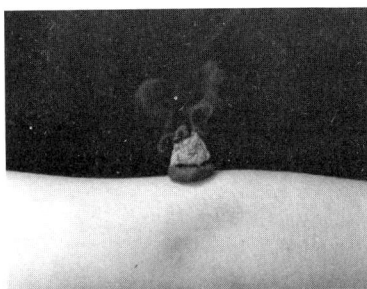

图 4 - 16　间接灸

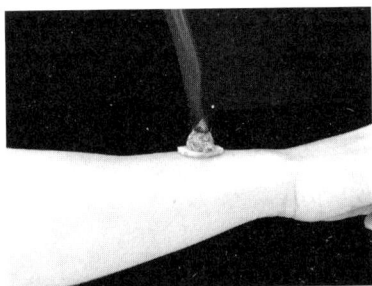

图 4 - 17　隔姜灸

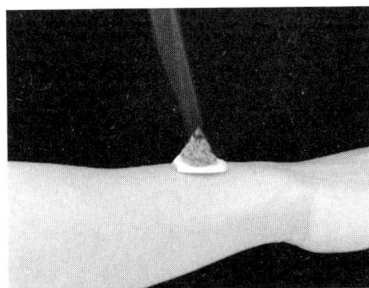

图 4 - 18　隔蒜灸

（3）隔盐灸　用纯净的食盐填敷于脐部，上置大艾炷施灸，或于盐上再置一薄姜片，可防止食盐受火爆起而伤人。一般灸 3 ~ 7 壮。此法有回阳、救逆、固脱之功。临床上常用于治疗急性寒性腹痛、吐泻、痢疾、淋病、中风、脱证等。（图 4 - 19）

（4）隔附子饼灸　将附子研成粉末，以黄酒调和，做成直径约 3cm、厚约 0.8cm 的附子饼，中间留一小孔或用针刺数孔，将艾炷置于附子饼上，放在应灸腧穴或患处，点燃施灸。此法有温肾补阳的作用，故多用于治疗命门火衰而致的阳痿、早泄、遗精或疮疡久溃不敛等。（图 4 - 20）

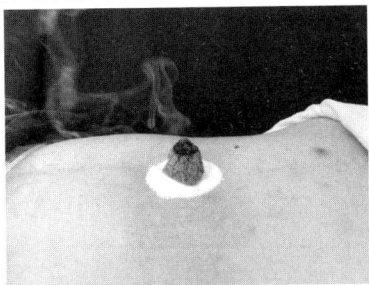

图 4 - 19　隔盐灸

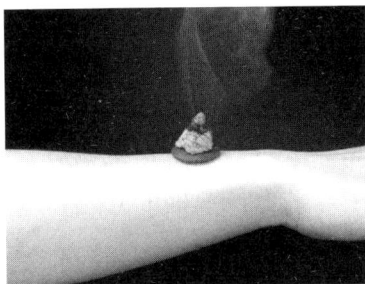

图 4 - 20　隔附子饼灸

（二）艾卷灸

艾卷灸又称艾条灸，是用艾绒制成艾条，将其一端点燃，对准穴位或患处施灸的一种方法。按操作方法艾卷灸又分为悬起灸、实按灸两种，现介绍如下：

1. 悬起灸 按其操作方法又可分为温和灸、雀啄灸、回旋灸等。

（1）温和灸 将艾卷的一端点燃，对准应灸的腧穴或患处，约距离皮肤2~3cm处进行熏烤，使患者局部有温热感而无灼痛为宜，一般每处灸10~15分钟，至皮肤红晕为度。如果遇昏厥、局部知觉减退者或小儿等，医者可将中、食两指分开，置于施灸部位两侧，这样可通过医者手指的感觉来测知患者局部的受热程度，以便随时调节施灸的距离和防止烫伤。（图4-21）

（2）雀啄灸 施灸时，艾卷点燃的一端与施灸部位的皮肤并不固定在一定的距离，而是像鸟雀啄食一样，一上一下活动施灸。（图4-22）

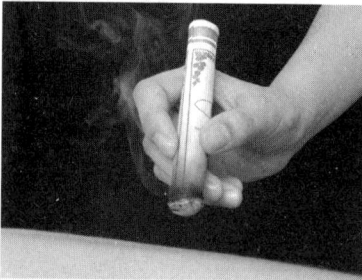

图4-21 温和灸

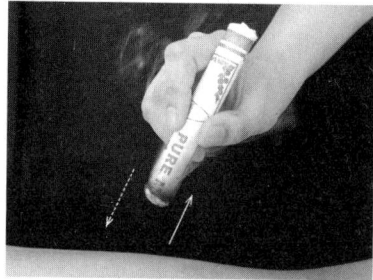

图4-22 雀啄灸

（3）回旋灸 施灸时，艾卷点燃的一端与施灸部位的皮肤虽保持一定的距离，但不固定，而是向左向右方向移动或反复旋转地施灸。（图4-23）

2. 实按灸 施灸时，先在施灸腧穴部位或患处垫上布或纸数层，然后将药物制成的艾卷一端点燃，趁热按到施术部位上，使热力透达深部，若艾火熄灭，再点再按；或者以布6~7层包裹艾火熨于穴位，若火熄灭，再点再熨（图4-24）。最常用的为太乙针灸和雷火针灸，适用于风寒湿痹、痿证和虚寒证。

（三）温针灸

温针灸是针刺与艾灸相结合的一种方法，适用于既需要艾灸又须针刺留针的疾病。在针刺得气后，将针留在适当的深度，在针柄上穿置一段长约2cm的艾卷施灸，或在针尾上搓捏少许艾绒点燃施灸，直待燃尽，除去灰烬，再将针取出。此法是一种简而易行的针灸并用的方法，其艾绒燃烧的热力可通过针身传入体内，使其发挥

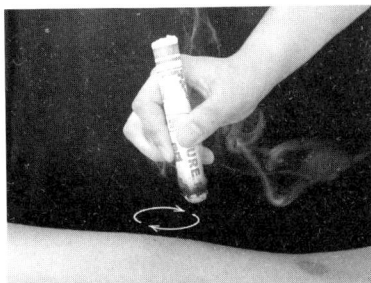

图 4－23 回旋灸

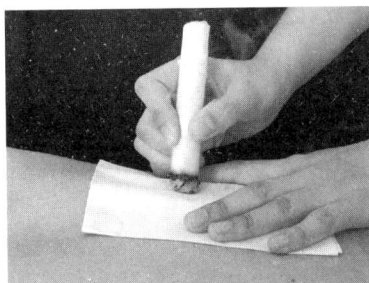

图 4－24 实按灸

针和灸的作用，达到治疗的目的。（图 4－25）

（四）温灸器灸

温灸器是一种专门用于施灸的器具，用温灸器施灸的方法称温灸器灸。临床常用的温灸器有温灸盒和温灸筒。施灸时，将艾绒点燃后放入温灸筒或温灸盒里的铁网上，然后将温灸筒或温灸盒放在施灸部位即可。适用于灸治腹部、腰部的疾病。（图 4－26）

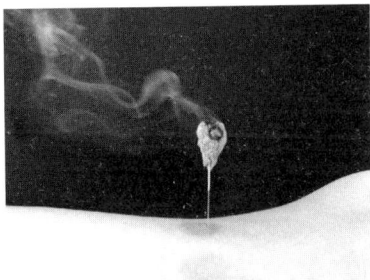

图 4－25 温针灸

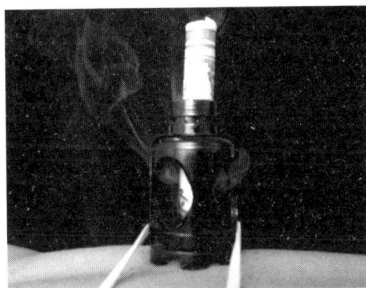

图 4－26 温灸器灸

（五）其他灸法

其他灸法即非艾灸法，是指以艾绒以外的物品作为材料的灸治方法。常用的有以下几种：

1. 灯火灸 又称灯草灸、油捻灸，也称神灯照，是民间沿用已久的简便灸法。取 10～15cm 长的灯心草或纸绳，蘸麻油或植物油，浸渍长约 3～4cm，点燃起火后用快速动作对准穴位猛一接触，听到"叭"的一声迅速离开，如无爆焠之声可重复 1 次。此法主要用于小儿疰腮、喉蛾、吐泻、惊风等病证。（图 4－27）

2. 天灸 又称药物灸、发泡灸，将一些具有刺激性的药物贴敷于穴位或患处，敷后皮肤可起泡，或仅使局部充血潮红（图4-28）。所用药物多是单味中药，也有用复方者。常用的天灸法有如下几种：

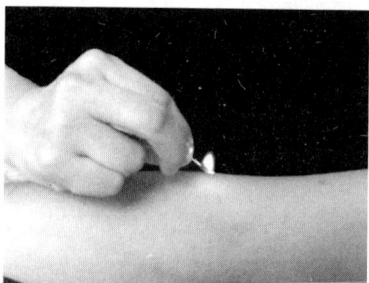

图4-27　灯火灸

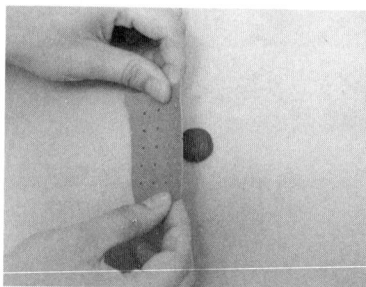

图4-28　天灸

（1）蒜泥灸　将大蒜捣烂如泥，取3~5g贴敷于穴位上，敷灸1~3小时，以局部皮肤发痒发红起泡为度。如敷涌泉穴治疗咯血、衄血，敷合谷治疗扁桃腺炎，敷鱼际穴治疗喉痹等。

（2）细辛灸　取细辛适量，研为细末，加醋少许调和成糊状，敷于穴位上，外覆油纸，胶布固定。如敷涌泉或神阙穴治小儿口腔炎等。

（3）天南星灸　取天南星适量，研为细末，用生姜汁调和成糊状，敷于穴位上，外覆油纸，胶布固定。如敷于颊车、颧髎穴治疗面神经麻痹等。

（4）白芥子灸　将白芥子适量研成细末，用水调和成糊状，敷贴于穴位或患处，外覆以油纸，胶布固定。一般可用于治疗关节痹痛、口眼歪斜，或配合其他药物治疗哮喘等证。

四、注意事项

（一）施灸的先后顺序

施灸的先后顺序为：先灸阳经，后灸阴经；先灸上部，后灸下部；就壮数而言，先灸少而后灸多；就大小而言，先灸艾炷小者而后灸大者。但上述施灸的顺序是指一般的规律，临床上需结合病情灵活应用，不可过于拘泥。如脱肛的灸治，应先灸长强以收肛，后灸百会以举陷，便是先灸下而后灸上。

（二）施灸的补泻方法

灸的补法是，点燃艾炷后，不吹其火，火力宜微而温和，时间较长，待其慢慢地自灭，使真气聚而不散。艾灸的泻法是，点燃艾炷后，以口速吹旺气火，火力较猛，快燃速灭，当患者感觉局部灼痛时可更换艾炷再灸，促使邪气消散。根据辨证施治的原则，虚证用补法，而实证则用泻法。

（三）施灸的禁忌

1. 面部穴位、乳头、大血管等处均不宜使用直接灸，以免烫伤形成瘢痕。关节活动部位亦不适宜化脓灸，以免化脓溃破，不易愈合，甚至影响功能活动。

2. 一般空腹、过饱、极度疲劳和对灸法恐惧者，应慎施灸。对于体弱患者，灸治时艾炷不宜过大，刺激量不可过强，以防"晕灸"。一旦发生晕灸，应及时处理。

3. 孕妇的腹部和腰骶部也不宜施灸。

4. 对实热证、阴虚发热者，一般不宜用灸法。

5. 施灸时要防止艾火伤及皮肤和衣物。对未熄灭的艾绒、艾条等要及时熄灭，不能随意乱扔。

（四）灸后的处理

施灸过量，时间过长，局部出现水泡，只要不擦破，可任其自然吸收，如水泡较大，可用消毒毫针刺破水泡，放出水液，再涂以消毒药膏。瘢痕灸者，在灸疮化脓期间，1 个月内慎参加重体力劳动，疮面局部勿用手搔，以保护痂皮，并保持清洁，防止感染。

第三节　头针疗法

头针疗法的基本操作流程

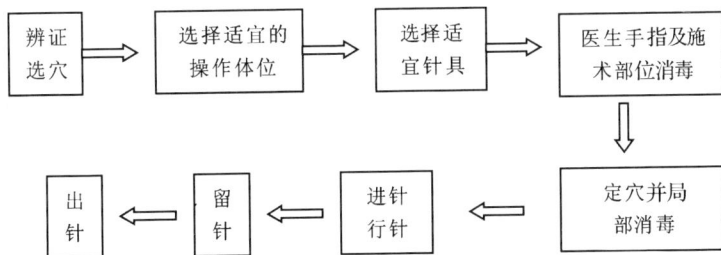

辨证选穴 → 选择适宜的操作体位 → 选择适宜针具 → 医生手指及施术部位消毒

↓

出针 ← 留针 ← 进针行针 ← 定穴并局部消毒

头针疗法，又称头皮针疗法，是在头部特定的穴线进行针刺以防治疾病的一种方法。本疗法是在传统针灸理论的基础上结合现代医学知识形成的，目前广泛应用于临床，经多年实践，对头针穴线的定位、适用范围和刺激方法积累了丰富的经验，已成为能治疗多种疾病，尤其是脑源性疾病的常用针刺方法，并成为国内外一些临床医生常用的治疗方法之一。

一、理论基础

头针的理论依据主要有二：一是根据传统的脏腑经络理论，二是根据大脑皮层的功能定位在头皮的投影，选取相应的头穴线。

头为诸阳之会，手足六阳经皆上循于头面，六阴经中手少阴与足厥阴经直接循行于头面部，所有阴经的经别和阳经相合后也上达于头面，说明头与脏腑经络有着密切联系，同时，脑为髓海，为元神之府，是脏腑经络功能活动的主宰，是调节全身气血的重要部位，这就是头针能够治疗疾病的理论依据。

二、标准头穴线的定位和主治

为了适应国际间头针疗法的推广和交流，促进其进一步发展，中国针灸学会按分区定经，经上选穴，并结合古代透刺穴位的方法，拟定了《头皮针穴名标准化国际方案》（以下简称《方案》），并于1984年在日本召开的世界卫生组织西太区会议上正式通过。

依据《方案》内容，标准头穴线均位于头皮部位，按颅骨的解剖名称分额区、顶区、颞区、枕区4个区，14条标准线（左侧、右侧、中央共25条）。兹将定位及主治分述如下：

1. 额中线

【部位】在头前部，从督脉神庭穴向前引一直线，长1寸。（图4-29）

【主治】癫痫、精神失常、鼻病等。

2. 额旁1线

【部位】在头前部，从膀胱经眉冲穴向前引一直线，长1寸。（图4-29）

【主治】癫痫、精神失常、鼻病等。

3. 额旁2线

【部位】在头前部，从胆经头临泣穴向前引一直线，长1寸。（图4-29）

【主治】急慢性胃炎、胃和十二指肠溃疡、肝胆疾病等。

4. 额旁3线

【部位】在头前部，从胃经头维穴内侧0.75寸起向下引一直线，长1寸。（图5-29）

【主治】功能性子宫出血、阳痿、遗精、子宫脱垂、尿频、尿急等。

5. 顶中线

【部位】在头顶部，从督脉百会穴至前顶穴之段。（图4-30）

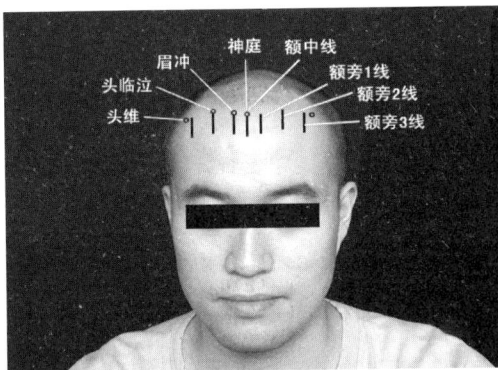

图4-29　额中线，额旁1、2、3线

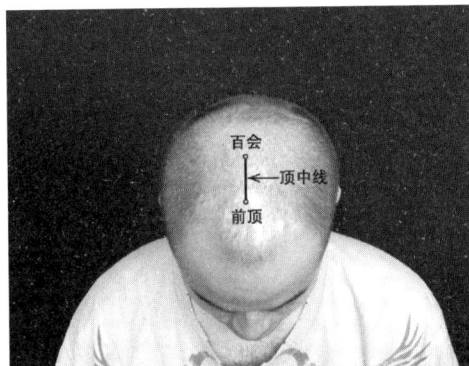

图4-30　顶中线

【主治】腰腿足病，如瘫痪、麻木、疼痛，以及皮层性多尿、脱肛、小儿夜尿、高血压、头顶痛等。

6. 顶颞前斜线

【部位】在头顶部，头侧部，从头部经外奇穴前神聪（百会前1寸）至颞部胆经悬厘引斜线。（图4-31）

【主治】全线分5等份，上1/5治疗对侧下肢和躯干瘫痪，中2/5治疗上肢瘫痪，下2/5治中枢性面瘫、运动性失语、流涎、脑动脉粥样硬化等。

7. 顶颞后斜线

【部位】在头顶部，头侧部，顶颞前斜线之后1寸，与其平行的线。从督脉百会至颞部胆经曲鬓穴引一斜线。（图4-31）

【主治】全线分5等份，上1/5治疗对侧下肢和躯干感觉异常，中2/5治疗上肢感觉异常，下2/5治疗头面部感觉异常。

8. 顶旁1线

【部位】在头顶部，督脉旁1.5寸，从膀胱经通天穴向后引一直线，长1.5寸。（图4-32）

【主治】腰腿病证，如瘫痪、麻木、疼痛等。

9. 顶旁2线

【部位】在头顶部，督脉旁开2.25寸，从胆经正营穴向后引一直线，长1.5寸

到承灵穴。（图 4 - 32）

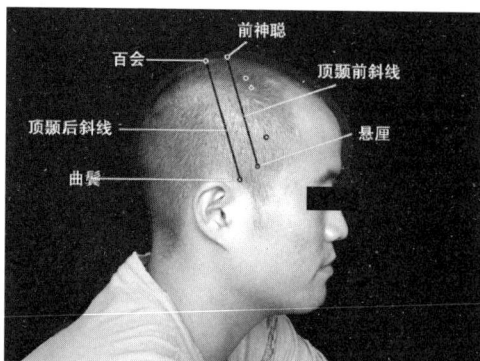

图 4 - 31　顶颞前斜线、顶颞后斜线

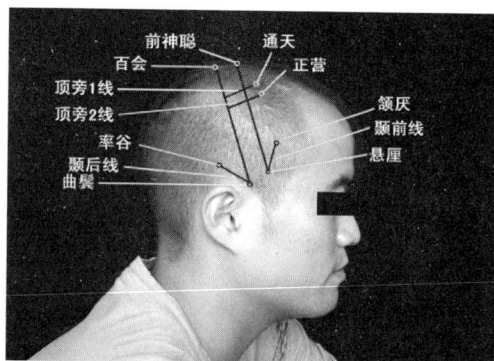

图 4 - 32　顶旁 1、2 线，颞前、后线

【主治】肩、臂、手等病证，如瘫痪、麻木、疼痛等。

10. 颞前线

【部位】在头的颞部，从胆经颔厌穴至悬厘穴连一直线。（图 4 - 32）

【主治】偏头痛、运动性失语、周围性面经神麻痹和口腔疾病。

11. 颞后线

【部位】在头的颞部，从胆经率谷穴向下至曲鬓穴连一直线。（图 4 - 32）

【主治】偏头痛、耳鸣、耳聋、眩晕等。

12. 枕上正中线

【部位】在后头部，即督脉强间穴至脑户穴一段，长 1.5 寸。（图 4 - 33）

【主治】眼病、足癣等。

13. 枕上旁线

【部位】在后头部，由枕外粗隆督脉脑户穴旁开 0.5 寸起，向上引一直线，长 1.5 寸。（图 4 - 33）

【主治】皮层性视力障碍、白内障、近视等。

14. 枕下旁线

【部位】在后头部，从膀胱经玉枕穴向下引一直线，长 2 寸。（图 4 - 33）

【主治】小脑疾病引起的平衡障碍、后头痛等。

三、操作方法

1. 体位　根据病情，明确诊断，患者取坐位或卧位，选定头穴线，并局部常规消毒。

2. 进针 一般选用28～30号长1.5～3寸的毫针，针与头皮呈30°夹角，快速将针刺入头皮下，当针尖达到帽状腱膜下层时，指下感到阻力减小，然后使针与头皮平行，继续捻转进针，根据不同穴区可刺入0.5～3寸。（图4－34）

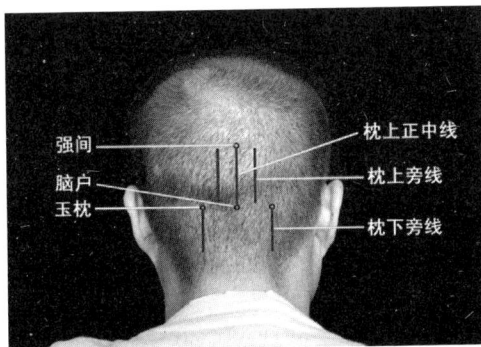

图4－33 枕上正中线、枕上旁线、枕下旁线

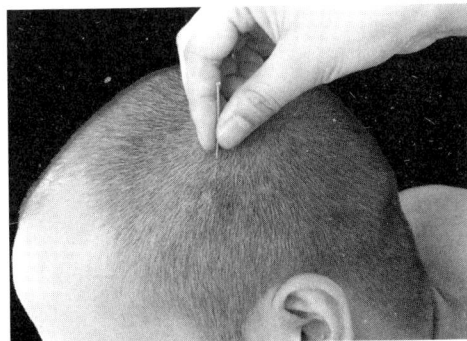

图4－34 头针进针法

3. 针刺手法 一般以拇指掌面和食指桡侧面挟持针柄，以食指的掌指关节快速连续屈伸，使针身左右旋转，快速捻转，使速度达到每分钟200次左右。进针后持续捻转2～3分钟，部分患者在病变部位会出现热、麻、胀、抽动等感应，留针20～30分钟，留针期间反复操作2～3次即可起针。按病情需要可适当延长留针时间，或加用电针，偏瘫患者留针期间配合活动肢体，有助于提高疗效。

4. 起针 刺手挟持针柄轻轻捻转松动针身，押手固定穴区周围头皮，如针下无紧涩感，可快速抽拔出针，也可缓慢出针。出针后需用消毒干棉球按压针孔片刻，以防出血。

四、适用范围

头针主要用于治疗脑源性疾病，如中风偏瘫、肢体麻木、失语、皮层性多尿、眩晕、耳鸣、舞蹈病、癫痫、脑瘫、小儿弱智、震颤麻痹、假性球麻痹等。此外，也可治疗头痛、脱发、脊髓性截瘫、高血压病、精神病、失眠、眼病、鼻病、肩周炎、腰腿痛、各种疼痛性疾病等常见病和多发病。

五、注意事项

1. 因为头部有毛发，故必须严格消毒，以防感染。

2. 由于头针的刺激较强，刺激时间较长，医者必须注意观察患者表情，以防晕针。

3. 婴儿由于颅骨缝骨化不完全，不宜采用头针治疗。

4. 中风患者急性期如因脑溢血引起有昏迷、血压过高时，暂不宜用头针治疗，须待血压和病情稳定后方可做头针治疗。如因脑血栓形成引起偏瘫者，宜及早采用头针治疗。

5. 凡有高热、急性炎症和心力衰竭等症时，一般慎用头针治疗。

6. 头针刺激线上除用毫针刺激外，尚可配合电针、艾灸、按压等法进行施治。

7. 由于头皮血管丰富，容易出血，故出针时必须用干棉球按压针孔 1~2 分钟。

第四节　耳针疗法

耳针疗法的基本操作流程

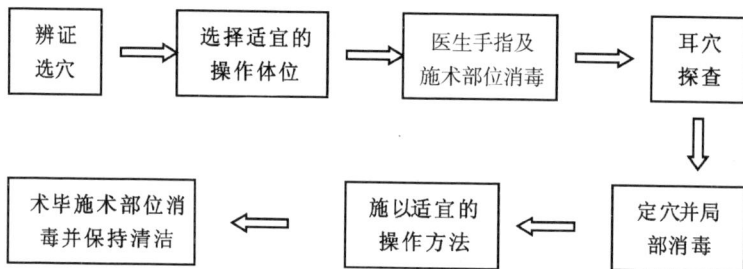

```
┌──────┐      ┌──────────┐      ┌──────────┐      ┌──────┐
│ 辨证 │ ===> │ 选择适宜的 │ ===> │ 医生手指及 │ ===> │ 耳穴 │
│ 选穴 │      │ 操作体位  │      │ 施术部位消毒│      │ 探查 │
└──────┘      └──────────┘      └──────────┘      └──────┘
                                                        ‖
                                                        ⇓
┌──────────────┐      ┌──────────┐      ┌──────────┐
│ 术毕施术部位消 │ <=== │ 施以适宜的 │ <=== │ 定穴并局 │
│ 毒并保持清洁  │      │ 操作方法  │      │ 部消毒  │
└──────────────┘      └──────────┘      └──────────┘
```

耳针疗法是在耳廓穴位用针刺等刺激防治疾病的一种方法。耳针疗法之所以有治疗疾病的功效，乃因其与脏腑经络有着密切的生理病理联系。通过经络脏腑的联属关系，使耳与全身四肢百骸、五官九窍相互密切维系，从而能够较全面地反映整体和局部的机能状态和病理变化。

一、耳廓的表面解剖

（一）耳廓的形态和解剖结构

耳廓是外耳的组成部分，位于下颌窝和颞骨、乳突之间，呈垂直方向生长。耳的前外面凹陷，后内面隆凸。（图 4-35）

要熟悉耳穴，首先必须了解耳廓的解剖结构。

1. 耳轮　是耳廓外缘向前卷曲的部分。

2. 耳轮结节　是耳轮后上方的不太明显的小结节。是动物耳尖的遗迹,又称达尔文结节。有的人明显,有的人不太明显。

3. 耳轮尾　在耳轮末端,与耳垂交界处。

4. 耳轮脚　指耳轮深入耳腔的横形突起。

5. 对耳轮　与耳轮相对,上部有分叉的隆起部分。上面的分叉称对耳轮上脚,下面的分叉称对耳轮下脚。

6. 三角窝　指对耳轮上、下脚之间构成的三角形凹窝。

7. 耳舟　是耳轮与对耳轮之间的凹沟。

8. 耳屏　是耳廓前面的瓣状突起,又称耳珠。在外耳道开口的前缘。

9. 对耳屏　耳垂上部与耳屏相对的瓣状突起。

10. 屏间切迹　耳屏与对耳屏之间的凹陷。

11. 屏上切迹　耳屏上缘与耳轮脚之间的凹陷。

12. 轮屏切迹　对耳轮与对耳屏之间的凹陷。

13. 耳垂　耳廓最下部无软骨的皮垂。

14. 耳甲腔　耳轮脚以下的耳甲部。

15. 耳甲　由对耳屏、弧形对耳轮体部与对耳轮下脚围成的凹窝。占耳廓的大部分。

16. 耳甲艇　耳轮脚以上的耳甲部。

17. 外耳　外耳道的开口。是在耳甲腔内,被耳屏遮盖着的空窍。

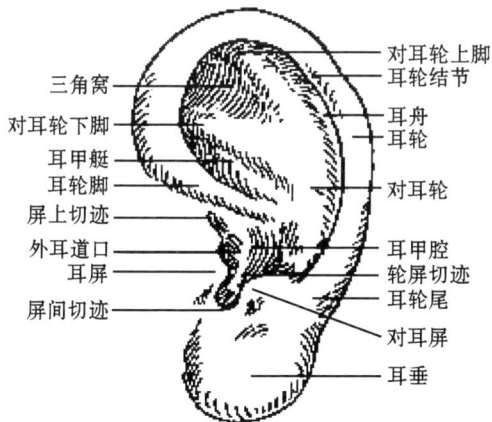

图4-35a　耳廓前面结构　　　图4-35b　耳廓后面结构

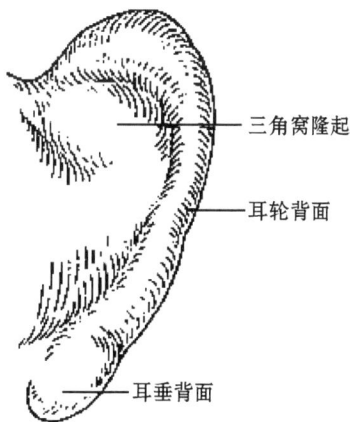

(二) 耳廓的组织结构

耳廓主要由弹性纤维软骨、软骨膜、韧带、退化了的耳肌及覆盖于外层的皮下组织和皮肤所构成。耳廓分布有神经、血管和淋巴等。

耳廓的神经分布极为丰富：脊神经有来自颈丛的耳大神经和枕小神经，脑神经有来自三叉神经分支的耳颞神经、面神经耳支、迷走神经分支和舌咽神经分支合成的耳支及来自颈动脉丛的交感神经。

耳廓的动脉：来自颈外动脉的分支颞浅动脉和耳后动脉，在耳廓深部沿软骨膜行走。颞浅动脉在外耳门前方分出三支主要供应耳廓前面，耳后动脉从下耳根沿耳廓背面上行，主要供应耳廓背面。

耳廓的静脉：起于耳廓浅层，前面汇成2~3支较大静脉，经颞浅静脉注入颈外静脉。耳背小静脉亦汇成3~5支，经耳后静脉汇入颈外静脉。

耳廓的淋巴多成网状，主要流入耳周围的淋巴结。根据其流向分成前、后、下三组，前组流入耳前淋巴结和腮腺淋巴结，后组流入耳后淋巴结和乳突淋巴结，下组流入耳后淋巴结，三组淋巴结均汇入颈上淋巴结。

二、耳穴的分布规律

耳穴在耳廓的分布有一定规律（表4-1），耳廓好象一个倒置的胎儿，头部朝下，臀部朝上。其分布规律是：与头面部相应的穴位在耳垂及其附近；与上肢相应的穴位在耳舟；与躯干和下肢相应的穴位在对耳轮和对耳轮上、下脚；与五脏相应的穴位多集中在耳甲艇和耳甲腔；消化道在耳轮脚周围环形排列。耳穴定位示意图（图4-36）。

表4-1　　　　　　　　　　　耳穴分布规律表

身体部位	耳穴分布区域
头面部	耳垂及其附近
上肢	耳舟
下肢	对耳轮上、下脚
躯干	对耳轮
胸腔脏器	耳甲腔
腹腔脏器	耳甲艇
盆腔脏器	三角窝
消化道	耳轮脚周围

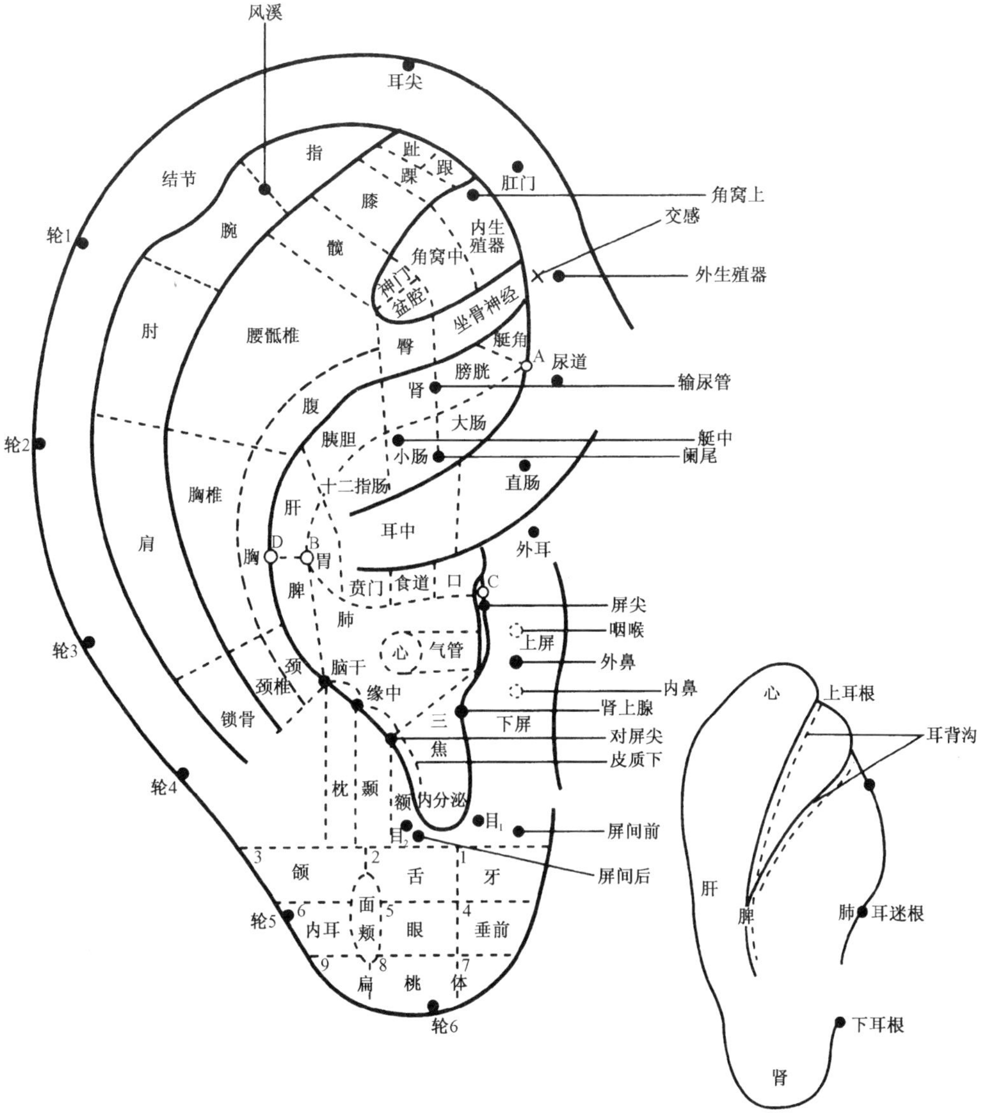

图 4-36　耳穴定位示意图

三、常用耳穴的定位和主治

常用耳穴的定位和主治见表 4 - 2。

表 4 - 2 　　　　　　　　　　常用耳穴的定位和主治

身体部位	耳穴分布	穴名	定位	主治
头面五官	耳垂	牙	耳垂正面前上部，即耳垂 1 区	牙痛、牙周炎、低血压
		舌	耳垂正面中上部，即耳垂 2 区	口舌生疮、口腔炎
		颌	耳垂正面后上部，即耳垂 3 区	牙痛、颞颌关节功能紊乱
		垂前	耳垂正面前中部，即耳垂 4 区	牙痛、神经衰弱
		眼	耳垂正面中央部，即耳垂 5 区	青光眼、近视、麦粒肿
		内耳	耳垂正面后中部，即耳垂 6 区	耳鸣、耳聋、中耳炎、耳源性眩晕
		面颊	耳垂 5、6 区交界线周围	三叉神经痛、口眼歪斜、痤疮、面肌痉挛、腮腺炎
		扁桃体	耳垂正面下部，即耳垂 7、8、9 区	扁桃体炎
	耳屏	外鼻	耳屏外侧面的中央	鼻炎、鼻疖等
		内鼻	耳屏内侧面的下 1/2 处	鼻炎、上颌窦炎、感冒
		咽喉	耳屏内侧面的上 1/2 处	咽喉肿痛
		外耳	屏上切迹微前凹陷中	耳鸣、耳聋、眩晕
		目 1	屏间切迹前下	青光眼、近视、麦粒肿
	对耳屏	目 2	屏间切迹后下	青光眼、近视、麦粒肿
		额	对耳屏外侧面的前部	前头痛、眩晕、失眠
		枕	对耳屏外侧面的后部	后头痛、头晕、失眠、昏厥
		颞	对耳屏外侧面的中部	偏头痛、头晕
躯干	对耳轮	颈椎、胸椎、腰骶椎	将整个对耳轮体从上、下脚分叉处至轮屏切迹分为 5 等份，下 1/5 后部为颈椎，中 2/5 后部为胸椎，上 2/5 后部为腰骶椎	相应部位疾病
		颈	对耳轮体下 1/5 前部，即颈椎前方	颈痛、颈椎病
		胸	对耳轮体中 2/5 前部，即胸椎前方	胸胁痛、乳腺炎
		腹	对耳轮体上 2/5 前部，即腰骶椎前方	腹痛、腹胀、腹泻、急性腰扭伤、痛经、产后腹痛

续表

身体部位	耳穴分布	穴名	定位	主治
上肢	耳舟	指	耳舟的顶部、耳轮结节上方	手指麻木疼痛
		腕	平耳轮结节突起处的耳舟部	腕痛
		肩	耳舟下段，约当胸椎后方	肩周炎
		肘	耳舟中段，腕与肩之间	肘痛
		锁骨	耳舟下段，约当颈椎后方	相应部位疼痛、肩周炎
下肢	对耳轮上、下脚	跟	对耳轮上脚上 1/3 的前上部	足跟痛
		趾	对耳轮上脚上 1/3 的后上部	足趾麻木疼痛
		踝	对耳轮上脚上 1/3 的下部	踝痛
		膝	对耳轮上脚的中 1/3 处	膝痛
		髋	对耳轮上脚的下 1/3 处	髋关节痛、腰骶痛
		坐骨神经	对耳轮下脚前 2/3 处	坐骨神经痛
		臀	对耳轮下脚后 1/3 处	坐骨神经痛、臀筋膜炎
胸腔脏器	耳甲腔	心	耳甲腔正中	心血管系统疾病，中暑、急惊风
		肺	在心、气管区周围处	呼吸系统疾病、皮肤病
		气管	在心穴与外耳门之间	咳嗽、哮喘
		三焦	在外耳门后下，肺与内分泌区之间	便秘、腹胀、上肢外侧疼痛
消化道	耳轮脚周围	口	外耳门的后上方，耳轮脚下缘前 1/3 处	口腔炎、面瘫
		食道	耳轮脚下方中 1/3 处	恶心、呕吐、吞咽困难
		贲门	耳轮脚下方后 1/3 处	恶心、呕吐、贲门痉挛
		胃	耳轮脚消失处	胃病
		十二指肠	耳轮脚上方后 1/3 处	十二指肠溃疡、幽门痉挛、胆疾
		小肠	耳轮脚上方中 1/3 处	消化不良、心悸
		大肠	耳轮脚上方前 1/3 处	痢疾、腹泻、便秘
		阑尾	在大、小肠穴之间	阑尾炎、腹泻
	耳轮	直肠	耳轮脚棘前上方耳轮处	便秘、泄泻、脱肛、痔疾
		肛门	三角窝前方的耳轮处	痔疮、肛裂

续表

身体部位	耳穴分布	穴名	定位	主治
腹腔脏器	耳甲艇	艇角	对耳轮下脚前 1/3 下缘	前列腺炎、尿道炎
		膀胱	对耳轮下脚中 1/3 下缘，大肠穴直上方	膀胱疾病、癃闭、遗尿
		肾	对耳轮下脚后 1/3 下缘，小肠穴直上方	腰痛、耳鸣、神经衰弱、肾盂肾炎、遗尿、哮喘、月经不调、遗精、阳痿、早泄
		输尿管	膀胱与肾之间	输尿管结石酸痛
		肝	在耳甲艇的后下部	胁痛、眩晕、月经不调、更年期综合征、高血压、眼病
		胰（胆）	在肝肾之间，左耳为胰，右耳为胆	胰腺炎、糖尿病、胆道疾病、偏头痛
	耳甲腔	脾	在耳甲腔的后上部	腹胀、腹泻、便秘、食欲不振、功能性子宫出血、白带过多
盆腔	三角窝	内生殖器	三角窝前 1/3 下部	月经不调、带下、盆腔炎；遗精、阳痿
		盆腔	三角窝后 1/3 下部，即对耳轮上、下脚分叉处前方	盆腔炎、附件炎

四、具有调整全身多个系统功能的耳穴

具有调整全身多个系统功能的耳穴的定位及主治见表 4-3。

表 4-3　　　　　　　　具有调整全身多个系统功能的耳穴

穴名	部位	主治
神门	三角窝后 1/3 的上部，对耳轮上、下脚交叉之前	失眠、多梦、烦躁、眩晕、咳嗽、哮喘、荨麻疹、炎症等
交感（下脚端）	对耳轮下脚端与耳轮内侧交界处	消化、循环系统功能失调、哮喘、急惊风、痛经等
角窝上	三角窝前 1/3 的上部	高血压
角窝中	三角窝中 1/3 处	哮喘
肾上腺（下屏尖）	耳屏下部隆起的尖端	低血压、昏厥、感冒、咳嗽、哮喘、中暑、疟疾、乳腺炎
脑点（缘中）	对耳屏尖与轮屏切迹间的中点	遗尿、崩漏、急惊风
皮质下（脑）	对耳屏的内侧面	失眠、多梦、痛证、智能发育不全、哮喘、眩晕、耳鸣

续表

穴名	部位	主治
内分泌（屏间）	屏间切迹上方，耳甲腔底部	生殖系统功能失调、更年期综合征、皮肤病等
耳中	耳轮脚处	呃逆、荨麻疹、皮肤瘙痒症、小儿遗尿、咯血
风溪（荨麻疹点）	耳轮结节前上方，即耳舟指穴与腕穴之间	荨麻疹、皮肤瘙痒症、过敏性鼻炎等
耳背沟（降压沟）	耳廓背部，由内上方斜向外下方行走的凹沟处	高血压
上耳根	耳根的最上缘	头痛、腹痛、哮喘
耳迷根	耳廓背与乳突交界处（相当于耳轮脚同水平）的耳根部	胃痛、胆道蛔虫症、腹泻、气喘、鼻塞
下耳根	耳垂与面颊相交的下缘	头痛、牙痛、咽喉痛、哮喘
耳尖	将耳廓向前对折，耳廓尖端处	发热、高血压、目赤肿痛、麦粒肿
结节（肝阳点）	耳轮结节处	头晕、头痛、高血压等
轮1~4	自耳轮结节下缘至耳轮尾，将耳轮分成4等份，自上而下依次为轮1、轮2、轮3、轮4	发热、扁桃体炎、高血压

五、耳针疗法的应用

（一）耳针疗法的适用范围

1. 各种疼痛性疾病 头痛、偏头痛、三叉神经痛、肋间神经痛、带状疱疹、坐骨神经痛等神经性疼痛；扭伤、挫伤、落枕等外伤性疼痛；五官、颅脑、胸腹、四肢等部各种外科手术后所产生的伤口痛；麻醉后的头痛、腰痛等手术后遗痛。

2. 各种炎症性病症 急性结膜炎、中耳炎、牙周炎、咽喉炎、扁桃体炎、腮腺炎、气管炎、肠炎、盆腔炎、风湿性关节炎、面神经炎、末梢神经炎等。

3. 一些功能紊乱性病症 眩晕症、心律不齐、高血压、多汗症、肠功能紊乱、月经不调、遗尿、神经衰弱、癔症等。

4. 过敏与变态反应性病症 对过敏性鼻炎、哮喘、过敏性结肠炎、荨麻疹等，具有消炎、脱敏、改善免疫的功能。

5. 内分泌代谢性病症 对单纯性甲状腺肿、甲状腺功能亢进、经绝期综合征等，有改善症状、减少药量等辅助治疗作用。

6. 一部分传染病症 对菌痢、疟疾、扁平疣等，有恢复和提高机体的免疫防御功能，加速疾病的治愈。

7. 各种慢性病症　对腰腿痛、肩周炎、消化不良、肢体麻木等，有改善症状、减轻痛苦的作用。

耳针疗法除上述病症外，还可用于针刺麻醉中（耳针麻醉）。也可用于妇产科方面，如催产、催乳等。也能用于预防感冒、晕车、晕船，以及预防和处理输血、输液反应。还可用于戒烟、减肥，国外还用于戒毒等。

（二）耳针疗法的选穴原则

1. 按部处方选穴法，即根据病人患病部位，选取相应耳穴，如目病取眼穴，胃病取胃穴等。

2. 辨证处方选穴法，根据藏象、经络学说，选取相应耳穴，如耳聋耳鸣、脱发等取肾穴，因肾主骨，开窍于耳，其华在发，故取肾穴主之；又如偏头痛，属足少阳胆经的循行部位，可取胆穴治之。

3. 根据现代医学理论对症取穴法，如消化道溃疡取皮质下、交感穴，妇科病、生殖系统疾病取内分泌，各种疼痛病取皮质下，血管性疾病取肾上腺，神经系统疾病取脑干、脑点等。

4. 临床经验取穴法，如神门穴有较明显的止痛、镇静作用，耳尖穴对外感发热、血压偏高等有较好的退热、降压效果等。

上述选穴原则，既可单独使用，亦可配合互用。用穴要少而精。

（三）耳针疗法的刺激方法

耳针法的刺激方法很多，目前临床常用的有下列几种：

1. 毫针刺法　进针时，医生用押手拇食两指固定耳廓，中指托着针刺部位的耳背，用刺手持针，在选定的反应点或耳穴处进针。进针的方法有捻入法和插入法两种。针刺的深度应视耳廓局部的厚薄、穴位的位置而定，一般刺入2～3分深即可达软骨，其深度以毫针能稳定而不摇摆为宜，但不可刺透耳廓。刺激强度应根据患者的病情、体质、耐痛度而灵活掌握。针刺手法以小幅度捻转为主。若局部感应强烈，可不行针。留针时间一般是20～30分钟，慢性病、疼痛性疾病可适当延长，小儿、老年人不宜多留。起针时，押手托住耳背，刺手起针，并用消毒干棉球压迫针孔，以防出血，必要时再用2%碘酒棉球涂擦1次。

一般来说，急性病，两侧耳穴同用；慢性病，每次用一侧耳廓，两耳交替针刺，7～10次为1疗程，疗程间歇2～3天。

2. 埋针法 严格消毒局部皮肤，医者押手固定耳廓，绷紧耳针处的皮肤，刺手用镊子夹住消毒的皮内针柄，轻轻刺入所选耳穴内，一般刺入针体的2/3，再用胶布固定。用环形揿钉状皮内针时，可直接将针柄贴在预先剪好的小块胶布上，再按揿在耳穴内。一般仅埋患侧单耳，每次埋针3~5穴，每日自行按压3~5次，留针3~5天。必要时也可埋两耳。若埋针处痛甚时，可适当调整针尖方向和深浅度，埋针处不要淋湿浸泡，夏季埋针时间不宜过长，埋针后耳廓局部跳痛不适，需及时检查埋针处有无感染；若有感染现象，起针后，针眼处红肿或有脓点，应立即采取相应措施。

3. 压籽法 先在耳廓局部消毒，将王不留行籽、油菜籽、绿豆、小米等压籽材料黏附在0.5cm×0.5cm大小的胶布中央，然后贴敷于耳穴上，并给予适当按压，使耳廓有发热、胀痛感。一般每次贴压一侧耳穴，两耳轮流，3天1换，也可两耳同时贴压。在耳穴贴压期间，应嘱患者每日自行按压数次，每次每穴1~2分钟。使用此法时，应防止胶布潮湿或污染；耳廓局部有炎症、冻疮时不宜贴压；对胶布过敏者，改用毫针法；按压时，切勿揉搓，以免搓破皮肤，造成感染。

4. 刺血法 先按摩耳廓使其充血，常规消毒后，手持针具用点刺法在耳穴处放血3~5滴，然后用消毒干棉球擦拭、按压止血。一般隔日1次，急性病可1天2次。孕妇、出血性疾病和凝血功能障碍者忌用，体质虚弱者慎用。

5. 温灸法 温灸的材料可用艾条、艾炷、灯心草、线香等。艾条灸可温灸整个耳廓或较集中的部分耳穴。艾炷灸时，先用大蒜汁涂在选好的耳穴上，然后将麦粒大小的艾炷黏附其上，用线香点燃施灸，当皮肤感到灼热即换炷再灸，一般每次灸1~3穴，每穴灸3~9壮，此法适用于面瘫、疖腮、腰腿痛、缠腰火丹、痹证等。灯心草灸，即将灯心草的一端浸蘸少许香油后，用火点燃，对准耳穴迅速点灸，每次1~2穴，两耳交替，适用于疖腮、目赤肿痛、缠腰火丹等。若需对单个耳穴施灸时，可将卫生线香点燃后，对准选好的耳穴施灸，香火距皮肤约1cm，以局部有温热感为度，每穴灸3~5分钟，适用于腰腿痛、落枕、漏肩风等。温灸耳穴，应注意不要烫伤皮肤和烧燃头发。

6. 水针法 根据病情选用相应的注射药液，所用针具为1ml注射器和26号注射针头。将抽取的药液缓慢地注入耳穴的皮下，每次1~3穴，每穴注入0.1~0.3ml，隔日1次，7~10次为1疗程。使用本法应注意严格消毒，做到无菌操作。凡能导致过敏反应的药物，如青霉素、普鲁卡因等，须先做皮肤过敏试验，阴性者方可使用。对有较大副作用和刺激性较强的以及超过有效期的药物都不宜使用。

7. 磁疗法 是用磁场作用于耳穴治疗疾病的方法，具有镇痛、止痒、止喘、催眠和调整植物神经功能等作用，适用于各类痛证、哮喘、神经衰弱、高血压、皮肤病等。如用直接贴敷法，即把磁珠放置在 0.5cm×0.5cm 大小胶布中央直接贴于耳穴上（类似压籽法），或用磁珠或磁片异名极在耳廓前后相对贴，可使磁力线集中穿透穴位，较好地发挥作用。间接贴敷法则是用纱布或薄层脱脂棉把磁珠（片）包起来，再固定在耳穴上，这样可避免磁珠（片）直接接触皮肤而产生某些副作用。磁疗时，采用的磁体不宜过多过大，磁场强度不宜过强，若患者在进行磁疗时持续出现头晕、恶心、乏力、局部灼热或刺痒等不良反应且数分钟内不消失时，需将磁体取下，即可消失。

8. 光针法 又称耳穴激光照射，是用对人体组织有刺激作用和热作用的激光照射耳穴以治疗疾病的方法，是古老的耳针技术和现代激光技术相结合的一种新疗法。此法无创无痛，简便易行，适应证广，特别适宜于治疗高血压、哮喘、过敏性鼻炎、心律不齐、痛经、复发性口疮等。

目前临床常用的是氦 - 氖激光治疗仪，使用时，应调节电压至红色激光束稳定输出时，即可顺次照射耳穴，每次照 1~3 穴，每穴照 3~5 分钟，10 次为 1 疗程。切忌眼睛直视激光束，以免损伤，必要时可戴防护镜。

9. 按摩法 是在耳廓不同部位用手进行按摩、提捏、点掐以防治疾病的方法，常用的方法有自身耳廓按摩法和耳廓穴位按摩法。前者包括全耳按摩、手摩耳轮和提捏耳垂。全耳按摩，是用两手掌心依次按摩耳廓腹背两侧至耳廓充血发热为止；手摩耳轮，是两手握空拳，以拇食两指沿着外耳轮上下来回按摩至耳轮充血发热为止；提捏耳垂，是用两手由轻到重提捏耳垂 3~5 分钟。以上方法可用于多种疾病的辅助治疗和养生保健。

耳廓穴位按摩法是医生用压力棒点压或揉按耳穴，也可将拇指对准耳穴，食指对准与耳穴相对应的耳背侧，拇、食两指同时掐按。此法可用于耳针疗法的各种适应证。

（四）耳针疗法的注意事项

1. 严格消毒，防止感染。耳廓暴露在外，结构特殊，血液循环较差，容易感染，且感染后易波及软骨可致软骨坏死、萎缩而导致耳廓畸变，故应重视预防。一旦感染，应立即采取相应措施，如局部红肿疼痛较轻，可涂 2.5% 碘酒，每日 2~3 次；重者局部涂擦消炎抗菌类的软膏，并口服抗生素。如局部化脓，发生软骨膜炎，当选用相应抗生素注射，并用 0.1%~0.2% 的庆大霉素冲洗患处。

2. 耳廓上有冻疮破溃、溃疡、湿疹等，不宜用耳穴治疗。

3. 妇女怀孕期间慎用，尤其不宜用子宫、卵巢、内分泌、肾等穴；有习惯性流产的孕妇禁用耳针治疗。

4. 对年老体弱者、有严重器质性疾病者，治疗时手法要轻柔，刺激量不宜过大，以防意外。

5. 耳针疗法亦可能发生晕针，应注意预防并及时处理。

6. 对肢体活动障碍及扭伤的患者，在耳针留针期间，应嘱患者及家属配合适量的肢体活动和功能锻炼，有助于提高疗效。

第五节　皮肤针疗法

皮肤针疗法的基本操作流程

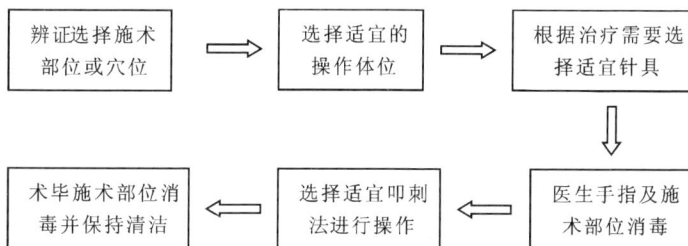

```
┌──────────┐      ┌──────────┐      ┌──────────┐
│ 辨证选择施术 │ ⇒  │ 选择适宜的 │ ⇒  │ 根据治疗需要选 │
│ 部位或穴位 │      │ 操作体位 │      │ 择适宜针具 │
└──────────┘      └──────────┘      └──────────┘
                                           ⇓
┌──────────┐      ┌──────────┐      ┌──────────┐
│ 术毕施术部位消 │ ⇐  │ 选择适宜叩刺 │ ⇐  │ 医生手指及施 │
│ 毒并保持清洁 │      │ 法进行操作 │      │ 术部位消毒 │
└──────────┘      └──────────┘      └──────────┘
```

皮肤针疗法为丛针浅刺法，是以多支不锈钢短针集成一束浅刺人体一定部位（穴位）的一种针刺方法。它是我国古代"半刺"、"浮刺"、"毛刺"等针法的发展。人体皮部是十二经脉在体表的分布，用皮肤针叩刺皮部可以疏通经络、调和气血，能通过络脉作用于脏腑经脉，促使机体恢复正常，从而达到防治疾病的目的。

一、部位的选择

1. 局部叩刺　即在病变局部按经脉循行叩刺，或在其局部由外围向中心叩刺。

2. 整体叩刺　即先刺脊柱两旁，由背至骶，后刺项部及病变局部。对某些病变在脊柱附近及其他有关部位上所出现的一些特殊所见（如敏感点、条索状物、结节等）均为重点叩刺部位。

二、操作方法

右手握针柄，以无名指、小指将针柄末端固定于小鱼际，针柄末端露出手掌后约2～5cm，以拇、中二指夹持针柄，食指置于针柄中段上面。叩刺强度分为三种。（表4－4）

表4－4 皮肤针叩刺强度

刺激强度	用针情况	叩刺局部	病人感觉	适应证
弱	用较轻腕力叩刺，针尖接触皮肤时间短	局部皮肤略潮红	患者无疼痛感	老年人、孕妇、儿童、久病体弱、头面五官肌肉薄处
强	用较重腕力叩刺，针尖接触皮肤时间稍长	局部皮肤可见隐隐出血	患者感疼痛	年壮体强，肩、背、腰、臀、四肢肌肉较厚处
中	介于弱、强之间	局部皮肤潮红，但无渗血	患者稍感疼痛	一般情况下均可用

不论轻刺、重刺都应注意运用腕部弹力，使针尖刺到皮肤后，由于反作用力而使针弹起，这样可减轻针刺部位的疼痛。叩刺速度要均匀，防止快慢不一、用力不匀地乱刺。针尖起落要呈垂直方向，即将针垂直地刺下，垂直地提起，如此反复操作。防止针尖斜着刺入和向后拖拉着起针，以免增加病人的疼痛。

三、适用范围

本疗法多用于头痛、偏头痛，胸痛、胁痛，失眠，目疾，鼻塞、鼻渊，上下肢痛及腰扭伤，口眼歪斜，痹证，呃逆，痿证，胃脘痛、呕吐，腹痛，哮喘、咳嗽，遗尿，心悸，眩晕，痛经，瘰疬，皮肤病等。

四、注意事项

1. 注意检查针具，当发现针尖有毛钩或缺损、针锋参差不齐者，须及时修理。

2. 针具及针刺局部皮肤（包括穴位）均应消毒。重刺后，局部皮肤须用酒精棉球消毒并应注意保持针刺局部清洁，以防感染。

3. 局部皮肤有创伤及溃疡者，不宜使用本法。

第六节　皮内针疗法

皮内针疗法的基本操作流程

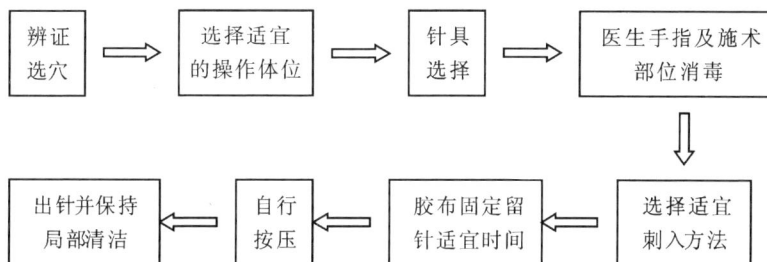

```
┌──────┐    ┌──────────┐    ┌──────┐    ┌──────────────┐
│ 辨证 │ ⇒ │ 选择适宜 │ ⇒ │ 针具 │ ⇒ │ 医生手指及施术 │
│ 选穴 │    │ 的操作体位 │    │ 选择 │    │   部位消毒    │
└──────┘    └──────────┘    └──────┘    └──────────────┘
                                                 ⇓
┌──────────┐    ┌──────┐    ┌──────────┐    ┌──────────┐
│ 出针并保持 │ ⇐ │ 自行 │ ⇐ │ 胶布固定留 │ ⇐ │ 选择适宜 │
│ 局部清洁 │    │ 按压 │    │ 针适宜时间 │    │ 刺入方法 │
└──────────┘    └──────┘    └──────────┘    └──────────┘
```

　　皮内针疗法是以特制的小型针具固定于腧穴部的皮内或皮下，进行较长时间埋藏的一种方法，又称"埋针法"。它是古代针刺留针方法的发展，《素问·离合真邪论》有"静以久留"的刺法。针刺入皮肤后，固定留置一定的时间，给皮肤以长时间的刺激，可调整经络脏腑功能，达到防治疾病的目的。临床需做较长时间留针的病证可采用本法。

一、部位的选择

　　按照辨证归经进行穴位选取。

二、操作方法

　　针刺前针具和皮肤（穴位）均进行常规消毒。

　　1. 颗粒型皮内针　押手拇食指按压穴位上下皮肤，稍用力将针刺部位皮肤撑开固定，刺手用小镊子夹住针柄，沿皮下将针刺入真皮内，针身可沿皮下平行埋入0.5~1cm，采取与经脉成十字型交叉状，例如肺俞（膀胱经背部第一侧线上），经线循行是自上而下，针则自左向右，或自右向左横刺，使针与经线成十字交叉型。皮内针刺入皮内后，在露出皮外部分的针身和针柄下的皮肤表面之间粘贴一块小方形（1cm×1cm）胶布，然后再用一条较前稍大的胶布，覆盖在针上。这样就可以保证针身固定在皮内，不致因运动的影响而使针具脱落。

　　2. 揿钉型皮内针　多用于面部及耳穴等须垂直浅刺的部位。用时以小镊子或持针钳夹住针柄，将针尖对准选定的穴位，轻轻刺入，然后以小方块胶布粘贴固定。另外，也可以用小镊子夹针，将针柄放在预先剪好的小方块胶布上粘住，手执胶布将其连针贴刺在选定的穴位上。

埋针时间的长短，可根据病情决定，一般 1~2 天，按压多者可埋 6~7 天，暑热天埋针不宜超过 2 天，以防止感染。

三、适用范围

临床多应用于神经性头痛、偏头痛、胃痛、胆绞痛、胁痛、腕踝关节扭伤等。还可应用于某些慢性疾病，如神经衰弱、高血压、哮喘、月经不调、面肌痉挛、眼睑跳动、遗尿、尿频、痹证等。

四、注意事项

1. 每次取穴，一般取单侧，或取两侧对称同名穴。

2. 埋针要选择易于固定和不妨碍肢体活动的穴位。

3. 埋针后，埋针处不宜水浸泡。夏季多汗时，要检查埋针处有无汗浸皮肤发红等。如见发红、疼痛要及时检查，有感染现象立即取针。埋针发生疼痛可以调整针的深度、方向，调整无效时，可能有炎症发生，应取针。患者感觉刺痛或妨碍肢体活动时，应将针取出重埋或改用其他穴位。

4. 针刺前，应对针体详细检查，以免发生折针事故。

5. 注意消毒，穴位、针具、镊子都要常规消毒。暑热天埋针时间不超过 2 天，以防感染。若埋针处已发生感染，应给予常规外科包扎处理。如有发热等全身反应时，应给予抗生素或中药清热解毒药治疗。

6. 关节处、红肿局部、皮肤化脓感染处、紫癜和瘢痕处，均不宜埋针。皮肤过敏患者、出血性疾病患者也不宜埋针。

7. 患者可以用手指间断按压针柄，以加强刺激量，提高效果。但应注意手的卫生。

第七节　放血疗法

放血疗法的基本操作流程

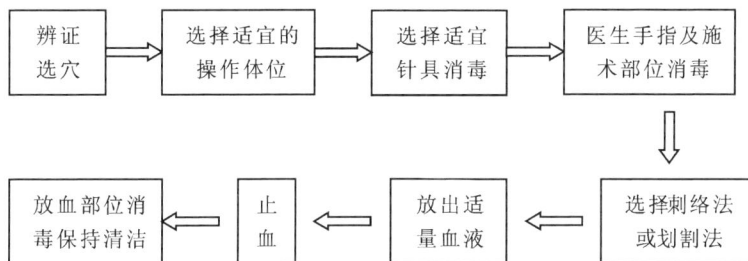

```
┌──────┐   ┌──────────┐   ┌──────────┐   ┌──────────┐
│ 辨证 │ → │ 选择适宜的│ → │ 选择适宜 │ → │ 医生手指及施│
│ 选穴 │   │ 操作体位 │   │ 针具消毒 │   │ 术部位消毒 │
└──────┘   └──────────┘   └──────────┘   └──────────┘
                                               ↓
┌──────────┐   ┌────┐   ┌──────────┐   ┌──────────┐
│ 放血部位消│ ← │ 止 │ ← │ 放出适  │ ← │ 选择刺络法│
│ 毒保持清洁│   │ 血 │   │ 量血液  │   │ 或划割法 │
└──────────┘   └────┘   └──────────┘   └──────────┘
```

放血疗法又称"针刺放血疗法"，是用三棱针或小眉刀等刀具刺破或划破人体的穴位和特定部位，放出少量血液，以治疗疾病的一种方法。病情紧急时也可暂用注射针头、缝衣针、瓷片、刮脸刀片等代替。

一、部位的选择

头面部、躯干部位和四肢手足部皮肤或静脉。

二、操作方法

先将针具消毒，然后对操作者的双手和患者的放血部位进行常规消毒。

临床常用的放血方法有刺络法和划割法两种。

（一）刺络法

该法又分点刺、挑刺、缓刺、围刺四种刺法。

1. 点刺（又称速刺）　运用较多，大多数部位都宜采用。

（1）选好点刺之穴位血络，局部用酒精进行常规消毒。

（2）右手持针，左手固定待刺部位，将三棱针针尖对准选好之血络，迅速刺入约0.1～0.3cm，立即出针。

（3）用手指轻轻挤压点刺穴位周围皮肤，挤出少量血液，用干棉签擦之，再挤压1～2次，放出适量血液后，用干棉签压迫止血。

2. 挑刺　多用于胸背部及耳后部位放血。

（1）选好部位，轻轻揉挤局部，使细小静脉充盈。

（2）常规消毒皮肤。

（3）用消毒的三棱针或小尖刀挑破（或划破）微小静脉，并挤出少量血液。

（4）用干棉球擦去血滴，再揉挤放出少量血液，用干棉球压迫止血。

3. 缓刺 多用于肘部、腘窝部的浅静脉放血。

（1）选好部位，并在放血部位上方用手自上而下按挤，或扎上止血带，使其静脉充盈。

（2）常规消毒皮肤。

（3）用消毒的三棱针或粗毫针刺入浅表静脉约 0.3cm，再缓缓退出针头，放出少量血液。

（4）以干棉球擦去放出的血液，松开止血带，再以干棉球压迫止血。

4. 围刺（又称散刺）   用于皮肤病等病灶周围点刺出血。

（1）点刺部位常规消毒。

（2）用消毒的三棱针沿病灶周围按顺序点刺出血。

（3）用酒精棉球再次消毒点刺皮肤，必要时覆盖上消毒敷料。

（二）划割法

多采用小眉刀等刀具，持刀法以操作方便为宜，使刀身与划割部位大致垂直，然后进刀划割。适用于口腔内膜、耳背静脉等处的放血。

在用刺手刺络或划割放血的同时，另一手做提、捏、推、按等辅助动作，以配合放血。

三、适用范围

本疗法通过数千年的医疗实践，为医家临床所习用，疗效也有所提高，特别对于某些急病重症更有抢救及时，收效迅速，无副作用的特点。本疗法根据经络学说和针刺原理，用针具刺破特定部位或穴位放血，以疏通经脉，调气理血，促邪外出。临床证明，本疗法有镇定、止痛、泻热、消肿、急救、解毒、化瘀等功效。

放血疗法适用于急证、热证、实证、瘀证、痛证。具体见表 4 - 5。

表 4 - 5　　　　　　　　　　　放血疗法的适应证

常见病证	针刺部位	操作方法
高血压	耳尖	点刺
发热	耳尖	点刺
中暑	曲泽、委中	泻血
昏迷昏厥	十宣、十二井	点刺
高热抽搐	十宣、十二井	点刺
头痛	太阳、印堂	点刺
目赤肿痛	太阳、耳尖	点刺
口眼歪斜	耳背静脉	泻血
咽喉肿痛	少商	点刺
中风失语	金津、玉液	点刺
瘿气	颈项部阿是穴	挑刺
瘰疬	颈项部	挑刺
肩周炎	肩部阿是穴	挑刺
关节肿痛	关节周围	散刺
急性腰扭伤	委中、腰部阿是穴	泻血
前列腺炎	八髎、腰骶部	挑刺
男性不育症	八髎、腰骶部	挑刺
痔疮	八髎、腰骶部	挑刺
神经性皮炎	局部	划割法
顽癣	病位周围	散刺
疳疾	四缝	点刺
消化不良	四缝	点刺

四、注意事项

1. 首先给患者做好解释工作，消除不必要的顾虑。

2. 放血针具必须严格消毒，防止感染。

3. 针刺放血时应注意进针不宜过深，创口不宜过大，以免损伤其他组织。划割血管时，宜划破即可，切不可割断血管。

4. 一般放血量为 5 滴左右，宜 1 日或 2 日 1 次；放血量大者，1 周放血不超过 2 次。1～3 次为 1 疗程。如出血不易停止，要采取压迫止血。

5. 如本疗法仅为对症急救应用，待病情缓解后，要全面检查，再进行治疗。一般不可滥用放血疗法。

6. 患有血友病、血小板减少症等有出血倾向疾病的患者以及晕血者，血管瘤患者，禁止用本疗法。

7. 过度疲劳、低血压、孕期和过饥过饱、醉酒、贫血者，不宜使用本疗法。

第八节　电针疗法

电针疗法的基本操作流程

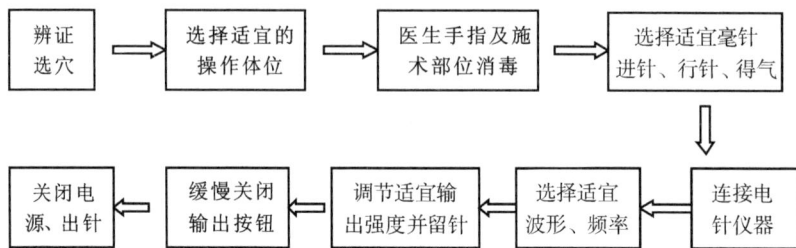

辨证
选穴 → 选择适宜的
操作体位 → 医生手指及施
术部位消毒 → 选择适宜毫针
进针、行针、得气 ↓

关闭电
源、出针 ← 缓慢关闭
输出按钮 ← 调节适宜输
出强度并留针 ← 选择适宜
波形、频率 ← 连接电
针仪器

电针疗法是针刺得气后，在针上通以接近人体生物电的微量电流以治疗疾病的方法。其优点是：能代替人做较长时间的持续运针，节省人力；且能比较客观地掌握刺激量；集毫针刺法和电疗于一体。

一、操作方法

1. 配穴处方　电针法的处方配穴与毫针刺法大致相同，但多选取双穴。一般以取同侧肢体的1～3对穴位为宜，不宜过多，以免刺激过强，患者不易接受。

选穴的方法除了按经络辨证、脏腑辨证取穴外，通常还可根据有神经干通过和肌肉神经运动点取穴。例如：

头面部：听会、翳风（面神经）；下关、阳白、四白、夹承浆（三叉神经）。

上肢部：颈夹脊6～7、天鼎（臂丛神经）；青灵、小海（尺神经）；手五里、曲池（桡神经）；曲泽、郄门、内关（正中神经）。

下肢部：环跳、殷门（坐骨神经）；委中（胫神经）；阳陵泉（腓总神经）；冲门（股神经）。

腰骶部：气海俞（腰神经）；八髎（骶神经）。

穴位的配对，如属神经功能受损，可按照神经分布特点取穴。如面神经麻痹，可取听会、翳风为主，皱额障碍配阳白、鱼腰；颜部障碍配颧髎；鼻唇沟变浅配人中；口角歪斜配地仓、颊车；眼睑开合障碍配瞳子髎。

坐骨神经痛，除取环跳、大肠俞外，还可配殷门、委中、阳陵泉等穴。

上肢瘫痪，以天鼎或缺盆为主穴，三角肌配肩髎或臑上，肱三头肌配臑会，肱二头肌配天府；屈腕和伸指肌以曲池为主，配手五里或四渎。

下肢瘫痪，股前部以冲门或外阴廉为主，加配髀关或箕门；臀、腿后部以环跳或秩边为主，小腿后面配委中，小腿外侧配阳陵泉。

在针刺主穴和配穴时，最好针感能达到疾病部位后，再接通电针治疗仪。

2. 电针方法　电针治疗仪在使用前必先把强度调节旋钮调至零位（无输出），再将电针仪上每对输出的 2 个电极分别连接在 2 根毫针上，负极一般接主穴。一般将同一对输出电极连接在身体的同侧，在胸、背部的穴位上使用电针时，切勿将 2 个电极跨接在身体两侧，避免电流经过心脏。通电时应注意逐渐加大电流强度，以免给患者造成突然的刺激。临床治疗时间，一般持续通电 15～20 分钟，从低频到中频，使患者出现酸、胀、热等感觉，或局部肌肉做节律性收缩。如做较长时间的电针，患者会逐渐产生适应性，即感到刺激渐渐变弱，此时可适当增加刺激强度，或采用间歇通电的方法，如暂时断电 1～2 分钟后再行通电。当达到预定时间后，先将输出电位器退回 "0" 位，然后关闭电源开关，取下导线，最后出针。不同疾病的疗程不尽相同，一般 5～10 天为 1 疗程，每日或隔日治疗 1 次，急症患者每天可以治疗 2 次。2 个疗程中间可以间隔 3～5 天。

通常电针都在 2 个穴位以上，如遇只需单穴电针时，可选取有主要神经干通过的穴位（如下肢环跳穴），将针刺入后，接通电针仪的一个电极，另一针则接上用水浸湿的纱布，作无关电极，固定在同侧经络的皮肤上。相邻的一对穴位通电时距离不宜太近，电流强度也应稍小些，以免刺激过强。

3. 电流的刺激强度　当电流调节到一定强度时，患者有麻刺感，这时的电流强度称为 "感觉阈"。如电流强度再稍增加，患者会突然产生刺痛感，能引起疼痛感觉的电流强度称为电流的 "痛阈"。脉冲电流的 "痛阈" 强度因人而异，在各种病理状态下其差异也较大。一般情况下超过痛阈的电流强度，患者不易接受，应以患者能耐受的强度为宜。

二、常用波形及适用范围

1. 波形　常见的脉冲波形有方形波、尖峰波、三角波和锯齿波，也有正向是方形波，负向是尖峰波的。单个脉冲可以不同方式组合而形成连续波、疏密波、断续波和锯齿波等。

2. 波幅　一般指脉冲电压或电流的最大值与最小值之差，也指它们从一种状态变化到另一种状态的跳变幅度值。电针的刺激强度主要取决于波幅的高低，波幅的计量单位是伏，如电压从 0～30V 间进行反复的突然跳变，则脉冲的幅度为 30V，治疗时通常不超过 20V。若以电流表示，一般不超过 2mA，多在 1mA 以下。也有以电压和电流乘积表示的。刺激强度因人而异，一般以中等强度、患者能耐受为宜，过强或过弱的刺激都会影响疗效。

3. 波宽 即指脉冲的持续时间，脉冲宽度也与刺激强度有关，宽度越宽则意味着给患者的刺激量越大。电针仪一般采用适合人体的输出脉冲宽度约 0.4 毫秒左右。

4. 频率 脉冲电流的频率不同，其作用也不同，频率由每分钟几十次至每秒钟几百次不等。频率快的叫密波，一般 50～100 次/秒；频率慢的叫疏波，一般是 2～5 次/秒。密波和疏波都属于连续波，还有疏密波、断续波、锯齿波等，临床使用时应根据不同病情选择适当波形。

密波：能降低神经应激功能，常用于止痛、镇静、缓解肌肉和血管痉挛，也用于针刺麻醉等。

疏波：其刺激作用较强，能引起肌肉收缩，提高肌肉韧带张力。常用于治疗痿证，各种肌肉、关节及韧带的损伤。

疏密波：是疏波和密波交替出现的一种波形，疏密交替持续的时间各约 1.5 秒。该波能克服单一波形产生适应的特点，并能促进代谢、血液循环、改善组织营养、消除炎症水肿等。常用于外伤、关节炎、痛证、面瘫、肌肉无力等。

断续波：是有节律地时断时续自动出现的疏波。断时在 1.5 秒时间内无脉冲电输出；续时，密波连续工作 1.56 秒。这种波型机体不易产生适应性，其作用较强，能提高肌肉组织的兴奋性，对横纹肌有良好的刺激收缩作用。常用于治疗痿证、瘫痪。

锯齿波：是脉冲波幅按锯齿自动改变的起伏波。每分钟 16～20 次，或 20～25 次，其频率接近人体呼吸频率，故可用于刺激膈神经，做人工电动呼吸，配合抢救呼吸衰竭。

至于频率不同是否有补泻差异，目前尚无足够资料加以证实，有待进一步研究。

三、注意事项

1. 电针仪使用前必须检查其性能是否良好，输出是否正常。治疗后，须将输出调节电钮等全部退至零位，随后关闭电源，撤去导线。

2. 电针感应强，通电后会产生肌收缩，故须事先告诉患者，让其思想上有所准备，使其更好地配合治疗。调节电流量应仔细，开机时应逐渐从小到大，切勿突然增大，以免发生意外。

3. 靠近延髓、脊髓等部位使用电针时，电流量宜小，不可过强刺激；患有严重心脏病者，在应用电针时应严加注意，避免电流回路经过心脏。孕妇慎用电针。

4. 作为温针使用过的毫针，针柄表面往往氧化而不导电，应用时须将输出线夹在毫针的针体上。

5. 年老、体弱、醉酒、饥饿、过饱、过劳者，不宜使用电针。

6. 在使用电针时，如遇到输出电流时断时续，往往是电针仪的输出部分发生故障或导线根部有断损，应修理正常后再使用。

7. 毫针经多次使用后，针身容易产生缺损，在消毒前应加以检查，以防弯针、断针现象发生。

第 五 章

推拿疗法

推拿疗法属于中医外治法的范畴，是在中医理论的指导下，推拿医生运用推拿手法或借助于一定的推拿工具作用于患者的特定部位或穴位来防治疾病的一种方法。数千年来，推拿医学在人类的卫生保健事业中发挥了极其重要的作用，今天在人们重新认识天然药物疗法和非药物疗法的优越性时，推拿这一传统的不药而愈的治疗手段越来越为社会所重视。

在临床应用的推拿疗法中，成人推拿和小儿推拿是相对独立的两个重要分支，二者有着不同的针对人群、操作手法、使用穴位。本章针对这两部分内容，分别进行介绍。

第一节　成人推拿基本技能

成人推拿的基本操作流程

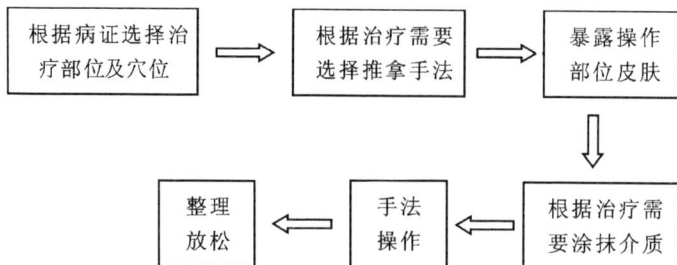

根据病证选择治疗部位及穴位　⇒　根据治疗需要选择推拿手法　⇒　暴露操作部位皮肤

⇓

整理放松　⇐　手法操作　⇐　根据治疗需要涂抹介质

成人推拿手法是推拿手法学的主体内容，是指运用一定的推拿手法，作用到成人的某个部位或穴位上，以达到治疗、预防、保健目的的一种物理疗法，属于传统非药物疗法的重要内容。

一、成人推拿手法分类

（一）根据手法的形态特点分类

1. 摆动类手法　是指主要以前臂的主动运动带动腕、指关节左右摇摆来完成手法操作过程的一类手法。如一指禅推法、滚法、大鱼际揉法等。

2. 摩擦类手法　是指施术者使施术部位与受术部位之间，或使受术部位一定层次之间产生明显相互摩擦的一类手法。如摩法、擦法、推法、搓法、抹法等。

3. 振动类手法　是指施术者使患者的受术部位产生明显振动感的一类手法。如振法、颤法、抖法等。

4. 挤压类手法　是施术部位在同一平面下，对受术部位同时产生相对作用力的一类手法。如按法、压法、点法、捏法、拿法、捻法、拨法、踩跷法等。

5. 叩击类手法　是指以一定的节律富有弹性地击打受术部位的一类手法。如拍法、击法、叩法等。

6. 运动关节类手法　是指运用一定的技巧在生理范围内最大程度活动被治疗者关节的一类手法。如摇法、扳法、拔伸法、背法、屈伸法等。

（二）根据手法的主要作用分类

1. 松解类手法　是指以一定的压力作用于软组织的一类手法，主要用于慢性疾病造成的结节、条索，以减轻症状、恢复功能为主。如本教材中除运动关节类手法以外的绝大部分手法，即属于松解类手法。

2. 整复类手法　是指以一定的技巧力作用于骨关节，并起到矫正关节错缝、错位、脱位等作用的一类手法，主要是用于正骨，以纠正解剖关系异常为主。如本教材中的运动关节类手法和部分按法即属于整复类手法。

二、成人推拿手法的基本技术要求

推拿手法的操作技巧讲求刚柔并济，以柔克刚，施力程度要求轻而不浮，重而不滞，透达深层。松解类手法的种类较多，每一种手法都有其特定的技术要求，但一般认为均必须符合均匀、有力、持久、柔和的基本技术要求，从而达到深透的作用效果。

（一）松解类手法的基本技术要求

1. 均匀　一是指手法的操作必须具有节律性，不可时快时慢；二是指手法的作用力在一般情况下保持相对稳定，不可忽轻忽重。

2. 有力 是指手法必须具备一定力量、功力和技巧力。力量是基本，功力和技巧力需通过功法训练和手法练习才能获得。

3. 持久 是指手法能够严格按照规定的技术要领和操作要求，持续操作足够时间而不发生改变，保持动作的一致连贯性。

4. 柔和 是指手法操作应做到轻而不浮，重而不滞，变换动作舒展自然，轻松流畅，毫无涩滞困难。

5. 深透 是指手法作用的力发于根而达于末，最终效果不能仅仅停留于体表，而要达到病证深处的筋脉、骨肉等结构和组织，恰到好处。

（二）整复类手法的基本技术要求

由于关节周围软组织的保护作用，特别是在疾患状态下，错缝关节周围的软组织多表现为组织紧张，肌腱、韧带张力高，给手法操作带来一定难度，因此，为了保证手法操作的安全性和有效性，整复类手法的操作应符合稳、准、巧、快的基本技术要求。

1. 稳 是对整复类手法安全性方面的要求。强调在施行手法整复时，首先要考虑到安全问题。它包括排除整复手法的禁忌证和具体手法的选择应用两个方面。

2. 准 是对整复类手法有效性方面的要求。强调进行关节整复时，一定要有针对性。首先，必须明确诊断；其次，在手法操作过程中，定位要准确。

3. 巧 是对整复类手法施力技巧性方面的要求。强调运用巧力，以柔克刚，以巧制胜，即所谓的"四两拨千斤"，不可使用蛮力、暴力。

4. 快 是对整复类手法发力方面的要求。强调发力时要疾发疾收，主要是能减轻患者的痛苦。

以上四个方面的技术要求应贯穿于每一个整复手法操作的全过程，只有这样，才能确保手法的安全性和有效性。

三、成人常用推拿手法的操作方法

成人推拿手法的熟练与好坏是影响推拿疗效的重要因素之一，手法掌握得娴熟，才能极尽运用之妙，达到满意的效果。

成人推拿手法种类多，治疗范围广。据不完全统计，现有手法已多达百余种，治疗范围已涵盖了伤科、内科、妇科、五官科等临床各科的疾病。本章根据手法的运动形态及其作用，将其分为摆动类、摩擦类、振动类、挤压类、叩击类、运动关节类等六大基本类型。

（一）摆动类

摆动类手法是以指或掌部着力，通过腕关节协调而有节奏的摆动，使运动产生的力来回交替、持续不断地作用于受术部位的一类手法。其特点是操作缠绵，动作连贯，力量深透，适应证广泛。主要包括一指禅推法、滚法、揉法等。

1. 一指禅推法

【概念】以拇指指端、指腹或偏峰端着力，通过腕部的来回往返摆动，使所产生的力通过拇指指端、指腹或偏峰端持续不断地作用于受术部位，称为一指禅推法。

【操作】沉肩、垂肘、悬腕，以拇指指端或指腹着力于受术部位上，拇指自然伸直，其余四指的掌指关节和指间关节自然屈曲，前臂主动发力，带动腕关节协调而有节律地左右来回摆动，使所产生的摇摆力通过拇指指端或指腹波浪交替、持续不断地作用于受术部位或穴位上。手法操作的频率为每分钟 120～160 次。（图5-1）

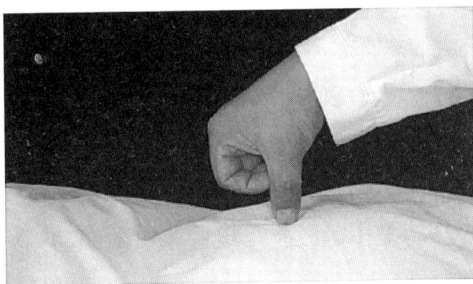

图5-1a　一指禅推法

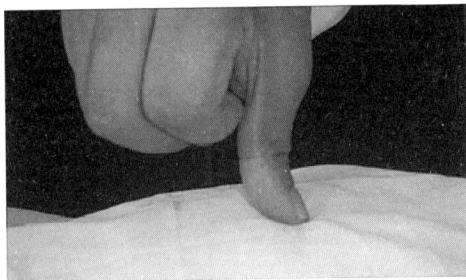

图5-1b　一指禅推法腕部向外摆动

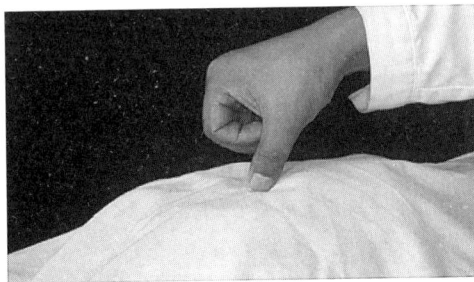

图5-1c　一指禅推法腕部向内摆动

此外，由一指禅推法衍化而来的还包括有一指禅偏峰推法和一指禅屈指推法，是利用拇指偏峰和拇指指间关节进行一指禅操作的方法。

（1）一指禅偏峰推法　以拇指偏峰部或桡侧缘着力，拇指自然伸直并内收，其余四指掌指部自然伸直，腕关节微屈或自然伸直，其运动过程同一指禅推法，只是腕部摆动幅度较小，以"少商"劲施力于受术部位。

（2）一指禅屈指推法 又称一指禅跪推法或背屈推法，拇指屈曲，指端顶于食指桡侧缘，或以指腹压在食指的指背上，余指握拳，以拇指指间关节桡侧或背侧着力于受术部位上，其运动过程同一指禅推法。

【动作要领】一指禅推法操作时，要求施术者姿势端正，精神恬静内收，手法动作要贯穿一个"松"字，肩、肘、腕等各部分均为放松状态，做到蓄力于掌，发力于指，这样才能将内力集中于拇指指端，使手法刚柔相济，形神俱备，柔和有力且能持续操作，不易疲劳。

（1）沉肩 肩关节放松，肩胛骨自然下沉，不要耸肩用力，也不可懈怠，以腋下空松能容一拳为宜。

（2）垂肘 肘关节自然下垂，略低于腕部，同时肘部不要向外翘起，亦不宜过度夹紧内收，肘关节是该手法操作的支点，不可随意动摇。

（3）悬腕 在保持腕关节放松的基础上，手掌自然垂屈，不可屈至最大限度。腕部在外摆时，尺侧要低于桡侧，回摆到最大时，尺、桡侧持平。

（4）指实掌虚 拇指指端自然着实吸定于一点，余四指及掌部放松，握虚拳，掌心如握一个鸡蛋，不可握死。前臂摆动产生的功力通过拇指轻重交替作用于体表。

（5）紧推慢移 是指一指禅推法在体表移动操作时，前臂维持较快的摆动频率，每分钟120～160次，而拇指指端或指腹在体表移动的速度要慢。

【注意事项】一指禅推法在操作时，拇指应吸定于体表一点，不能随着腕部的摆动而在体表上滑动、拖动或摩擦，循经推动时应在吸定的基础上缓慢移动。一指禅推法临床操作有屈伸拇指指间关节和不屈伸拇指指间关节两种式样，前者刺激柔和，后者着力较稳，刺激较强。若施术者拇指指间关节较硬，或治疗时要求较柔和的刺激，宜选用屈伸拇指指间关节的操作；若施术者拇指指间关节较柔软，或治疗时要求的刺激较强，宜选用不屈伸拇指指间关节的操作。

【作用】行气活血，通经活络，解痉止痛。

【临床应用】主要适用于头痛、失眠、面瘫、近视、冠心病、胃脘痛、泄泻、便秘、月经不调等头面五官科、内科、妇科疾病，以及颈项强痛、腰腿疼痛、关节酸痛等。

（1）头痛、失眠、面瘫、近视等，宜用一指禅偏峰推法。头痛、失眠以太阳穴为重点，自印堂向上至神庭穴往返推数次，其次由印堂沿两侧眉弓推至两侧太阳穴往返数次，再由神庭穴沿发际经头维至两侧太阳穴往返推数次，以行气活血，镇静安神。常与按、揉太阳，分抹、分推前额及按揉三阴交等方法配合使用。治疗面瘫则以一指禅偏峰推法推下关、颊车、地仓、迎香、四白、太阳等穴位，以舒筋活络，行气活血。治疗近视可用一指禅偏峰推法推眼眶周围各穴位，呈"∞"形线路反复数次，以缓解眼肌紧张和痉挛，并可配合按揉眼周穴位。

（2）颈项强痛，可用一指禅推法自督脉哑门沿颈脊柱正中推至大椎穴，次由两侧少阳经自风池穴推至颈根部，可反复数次，以通经活络，解痉止痛，亦可用一指禅屈指推法沿上述线路操作，常与颈项部拇指按揉法、拿法等配合应用。

（3）便秘、泄泻、胃痛等胃肠道疾患，可用一指禅推法推足太阳膀胱经第一侧线，可重点推脾俞、胃俞、肝俞、胆俞、大肠俞等穴位，腹部可重点推章门、中脘，以健脾和胃，调整胃肠功能，常与腹部摩法等配合应用。

（4）冠心病，用一指禅推法推心俞、风门、肺俞及膈俞，以活血通络，行气止痛，多与拇指按揉法按揉内关及上述穴位等方法配合应用。

（5）腰痛、痛经、月经不调、关节酸痛等，可根据具体病情随证选穴应用。

2. 㨰法

【概念】以第五掌指关节或中指、无名指、小指掌指关节背侧吸附于体表受术部位，通过腕关节的屈伸运动和前臂的旋转运动，使小鱼际与手背尺侧部在受术部位上做持续不断地来回运动，称为㨰法。

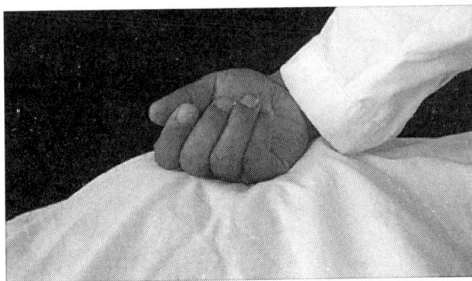

图 5 - 2a 㨰法屈腕和前臂旋后

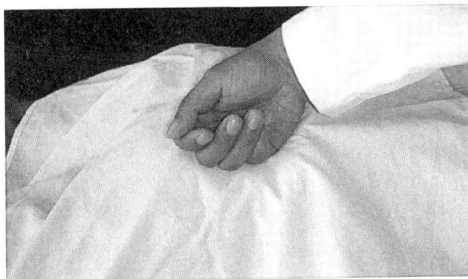

图 5 - 2b 拳㨰法

【操作】拇指自然伸直，其余四指自然屈曲，无名指与小指的掌指关节屈曲约90°，手背绷紧并沿掌横弓排列呈弧面，以第五掌指关节背侧为吸定点，吸附于受术部位上。以肘关节为支点，前臂做主动的推旋运动，带动腕关节做较大幅度的屈伸运动，使小鱼际和手背尺侧部在受术部位上进行持续不断地㨰动。手法频率每分钟120～160次。（图 5 - 2a）

其次，利用掌指关节或拳顶进行滚法操作，分别称之为掌指关节滚法和拳滚法，为滚法的变化运用。掌指关节滚法的操作方法与滚法相似，即以第五掌指关节背侧为吸定点，以小指、无名指、中指及食指的掌指关节背侧为着力面，腕关节略屈向尺侧，其余准备形态同滚法，其手法运动过程亦同滚法。

拳滚法的操作方法为：拇指自然伸直，余指半握空拳状，以食指、中指、无名指和小指的第一节指背着力于施术部位上。肘关节屈曲约20°~40°，前臂主动施力，在无明显前臂旋转动作下，单纯进行推拉摆动，带动腕关节做无尺、桡侧偏移的屈伸活动，使食指、中指、无名指和小指的第一节指背、掌指关节背侧、指间关节背侧为着力面，在受术部位上进行持续不断地滚动。（图5-2b）

【动作要领】

（1）肩关节放松下垂，肘关节自然微屈曲约40°，上臂中段距胸壁一拳左右。

（2）腕关节放松，手指应自然弯曲，不能过度屈曲或挺直，掌心如握鸡蛋。

（3）此手法的操作是以前臂的旋转和腕关节的屈伸协调运动来实现的。

（4）腕关节屈伸幅度应在120°左右（即前滚至极限时屈腕约80°，回滚至极限时伸腕约40°），使掌背尺侧部分的1/2面积依次接触受术部位。

（5）滚法对受术部位可产生持续不断的力量刺激，前滚和回滚时力量相同，即在操作过程中，应保证力量的均匀性。

【注意事项】

（1）操作时掌指关节要放松、自然。

（2）操作时应紧贴于受术部位上滚动，不可拖动、跳动或摩擦，同时应尽量避免掌指关节，或指间关节的骨突部与脊椎棘突，或其他部位关节的骨突处猛烈撞击。

（3）操作时常会因腕关节的过度紧张，从而造成屈伸幅度不够，导致前臂发出的力不能传达到手上，使手法过于生硬。所以，在操作时，不要为了达到手法力度要求而故意绷紧腕部和手部，应尽可能放松腕关节，同时应控制好腕关节的屈伸运动，避免出现"折刀样"的变化而造成动作的跳动感。

（4）临床使用时常结合肢体关节的被动运动，此时应注意动作要协调，被动运动要"轻巧柔和、顺其自然"。

（5）摆动幅度要充分，给受术者的感觉圆润自然。

【作用】疏通经络，活血化瘀，解痉止痛，滑利关节，松解粘连。

【临床应用】

（1）颈椎病，以滚法自一侧肩井部至颈根部，沿颈肌上行至风池穴处改为掌指关节滚法。

（2）肩周炎，以滚法于肩周围操作，可配合肩关节各个方向的被动活动。

（3）腰椎间盘突出症，宜用掌指关节滚法和拳滚法于腰臀部反复施用，且向上沿脊柱两侧膀胱经可按至背部的肩胛内上角，向下则经臀部沿下肢后侧至跟腱上方，重点部位可反复操作。

（4）半身不遂，可于患侧肢体反复施用滚法。

（5）高血压、糖尿病，宜用拳滚法重点于腰背部两侧膀胱经脉循行路线施治，可兼及下肢。

（6）痛经、月经不调等病证，可用拳滚法或掌指关节滚法于腰骶部施治。

以上各病证所施滚法，具有疏通经络，活血化瘀，解痉止痛，滑利关节，松解粘连等作用，临床常与揉法、按法、扳法、摇法等配合应用。滚法如作为保健推拿手法使用，可于仰卧位、俯卧位、侧卧位及坐位情况下操作。有较好的缓解疲劳，强身保健的作用。

3. 揉法

【概念】以手掌大鱼际或掌根、全掌、手指指腹着力，吸定于体表受术部位上，做轻柔和缓的上下、左右或环旋运动，称为揉法。揉法是推拿常用手法之一，手法极其柔和，根据操作时接触部位的不同，分为掌揉法和指揉法。掌揉法又可分为大鱼际揉法、掌根揉法和（全）掌揉法；指揉法又可分为中指揉法、三指揉法和拇指揉法。

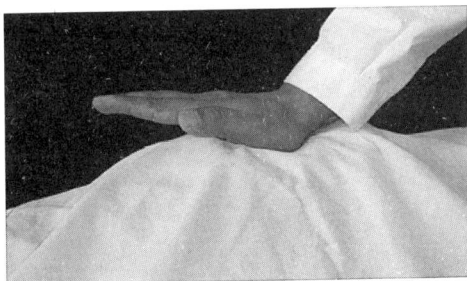

图 5 - 3a　大鱼际揉法

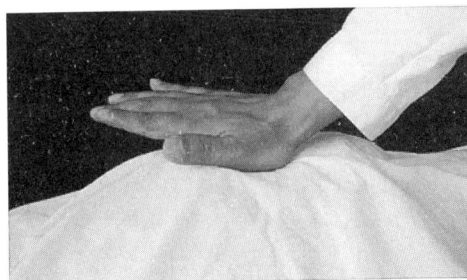

图 5 - 3b　掌根揉法

【操作】

（1）大鱼际揉法　沉肩、垂肘、松腕，腕关节呈微屈或水平状，前臂略旋前，大拇指内收，其余四指自然伸直，用大鱼际附着于受术部位上，以肘关节为支点，前臂做主动运动，带动腕关节摆动，使大鱼际在被操作部位上做轻缓柔和的环旋揉

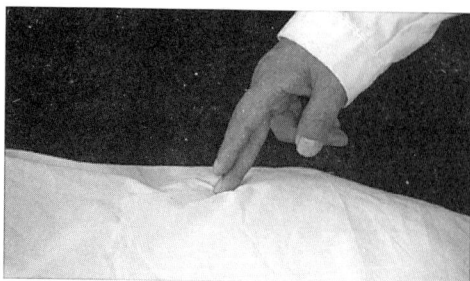

图 5 – 3c 中指揉法

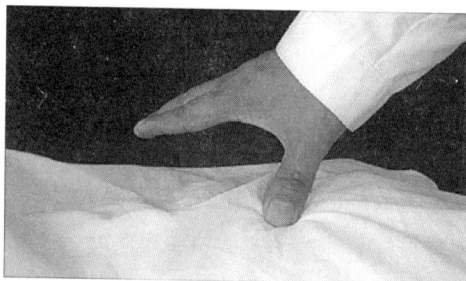

图 5 – 3d 拇指揉法

动，并带动该处皮下组织一起运动，频率为每分钟 120 ~ 160 次。（图 5 – 3a）

（2）掌根揉法 肘关节微屈，腕关节放松并略背伸，手指自然弯曲，以掌根置于受术部位。以肘关节为支点，前臂做主动运动，带动腕及手掌做小幅度环旋或上下、左右运动，并带动该处皮下组织一起运动，频率为每分钟 120 ~ 160 次。（图 5 – 3b）

全掌揉法是以整个手掌掌面着力，操作术式与掌根揉法相同。

（3）指揉法

①中指揉法 中指伸直，食指置于中指远端指间关节背侧（指甲表面），腕关节微屈，以中指指腹着力于体表受术部位上。以肘关节为支点，前臂做主动运动，带动腕、手部使中指指腹在受术部位上做轻柔的小幅度的环旋或上下、左右运动，并带动该处皮下组织一起运动，频率为每分钟 120 ~ 160 次。（图 5 – 3c）

②三指揉法 食指、中指、无名指三指指腹着力于受术部位，操作与中指揉法相同。

③拇指揉法 以拇指指腹着力于施术部位，余四指置于相应的位置以支撑助力，腕关节微悬。拇指及前臂部主动施力，使拇指指腹在受术部位上做环旋揉动，并带动该处皮下组织一起运动，频率为每分钟 120 ~ 160 次。（图5 – 3d）

【动作要领】

（1）所施压力要均匀、适当。

（2）动作协调、自然而有节律性。

（3）在往返移动时应在吸定的基础上进行。

（4）大鱼际揉法前臂做推旋动作，腕关节放松；指揉法在操作时，腕关节要保持一定紧张度，而掌根揉法在操作时，腕关节应略背伸，松紧适度。

【注意事项】

（1）揉法应吸定于施术部位，带动皮下组织一起运动。

（2）操作时向下的压力不可过大，以免动作生硬，甚则损伤皮肤。

【作用】疏通经络，行气活血，健脾和胃，消肿止痛。

【临床应用】主要适用于脘腹胀痛、胸闷胁痛、便秘、泄泻、头痛、眩晕等内科疾病及儿科病证等，亦可用于头面部及腹部保健。临床上常与按揉法、摩法、按法、拿法等手法配合应用于各病证所施部位。

（二）摩擦类

摩擦类手法是指以手的掌面或指面及肘臂部贴附在受术部位的表面，做直线或环旋移动的一类手法。其特点是手法作用于受术部位的表面后，在皮肤表面会形成不同形式的摩擦移动，而且根据运动形式不同，可以分为单向直线、直线往返、环形、弧形等不同的形式。包括摩法、擦法、推法、搓法、抹法等手法。

1. 摩法

【概念】用指或掌在体表做环形或直线往返摩动，称为摩法。分为指摩法和掌摩法两种。

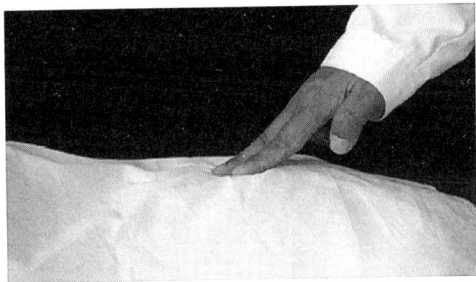

图 5 - 4 指摩法

【操作】

（1）**指摩法** 指掌部自然伸直，食指、中指、无名指和小指并拢，腕关节略掌屈。以食指、中指、无名指和小指指腹部着力于受术部位，以肘关节为支点，前臂主动运动，使指面随同腕关节做环形摩动。频率为每分钟120次左右。（图5 - 4）

（2）**掌摩法** 手部自然伸直，腕关节略背伸且保持松弛，将手掌着力于受术部位上，以肘关节为支点，前臂主动运动，使手掌连同腕关节和前臂做环旋摩动。此法较指摩法接触面积大，频率可稍慢，多行顺时针方向摩动，一般单手操作，亦可双手同时进行。

【动作要领】

（1）肩臂部放松，肘关节略微屈曲。

（2）指摩法时腕关节微屈，同时要保持一定的紧张度，但不可太紧张；掌摩法时则腕部要放松，不要松懈，而且应略背伸。

（3）摩动的速度、压力应保持均匀一致。一般指摩法应稍轻快，掌摩法应稍缓。

【注意事项】

（1）操作时注意摩动的速度不宜过快，也不宜过慢；压力不宜过轻，也不宜过重。做到轻而不浮，重而不滞。

（2）要根据病情的虚实来决定手法的摩动方向。

【作用】宽胸理气，消食导滞，宣肺止咳，暖宫调经。

【临床应用】主要用于脘腹胀满、消化不良、泄泻、便秘、咳嗽、气喘、月经不调、痛经、阳痿、遗精、外伤肿痛等。摩法在临床应用时常借助于介质进行所谓的膏摩，如冬青膏、红花油、跌打酒等，以增强手法的功效。

（1）脘腹胀痛、消化不良、泄泻、便秘等胃肠道疾患可摩中脘、天枢、肚脐部及全腹，以和胃理气，消食导滞，调节胃肠功能。

（2）咳嗽、气喘，可摩中府、膻中、风门、肺俞、心俞、胁肋部，以宽胸理气，宣肺止咳。

（3）月经不调、痛经，可摩小腹部、腰骶部以暖宫调经。

（4）遗精、阳痿，可掌摩小腹部、腰骶部，下肢内侧，以涩精止遗，温肾壮阳。

（5）外伤肿痛及风湿痹痛，可摩患处，以行气活血，散瘀消肿，常配合大鱼际揉法轻揉患处。

摩法也是自我保健推拿的常用手法之一。

2. 擦法

【概念】用手掌面或大、小鱼际部紧贴于受术部位表面上，进行快速的直线往返运动，使之摩擦生热的一种手法，称为擦法。分为指擦法、掌擦法、大鱼际擦法和小鱼际擦法。

【操作】以食指、中指、无名指和小指指面或掌面、手掌大鱼际、小鱼际置于受术部位表面上。腕关节背伸，保持前臂与手掌相平。以肘或肩关节为支点，前臂或上臂做主动运动，使手的着力部分在其表面做均匀的上下或左右直线往返摩擦移动，使受术部位产生一定的热量。用食指、中指、无名指和小指指面施术称指擦法。用全掌面施术称掌擦法，用大鱼际施术称大鱼际擦法（图5-5），用小鱼际施术称小鱼际擦法或侧擦法。

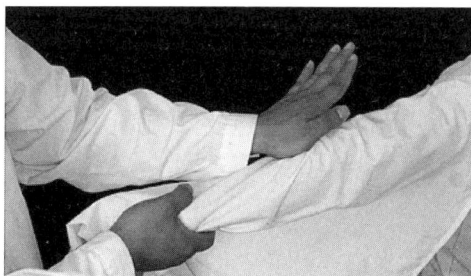

图 5 - 5　大鱼际擦法

【动作要领】

（1）肩关节放松，肘关节自然下垂。

（2）移动时，不论是上下运动，还是左右运动，必须直线往返运行，往返的距离根据不同的情况而定，动作一定要连续不断，犹如拉锯状。

（3）指擦法时应以肘关节为支点，前臂为动力源，擦动的往返距离宜小，属擦法中的特例。掌擦法、大鱼际擦法及小鱼际擦法均以肩关节为支点，上臂为动力源，擦动的往返距离宜大。

（4）擦法一般以透热为度，或皮肤潮红为度。因着力面积的不同，其产热的效率也不同，产热最高的是小鱼际擦法，最低的是指擦法。

【注意事项】

（1）压力要适中。擦法操作时如压力过大，则手法滞涩，很难擦动，而且容易擦破皮肤；如压力过小，则手法飘忽，不易生热，达不到良好的治疗效果。

（2）擦动时运行的线路必须直线往返，保持在同一条直线上，不可歪斜。

（3）擦法操作时可使用润滑剂（如凡士林油、按摩乳等），这样既可保护皮肤，又可使手法操作所产生的热度深透，提高手法效果。

（4）擦法操作完毕，不可再于所擦之处使用其他重手法，以免导致皮肤破损。

（5）擦法操作时须暴露受术部位皮肤，不可隔衣操作。

【作用】祛风除湿，行气活血，消肿止痛，健脾和胃。

【临床应用】擦法主要用于呼吸系统、消化系统，及运动系统疾病之四肢伤筋、软组织肿痛、风湿痹痛等病证。慢性支气管炎、肺气肿、哮喘等病证，可擦前胸部和上背部，以宽胸理气、止咳平喘。慢性胃炎、胃下垂、消化不良等病证，宜直擦背部两侧膀胱经和足三里穴，以健脾和胃，调节胃肠功能。阳痿及女子不孕，宜横擦腰骶部肾俞、八髎，以温肾壮阳，暖宫调经。四肢伤筋，软组织肿痛及风湿痹痛，宜直擦患处，以行气活血，消肿止痛。

擦法在使用时要应用介质，如凡士林油、按摩乳等，其他如爽身粉、麻油、蛋清等亦可使用。由于擦法使用后一般不再使用其他手法，故擦法常作为治疗最后的结束手法。

3. 推法

【概念】以指、掌、拳或肘部着力于受术部位的表面上，做单向的直线或弧形推动，称为推法。可分为平推法、直推法、旋推法、分推法和合推法。成人推法以单方向直线推为主，又称平推法，其中包括拇指平推法、掌平推法、拳平推法和肘平推法4种。

【操作】

（1）拇指平推法　以拇指指腹着力于受术部位的表面上，其余四指置于其前外方以固定助力，腕关节屈曲。拇指及腕部主动施力，向其食指方向呈短距离、单向直线推进。在推进的过程中，拇指指腹的着力部分应逐渐偏向桡侧，且随着拇指的推进腕关节应逐渐伸直，一般操作 5 ~ 10 遍。

（2）掌平推法　以掌根部着力于受术部位，腕关节略背伸，肘关节伸直。以肩关节为支点，上臂部主动施力，使掌根部向一定方向做单方向直线推进。（图 5 - 6）

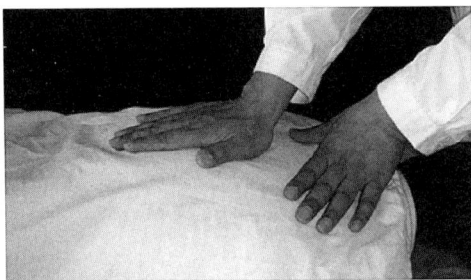

图 5 - 6　掌平推法

（3）拳平推法　手握实拳，以食指、中指、无名指及小指四指的近侧指间关节背侧的突起部着力于受术部位，腕关节挺劲伸直，肘关节略屈。以肘关节为支点，前臂主动施力，向前呈单方向直线推进。

（4）肘平推法　屈肘，以尺骨鹰嘴突起部着力于受术部位，另一侧手臂抬起，以掌部扶握屈肘侧拳顶以固定助力，以肩关节为支点，上臂部主动施力，做较缓慢的单方向直线推进。

【动作要领】

（1）着力部位要紧贴受术部位的表面。

（2）推进的速度宜缓慢均匀，压力要适中。

（3）单向直线推进，不可来回往复。

（4）拳、肘平推法宜顺肌纤维走行方向推进。

（5）拇指平推法推动的距离宜短，其他类推法推动的距离宜长。

【注意事项】

（1）推进的速度宜慢不宜快，压力要适中，不可过轻或过重。

（2）不可推破皮肤。为防止推破皮肤，可使用按摩乳、医用凡士林等润滑剂。

（3）操作运动路线一般可沿经络循行方向。

【作用】舒筋活络，祛风散寒，化瘀止痛，消胀除满，通便除积，平肝降压。

【临床应用】

（1）治疗高血压、头痛、头晕、失眠等，可掌推脊柱两侧膀胱经脉，以平肝降压，通调脏腑。

（2）治疗腰腿痛、风湿痹痛、腰背部僵硬、感觉迟钝等，宜用肘推法推脊柱两侧膀胱经、夹脊穴及两下肢后侧，亦可用掌推法和拳推法操作，以祛风散寒，通经活络，化瘀止痛。

（3）治疗胸闷胁胀、烦躁易怒等，宜用分推法推胸胁部，以疏肝解郁。

（4）治疗腹胀、便秘、食积等，用掌推法推脘腹部，以消胀除满，通便除积。

（5）治疗软组织损伤、局部肿痛等，宜用指推法和掌推法于病变处施治，以舒筋活络，消肿止痛。

临床上，常与按法、擦法、点法、拿法等结合使用，以取得良好的治疗效果。

4. 搓法

【概念】用双手掌面夹住一定部位，相对用力做快速往返交替搓动，称为搓法，亦称为夹搓法。搓法是一种辅助手法，常作为推拿治疗的结束放松手法。

【操作】双手掌面相对用力夹住受术部位，令受术者肢体放松。以肘关节为支点，前臂部主动施力，做相反方向的快速搓动，并同时做上下往返移动。（图5-7）

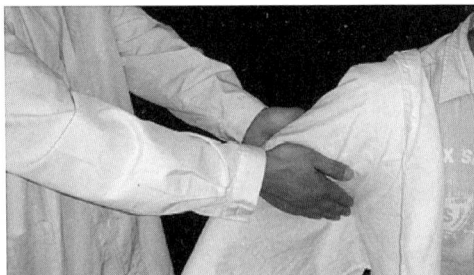

图5-7 搓法

【动作要领】

（1）操作时动作要协调、连贯、一气呵成。

（2）搓动的速度应快而稳，而上下移动的速度宜慢而匀。

（3）双手夹持用力要对称。

【注意事项】不可使受术者身体摇晃。施力不可过重，如着力部位夹持太紧，会造成手法呆滞不灵活。

【作用】疏松肌筋，调和气血，解痉止痛，疏肝理气。

【临床应用】主要用于肢体酸痛、关节活动不利及胸胁迸伤等病证。四肢部酸痛及关节活动不利，用双手夹搓四肢部及患病的关节。胸胁迸伤及肝郁气滞之证，可用搓法夹搓胸胁部。

5. 抹法

【概念】用单手或双手拇指指腹或掌面在受术部位的表面做上下、左右或弧形的往返移动，称为抹法。主要分为指抹法与掌抹法两种。（图5-8）

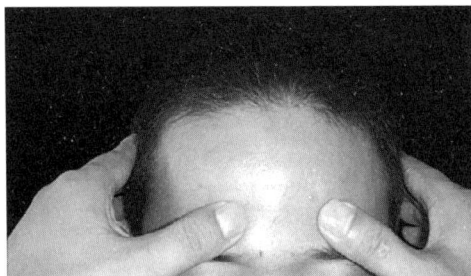

图5-8 抹法

【操作】

（1）指抹法　以单手或双手拇指指腹紧贴于受术部位的表面上，其余手指置于相应的位置以固定助力。以拇指的掌指关节为支点，拇指主动施力，做上下或左右、直线及弧形曲线的抹动。指抹法亦可以食指、中指与无名指指腹于额颞、头面部操作，受术者仰卧位，施术者坐于其头端，施术者以双手食指、中指、无名指腹分置于前额部近正中线两侧，以腕关节为支点，掌指部主动施力，自前额部向两侧分抹，经太阳穴至耳上角，可重复操作数次。

（2）掌抹法　以单手或双手掌面置于受术部位的表面。以肘关节为支点，前臂主动施力，腕关节放松，做上下或左右、直线及弧形的移动。

【动作要领】操作时手指指腹或掌面要贴紧受术部位皮肤；用力要均匀适中，轻而不浮，重而不滞，动作要均匀柔和。

【注意事项】

（1）区分抹法和推法。通常所说的推法是指平推法，其运动特点是单向、直线，有去无回；而抹法则是或上下，或左右，或弧形运动，可根据受术部位的不同而灵活运用。

（2）抹动时施力既不可过轻，又不可过重。过轻则手法轻浮，抹而无力；过重则手法重滞，失去了灵活性。无论轻重都要尽量和缓均匀。

【作用】疏风散寒，安神止痛，舒筋活血，行气止痛。

【临床应用】主要用于感冒、头痛，面瘫及肢体酸痛等。常与推法、按揉法等在病变处配合应用。感冒、头痛，宜用指抹法抹前额部及两侧太阳穴，以疏风散寒，安神止痛。面瘫，用指抹法抹面部，可依据具体的病变部位而有重点地施术。肢体酸痛，宜用掌抹法抹病变肢体，以舒筋活血，行气止痛。抹法亦常用于手、足部及面部的保健，可涂少许润滑剂后施术，也是美容推拿常用的手法。

（三）振动类

以较高的频率进行有节律性的波浪式交替刺激，持续作用于人体，使受术部位产生振动、颤动或抖动感的手法，称为振动类手法。振动类手法主要包括抖法、振法和颤法。

1. 抖法

【概念】用双手或单手握住受术者肢体远端，做小幅度的上下或左右连续抖动，称为抖法。抖法依据抖动部位、姿势以及体位的不同可分为多种，临床一般以抖上肢、抖下肢及抖腰法较为常用。

【操作】

（1）抖上肢法　受术者取坐位或站位，肩臂部放松。施术者站在其前外侧，用双手握住其腕部，慢慢将被抖动的上肢向前外方抬起至60°左右，然后两前臂做连续的小幅度的上下抖动，使抖动所产生的抖动波似波浪般地传递到肩部。或施术者以一手按受术者一侧的肩部，另一手握住其同侧的腕部，做连续不断的小幅度的上下、左右抖动，抖动中可活动受术者肩关节。（图5-9）

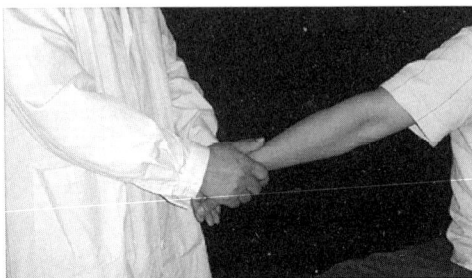

图5-9　抖上肢法

（2）**抖下肢法**　受术者仰卧或俯卧位，双下肢放松。施术者站在其足端，以双手分别握住受术者两足踝部，将两下肢抬起，离开床面约30cm左右，然后做连续的上下或左右的抖动，使其下肢及髋部有舒松感。两下肢可同时操作，亦可单侧操作。

（3）**抖腰法**　在腰部施用的抖法是混合性手法，它是牵引法和短促、大幅的抖法的结合。受术者俯卧位，施术者立于其足部，双手紧握住患者双踝部，双臂伸直，将两下肢抬起，离开床面约30cm左右，嘱其全身放松，待其放松后，做连续的数次的上下或左右抖动，使之产生的力作用于腰部，并产生较大幅度的波浪状运动。

【动作要领】

（1）被抖动的肢体要自然伸直，并应使肌肉处于最佳松弛状态。

（2）握住患者的腕部或踝部。

（3）以前臂发力，做快速、小幅度的抖动。抖动所产生的抖动波应从肢体的远端传向近端，一直达到需要抖动的部位。

【注意事项】

（1）操作时患者要呼吸自然，不得屏气。

（2）被抖动的肢体要充分放松，不可紧绷或过度紧张。

（3）抖动动作要持续、快速。

（4）抖动时，被抖动的肢体有疏松感。

（5）受术者肩、肘、腕有习惯性脱位者禁用。

（6）受术者腰部疼痛较重，活动受限，肌肉不能放松者禁用。

【作用】调和气血，舒筋活络，放松关节，缓解疼痛。

【临床应用】主要用于肩周炎、颈椎病、髋部伤筋、腰椎间盘突出症等颈、肩、腰、腿部疼痛性疾患，为辅助治疗手法。

本法是比较轻快、柔和、舒适的手法，只用于四肢和腰部，具有松解粘连及整复错位等作用。临床应用时常与搓法配合使用，作为治疗后的结束手法。

2. 振法

【概念】以指或掌面作用在受术部位上，通过前臂肌肉的等长性收缩而产生振动的方法，称为振法。振法分为指振法与掌振法两种。

【操作】

（1）指振法　以中指指腹按压在受术部位上，食指指腹可压在中指背侧，以增强稳定性，肘微屈，运用前臂和手部肌肉的屈肌群和伸肌群静止性用力，产生高频率的振动，并使之传导至指端而发生快速振动。（图5－10）

（2）掌振法　以掌面置于受术部位上，注意力集中于掌部，自然呼吸，前臂腕屈肌群和腕伸肌群交替性静止性用力，产生快速而强烈的振动，使受术部位产生温热感或轻松感。

【动作要领】

（1）前臂与手部必须静止性用力。所谓静止性用力，即是前臂与手部伸屈肌肉做交替性的收缩，但不做主动运动而产生的力，也相当于等长收缩。

（2）施术者注意力要高度集中于指、掌部。

（3）要有较高的振动频率，每分钟600～800次左右。

（4）以掌指部自然压力为准，不要施加额外压力。

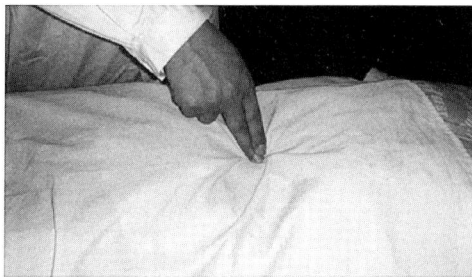

图5－10　指振法

【注意事项】操作时手臂部不要出现主动运动。即除手臂部静止性用力外，不能摆动或颤动，也不要向受术部位施加压力。振法易使施术者术后感到劳累，应注意加强自身修养和保护，防止出现疲劳损伤。

【作用】镇静安神，活血止痛，宽胸理气，止咳祛痰，调经活血。

【临床应用】头痛、失眠可指振印堂、太阳、百会等穴。胃下垂、胃脘痛可指振中脘或掌振脘腹部，以温中散寒，益气升阳。咳嗽、气喘可指振膻中穴。痛经、月经不调可掌振小腹部及腰骶部。

3. 颤法

【概念】以指或掌在受术部位做颤动的方法，称为颤法。颤法可分为指颤法和掌颤法两种。（图 5 − 11）

【操作】以食指、中指二指或食指、中指、无名指三指指腹或掌面置于受术部位，手部和臂部肌肉绷紧，主动施力，使手臂部产生有规律的颤动，使受术部位连同施术者手臂一起颤动。

【动作要领】

（1）前臂和手部要主动颤动　手臂部的肌肉需要绷紧，进行主动的运动，以形成了外在可见的颤动波。

（2）要有一定的颤动频率　颤法的运动频率一般认为在每分钟 200 ～ 300 次，比振法频率低。

（3）要有一定的压力　操作时对施术部位要施加合适的压力，既不可过重，又不能过轻，以适合手臂的颤动传递为宜。

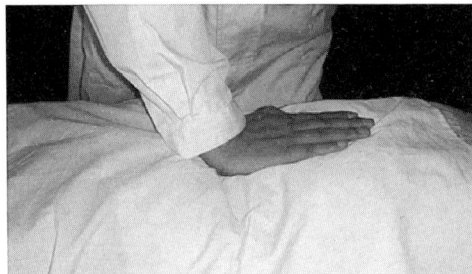

图 5 − 11　掌颤法

【注意事项】颤法对施术者体能的消耗较振法少，但亦应注意自体保护，不可长久操作，以免出现疲劳损伤。

【作用】主要用于腹胀、消化不良等。

【临床应用】治疗腹胀，消化不良，可指颤上脘、中脘、下脘，掌颤脐部，具有消胀除满、消食导滞的作用。常与揉胃脘、揉天枢等方法配合使用。近来也有人使用颤法达到减肥的目的。

（四）挤压类

用指、掌或者肢体的其他部分按压或对称性地挤压体表的一类手法，称为挤压类手法，包括按法、压法、点法、捏法、拿法、捻法、踩跷法等。

1. 按法

【概念】以手指或掌面按压受术部位体表，逐渐用力下压，称按法。可分为指按法、掌按法和肘按法。

【操作】

（1）指按法　以手指指腹着力于受术部位，腕关节略屈曲，沉肩，使身体的力量通过手指垂直向受术部位深处按压。当按压力达到一定深度或所需的力度后，须稍停片刻，按而留之，然后缓慢地松劲撤力，但手指不可离开受术部位，再做重复按压，使按压既平稳又有节律性，可单指按和双指重叠按，双指重叠按压又称为叠指按。指按法最常用的是拇指，其他中指和食指也较常用，有单指按、双指按、三指按、多指按。（图 5 - 12a）

（2）掌按法　以单手或双手掌面置于受术部位。以肩关节为支点，利用上半身的重量，通过上、前臂传至手掌部，垂直向下按压，用力原则同指按法。有单掌按、双掌按、叠掌按。（图 5 - 12b）

（3）肘按法　肘关节屈曲，以肘尖尺骨鹰嘴部置于受术部位，尽量增大接触面积，使身体的力量，通过上臂传至肘尖部，垂直向下按压，用力原则同指按法。

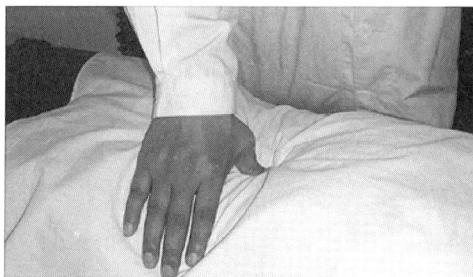

图 5 - 12a　指按法　　　　　　　　图 5 - 12b　掌按法

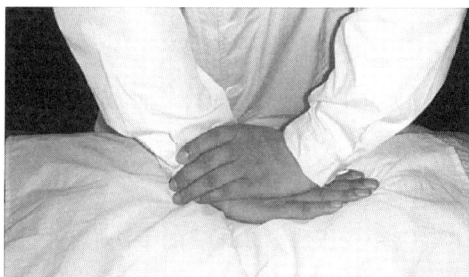

【动作要领】

（1）指按法要沉肩，垂肘，悬腕。

（2）掌按法应以肩关节为支点。此时，身体的力量易通过上臂、前臂传至手掌部，可使发力沉稳着实，深在有力。

（3）肘按法要沉肩，使身体的力量传达到肘尖部。

（4）操作的施力方向应与受力面相垂直。

（5）用力要由轻到重，稳而持续，使刺激充分达到肌体组织的深部。

【注意事项】

（1）指按法切忌手指发力，手指仅仅是传导力量，否则容易损伤手指，即使当时不损伤，长此以往也容易导致手指变形。

（2）指按法接触面积较小，刺激较强，常在按后施以揉法，形成有规律的按后加揉的连续手法操作，统称按揉。

（3）不可突施暴力，尤其是肘按法。不论指按法、掌按法，还是肘按法，其用力原则均是由轻而重，再由重而轻，手法操作忌力量突发突止，暴起暴落，同时一定要掌握好患者的骨质情况，诊断必须明确，以避免造成骨折。

【作用】解痉止痛，散结消肿，活血化瘀。

【临床应用】本法是推拿中常用的手法之一，其刺激量较大，适用于全身各部位，多用于处理麻木、疼痛等感觉障碍症状，也可以用于恢复身体姿态的塑身性结构功能调整。指按法的接触面较小，但刺激的强弱和压力的轻重容易控制调节，可用于全身各部位或穴位；掌按法接触面大，力度较为柔和，临床上多用于腰背、臀部及大腿等肌肉较丰厚的部位，亦可用于腹部；叠掌按法与压法结合，常多用于脊柱部位。肘按法力量最大，多用于腰背、臀部及大腿等肌肉较丰厚的部位。

按法在临床应用时以指按法和掌按法应用最多。按法常与揉法结合使用，组成按揉复合手法。按法又是自我保健推拿的常用手法之一。

2. 压法

【概念】用拇指指腹、掌面或肘关节尺骨鹰嘴突起部着力于受术部位进行持续按压，称压法。压法分为指压法、掌压法和肘压法，临床一般以肘压法常用。

【操作】

（1）指压法、掌压法的手法形态同指按法、掌按法，临床上常结合运用。

（2）肘压法操作时肘关节屈曲，以肘关节尺骨鹰嘴突起部着力于受术部位。以肩关节为支点，利用身体的力量，形成杠杆力，使肘关节垂直受术部位用力，持续按压。（图5-13）

【动作要领】

（1）指压法与掌压法的手法形态与准备动作同指按法与掌按法。

（2）肘压法操作时，以肩关节为支点，可巧用身体的力量，使发力平稳而深透，但要以受术者耐受为度。

（3）要持续施力。持续施力是压法区别于按法的根本点。压法与按法从手法动作来看，并无严格的区分标准，故而临床上常将两者统称为按压法。但有医家认为按法动作偏动，带有缓慢的节奏性，而压法动作偏静，压而不动。

（4）用力须由轻而重，结束时再由重而轻。肘压法因刺激较强，可间歇性施用。用力的方向一般多垂直向下或与受力面相垂直。

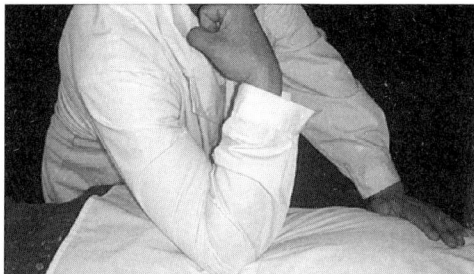

图 5－13　肘压法

【注意事项】

（1）首先要明确诊断，其次在施用此手法时，受术者要放松，施术者要缓慢施力，不可突施暴力，以免造成骨折或其他意外。

（2）肘压法在结束操作时，要逐渐减力，注意不可突然终止压力。

【作用】舒筋通络，解痉止痛。

【临床应用】指压法、掌压法与指按法、掌按法的作用相同，常结合应用。肘压法主要用于腰部肌肉僵硬，板状腰，顽固性腰腿痛等疾患。治疗腰椎间盘突出症，可用肘压法压腰椎间盘突出节段椎旁 1～1.5cm 处压痛点以及患侧的肾俞、腰眼、环跳、承扶、委中、委阳、承山等穴，可配合腰部牵引，腰骶部㨰法、按法、扳法等方法施用。

3. 点法

【概念】以指端、指间关节背侧或者肘部着力于受术部位，持续地进行点压，称为点法。点法主要包括拇指指端点法、屈指点法和肘点法等。临床以拇指指端点法、肘点法常用。

【操作】

（1）*拇指指端点法*　手握空拳，拇指伸直并紧靠于食指中节，以拇指指端接触于受术部位上。身体发力，沉肩、垂肘、松腕、拇指放松，仅仅是维持姿势，用于传导力量，进行持续性点压。亦可采用拇指按法的手法形态，用拇指指端进行持续点压。

（2）屈指点法　屈拇指或食指，其余四指放于自然位置，以拇指或食指指间关节背侧着力于受术部位上，身体发力，进行持续点压。（图 5 - 14a、图 5 - 14b）

（3）肘点法　屈肘，以肘关节尺骨鹰嘴突起部着力于受术部位。身体发力，通过松沉的肩和前臂进行持续性点压。

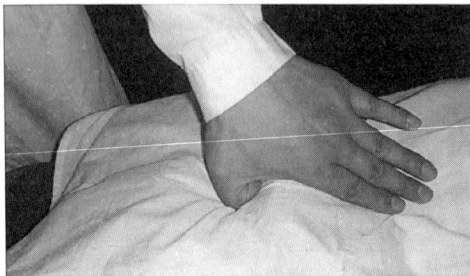

图 5 - 14a　屈拇指点法　　　　　　　图 5 - 14b　屈食指点法

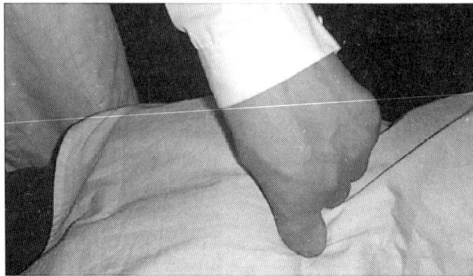

【动作要领】

（1）沉肩，垂肘，肘关节伸直或屈曲，腕部伸直或掌屈。

（2）以指端、指间关节突起部或尺骨鹰嘴部骨突处着力，全身整体发力，缓慢用力点压。

（3）用力要由轻到重，稳而持续，要使刺激力量充分达到受术部位的组织深部，要有得气的感觉，以耐受为度。

（4）用力方向应与受力面相垂直。

【注意事项】

（1）点压时要呼吸自然，不可使用蛮力。

（2）用力平稳，由轻到重，以病人能够耐受为度。

（3）接触部位要吸定，防止出现滑动，造成受术部位损伤。

（4）对年老体弱、久病虚衰的患者不可施用点法，尤其是心功能较弱患者忌用，防止出现意外。

（5）因为点法刺激量较大，同一处受术部位不能长时间使用，防止出现挤压伤害。

（6）在使用中须随时观察病人的反应，以防刺激量过大，发生意外。

【作用】镇静止痛，开通闭塞，解除痉挛。

【临床应用】本法属刺激量较强的一种手法，适用于全身各部位，但多用于穴位或压痛点，故有"点穴疗法"和"指针疗法"之称，主要用于各种痛证，其疗效一般情况下优于按法和压法。胃脘痛，点脾俞、胃俞；腹痛，点足三里、上巨虚；头痛，点鱼腰、头维、百会、太阳、风池等；牙痛，点合谷、下关、颊车等；落枕，点天宗、拇指根部；腰腿痛，点肾俞、气海俞、大肠俞、关元俞、八髎、环跳、承扶、委中、阳陵泉、承山等。以上各种痛证应用点法治疗，均具有通经止痛的作用，可用按法、压法及按揉法等，于上述穴位处配合应用。临床应用时要根据患者的体质、病情和耐受性，酌情选用。点法在临床上常与揉法、击法等结合使用。

附：点脊法

在脊柱或脊柱两侧足太阳膀胱经进行点按，称点脊法，是点法操作与身体部位结合而形成的综合性手法。具体操作方法：患者取俯卧位或坐位，医生用拇指沿脊柱及脊柱两侧竖脊肌进行点按；或屈食、中指，用两指指间关节沿脊柱两侧华佗夹脊穴进行点按；或用食、中指端分别置于脊柱两侧，然后沿足太阳膀胱经两条侧线和华佗夹脊穴进行点按。操作时可在相关腧穴上停留片刻，做重点操作，手法刺激强度以受术者感到有明显酸胀感为宜。具有强壮保健作用，常用于治疗脊柱疾病、脏腑疾病，是保健常用手法。

4. 捏法

【概念】以拇指和余四指的指面在受术部位做对称性的挤压，称为捏法。

【操作】用拇指和食、中指指面，或用拇指和其余四指指面夹持住受术部位，相对用力挤压，随即放松，再用力挤压、放松，重复以上动作，并沿肢体部位顺次移动。

【动作要领】

（1）拇指与其余四指应以指面着力，施力时双侧力量要对称。

（2）动作要连贯协调而有节奏性，用力要均匀而柔和。

（3）每次捏住受术部位后，要有短暂的停留。

【注意事项】

（1）不要用指端施力。

（2）操作时注意不要含有揉的动作成分，如捏中含揉，则其性质即趋于拿法。

（3）操作频率不可忽快忽慢，或着急慌乱不按要点操作。

【作用】松肌舒筋，解除疲劳，疏通气血，行气止痛。

【临床应用】捏法主要用于疲劳性四肢酸痛、颈椎病等病证。用于治疗疲劳性四肢酸痛，用捏法自四肢的近端捏向远端，疏通气血，具有松肌舒筋，解除疲劳的作用，常配合四肢部拿法、理法等。治疗颈椎病，尤适于椎动脉型和交感型，以捏法自两侧风池穴向下循序捏至颈胸交界处，具有舒筋通络，行气活血的作用，可配合颈项部拇指按揉法及拨法、拿法等使用。

5. 拿法

【概念】以手指指腹和掌面相对用力，提捏或揉捏肌肤，称为拿法。传统有"捏而提起谓之拿"的说法。拿法可单手亦可双手同时操作。分为三指拿法、五指拿法、全掌拿法。（图 5 – 15）

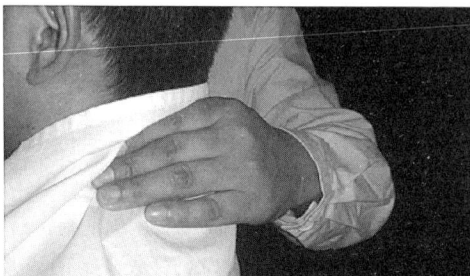

图 5 – 15　拿法

【操作】以手指的指面和掌面接触受术部位，捏住受术部位肌肤并逐渐收紧、提起，腕关节放松，然后进行轻重交替、连续不断的提捏并可施以揉动。

【动作要领】

（1）用拇指和其余手指的指腹部接触受术部位，掌根、大鱼际和掌指关节处着力，不能用指端或指甲部发力。

（2）拿法中宜含有捏、提、揉这三种动作成分，故拿法为一复合手法。

（3）腕关节放松，才能使动作协调、力量柔和，连绵不断。

【注意事项】

（1）施力要由轻渐重，不可突然发力。

（2）动作要缓和而有节律性，不要断断续续、忽轻忽重、忽快忽慢。

（3）拿法因其刺激量较大，要随时观察病人对手法的反应，以防意外发生。

【作用】祛风散寒，舒筋通络，解除痉挛，开窍醒神。

【临床应用】三指拿法多用于颈项及肩、肘、腕、膝、踝等关节部。五指拿法多用于腰、腹、胁肋部及头部。

拿法为临床常用手法，在具体应用时，其用力的大小必须根据辨证施治的原则，因人、因病制宜，同时还可用于急救，如拿合谷、拿内关等，应用时一般施力都较大，以患者清醒为度。颈椎病，可拿颈、项、肩部及患侧上肢，以行气活血，疏经通络，可与颈项部捏法、按揉法等配合使用；运动性疲劳，可由四肢近心端拿向远心端，具有松肌舒筋，止痛除酸的作用，常与四肢部捏法、揉法、抖法等配合应用；头痛恶寒等外感表证，可拿风池、颈项部、肩井穴及头部阳经，以祛风散寒，多与抹头面、扫散等方法配合使用。

6. 捻法

【概念】用拇、食指指面相对夹住某一受术部位，稍用力进行对称的、如捻线状的搓揉捻动，称为捻法。捻法为推拿辅助手法。（图5–16）

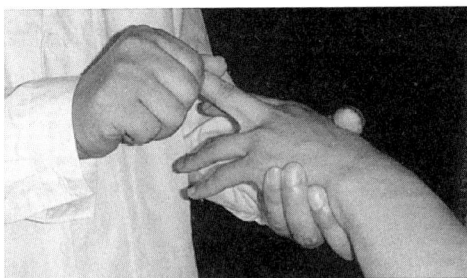

图5–16　捻法

【操作】用拇指指腹与食指桡侧缘或指腹相对捏住受术部位，拇指、食指相向运动，稍用力做对称性的快速搓揉动作，如捻线状，手指应紧贴皮肤，使皮下组织随手指捻动而滑动。

【动作要领】

（1）捻动的速度不宜过快，每分钟约50~80次，同时在受术部位沿长轴移动的速度宜慢。

（2）拇指与食指在捻动时，揉劲宜多，搓劲宜少，两指捻动的方向相反，是一种相向对称性运动。

（3）捻动时动作要灵活连贯，柔和有力，以透过皮下组织到达浅表筋膜为宜。

【注意事项】

（1）到达指间关节处要轻柔，避免损伤指间关节。

（2）捻动时动作要协调、快速、灵巧，不可呆滞、僵硬。

【作用】理筋通络，滑利关节，消肿散瘀，舒筋散结。

【临床应用】指间关节扭伤，可捻损伤的关节处，以消肿散瘀；类风湿性关节炎，四肢小关节肿胀疼痛者，可依次捻治，以理筋通络，滑利关节；屈指肌腱腱鞘炎以患指的腹侧面为重点进行捻治，以舒筋散结。

7. 踩跷法

【概念】用足部在受术部位进行有节律踩踏的一种推拿手法，称踩跷法。踩跷法临床应用广泛，其特点是施术者以身体的重量为主要的发力手段，踩踏的力量沉稳着实，可深入骨间及脏腑，但踩跷法危险度较高，要求准确地掌握适应证及熟练的脚法。

【操作】常用的踩跷法有踏步式踩跷法、倾移式踩跷法及外八字踩跷法。

（1）踏步式踩跷法　受术者俯卧位，施术者以双手或单手扶住预先设置好的扶手（如横木或吊环等），以调节自身的重心和控制踩踏的力量。施术者双足横踏于受术者腰骶部，以轻踏步的方式，双足一起一落地进行节律性踩踏，身体的重心随双足的起落而转移，依次由腰骶部循脊柱上移，踩踏至第7颈椎下缘，然后再循序踩踏回返至腰骶部，如此可反复多遍。在背、腰部踩踏过程中，可行1~2遍腰部弹压踩踏。

腰部弹压时，在受术者的胸部和下肢股部各垫2~3个枕头，使腰部悬空，施术者双足分立于腰脊柱两侧，以足掌前部着力，足跟提起，身体随膝关节的屈伸动作而一升一降，对腰部做一弹一压的连续刺激，一般可持续踩压10~20次。

（2）倾移式踩跷法　受术者俯卧位，准备动作同踏步式踩跷法。施术者双足分踏于一侧肩胛部和腰骶部，类似弓步，面部朝向受术者头部。踏在肩胛部一侧足的内侧缘同脊柱平行，紧扣于所踏肩胛内侧缘，踏于腰骶部一侧足轴线同腰脊柱垂直，横踏于腰骶部。以腰为轴，身体中心节律性前倾后移，前倾时重心落于前足，后移时重心落于后足，如此连续不断地进行节律性的前倾后移踩踏，亦可依此法将两足分踏于背部和腰部进行踩踏。

（3）外八字踩跷法　受术者俯卧位，准备动作同踏步式踩跷法。双足呈外八字分踏于两下肢股后侧的承扶穴处，身体重心左右移动，向左移动时重心落于左足，向右移动时重心落于右足，如此连续不断地进行节律性踩踏，并循序上、下移动。

（4）单足踩跷法　受术者俯卧位，准备动作同踏步式踩跷法。施术者一足站于床面，另一足放置于受术部位，根据情况施以力量，可进行类似上肢推拿手法的足点、足推、足按、足揉、足擦等。

（5）双足分推法　受术者俯卧位，准备动作同踏步式踩跷法。双足分踏于脊柱两侧，以两足跟为轴，下肢外展，进行双足分推。

【动作要领】

（1）踩跷法危险度较高，要求准确地掌握适应证及熟练的脚法。

（2）传统的弹压踩跷法是在胸部和下肢股部、膝部各垫 2～3 个枕头，使腰部悬空。

（3）除弹压踩踏法外，踩跷法一般要求受术部位紧贴于床面，增加安全性。

（4）踩踏时要有节律性，呈轻踏步式，足底离开被踩踏部位不要过高，以身体重心能转移至对侧足部即可。踩踏的速度不可过快，亦不可过慢，以每分钟 60 次左右踩踏即可。

（5）弹压踩跷时足尖不可离开受术者腰部。

（6）以腰为轴身体前倾后移踩踏时，双足均不离开被踩踏部位。

（7）踩踏的力量、次数和时间应根据受术者的体质状况和病情来掌握。在施术过程中如患者难以忍受或不愿配合，应立即停止，不可勉强。

（8）嘱患者随踩压的起落进行呼吸，切忌屏气。

【注意事项】

（1）严格掌握好适应证，明确诊断。凡体质虚弱，有心、肝、肾疾患，骨质疏松及各种骨病者禁用。

（2）四肢关节处不要进行踩踏，防止出现关节意外伤害。

（3）受术者因病、年老体弱者、不能受力者禁用。

（4）不可在同一部位进行过长时间踩踏，在操作时要注意观察患者姿态、表情。

（5）推拿医师体重过重者应慎用踩跷法。

（6）踩跷法结束后受术者一般不要立即起床，平卧一会，防止头晕。

【作用】疏经通络，理筋整复，行气活血，安神定痛。

【临床应用】腰椎间盘突出症及腰背筋膜劳损，可用踏步式踩跷法反复踩踏腰部、背部，用外八字踩跷法踩踏两下肢股后侧，具有疏经通络，理筋整复的作用；颈椎病，凡病变位置较低，累及肩胛部酸痛者，可用倾移式踩跷法重踩肩胛部，以行气活血，止痛除酸，可配合颈项部其他手法施用；头痛，其痛势悠悠，缠绵难愈者，可用外八字踩跷法长时间踩踏双下肢股后侧，对承受能力较强者，亦可踩踏两小腿后侧，具有安神定痛的作用，可结合头面部手法施用。

8. 掐法

【概念】以指甲着力于一定受术部位上进行垂直按压的一种手法，称掐法。（图 5 - 17）

【操作】用指甲接触于受术部位，其余手指放松，用力将指甲垂直切入受术部位表面，引起受术者强烈痛感。

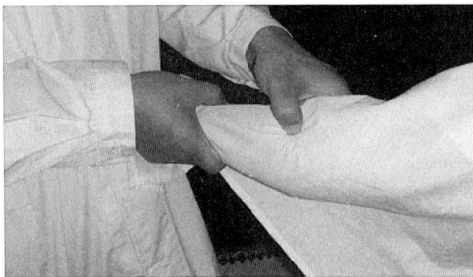

图 5 – 17 掐法

【动作要领】

（1）沉肩，肘关节略屈曲，沉腕。

（2）指间关节屈曲或伸直。

（3）指甲着力，上肢发力。

【注意事项】

（1）掐取的受术部位要准确无误。

（2）用力平稳，逐渐加重，以患者有痛感为度。

（3）若用于急救，则应突然发力，快速掐取，以患者清醒为度。

【作用】开窍醒神，镇惊止痛，解除痉挛。

【临床应用】本法刺激性较强，一般临床应用较少，常作为急救的手法。常用于昏厥、惊风、肢体痉挛、抽搐等症的治疗。掐法在临床应用时常与揉法结合使用，组成掐揉的复合手法。

9. 拨法

【概念】用拇指深按于受术部位进行单向或往返的拨动，称为拨法。又称指拨法、拨络法等。拨法力量沉实，拨动有力，作用强烈，有较好的止痛和松解粘连的作用，临床有"以痛为输，不痛用力"之说，即指拨法的应用而言，是常用手法之一。

【操作】拇指伸直，以指端着力于施术部位，其余四指自然放松。适当用力将拇指下压至一定深度，待受术者有酸胀感时，再做与肌腱、韧带、经络成垂直方向的单向或来回拨动。若单手指力不足时，亦可以双拇指重叠进行操作。

【动作要领】

（1）拨动力与将要操作的纤维或肌腱、韧带、经络方向互相垂直。

（2）拨动时拇指不能在皮肤表面有摩擦移动，应带动肌纤维或肌腱、韧带一起拨动。拨法与弹拨法有相似之处，其区别在于拨法对皮肤无摩擦移动，而弹拨法除对肌纤维或肌腱、韧带施以弹拨外，对皮表亦形成了较重的摩擦移动。

（3）用力要由轻而重，逐渐加大。

【注意事项】

（1）拨法在操作时应注意掌握"以痛为输，不痛用力"的原则。即在患处先找到某一体位时最疼痛的一点，以拇指指端按住此点不放，随后转动患部肢体，在运动过程中，找到并保持在指面下的痛点由痛变为不痛的新体位，而后施用拨法。

（2）同一痛点的拨法操作时间不宜太久，次数不宜太多，防止损伤组织。

【作用】解痉止痛，松解粘连。

【临床应用】拨法主要用于落枕、肩周炎、腰肌劳损、网球肘等病证。落枕可在项背部酸痛点施以拨法，并配合颈部的各个方向的被动活动；肩周炎，若软组织粘连，功能活动障碍时，可以拨法拨肱二头肌长、短头肌腱附着处及三角肌与肱三头肌交接处和肩贞、天宗等穴位，并配合肩关节外展、旋转等被动活动；网球肘，可拨肱骨外上髁压痛点。拨法常与按揉法、点法等于病变处配合应用。

附：弹拨法

【概念】弹拨法是指在拨法的基础上，施以弹动之力。分为拇指弹拨法和食指弹拨法两种。

【操作】

（1）拇指弹拨法　将拇指指端置于受术部位，其余四指自然放松。沉肩、垂肘、悬腕，将着力的拇指指端插入肌间隙或肌肉韧带的起止点处，通过拇指指端将力量送达深层组织，同时腕关节微微旋转并轻度摆动，用力由轻而重，速度由慢而快地拨而弹之，有如拨弦弹琴，指端下作响有声。

（2）食指弹拨法　以食指端置于受术部位，并着力插入肌间隙或肌肉韧带的起止点处。通过食指端将力量送达深层组织，用力由轻而重，速度由慢而快地拨而弹之，有如拨弦弹琴，指端下作响有声。

【动作要领】

（1）拇指弹拨法的肩、肘、腕姿势与一指禅推法相似，要沉肩、垂肘、悬腕，腕关节要保持桡侧高于尺侧，以利于腕关节的微微旋动和轻度摆动。除拇指外的其余手指自然放松。

（2）食指弹拨法关键是要将食指固定好，以保证食指挺而有力。

（3）弹拨法弹拨的方向是所用弹拨手指的腹侧面方向做与纤维或肌腱、韧带、经络成垂直方向的单向弹拨，用力须由轻而重，速度宜由慢而快，手法操作要轻巧、灵活。

【注意事项】

（1）同一部位不可弹拨多次。

（2）骨折的愈合期、急性软组织损伤者禁用。

【作用】松解肌筋，止痛除酸。

【临床应用】主要用于治疗颈椎病、肩周炎、腰背筋膜劳损等病证，一般多作为配合手法应用。颈椎病自上而下反复弹拨项韧带和两侧颈肌，以解痉止痛，可与颈项部按揉法、拿法等配合应用；肩周炎可弹拨三角肌与肱三头肌间隙处，肱二头肌长、短头肌腱以松肌止痛，可与肩部拿法、按揉法等配合应用；腰背筋膜劳损，可弹拨肩胛内缘、菱形肌及棘上韧带。腰部劳损者可弹拨两侧髂腰肌，尤其是第三腰椎横突处。本法可配合背腰部按揉法、擦法等手法应用。

（五）叩击类

用指、拳、掌、（桑枝）棒叩打体表受术部位，称叩击类手法。本类手法包括击法、拍法、叩法等。此类手法动作较为简单，可根据不同的病情和受术部位，选择相应的手法和使用适当的刺激强度。

1. 击法

【概念】用拳背、掌根、掌侧小鱼际、指端或棒（桑枝棒等），叩击体表受术部位的一种手法，称为击法。以拳背击打称为拳击法，以掌根击打称为掌击法，用掌侧小鱼际击打称侧击法，以指端击打称指尖击法，以桑枝棒击打称棒击法。

【操作】

（1）拳击法　手握空拳，腕关节伸直，用拳背、拳面或拳底为着力部位，节律性击打受术部位，常用于大椎穴及腰背部。（图5-18a）

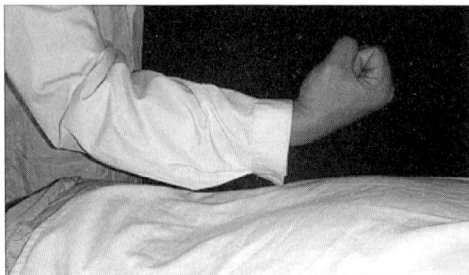

图5-18a　拳背击法

（2）掌根击法　手指自然伸直，腕关节背伸，用掌根为着力部位，俯掌节律性击打受术部位，常用于臀部及大腿部。

（3）侧击法　掌指部伸直，腕关节略背伸，用小鱼际尺侧缘为着力部位，立掌节律性击打受术部位，又称小鱼际击法，常用于头部、肩背部及四肢部，可单手操作，亦可双手交替操作。（图5－18b）

（4）指击法　用中指指端或三指、或五指指端为着力部位，挥腕节律性击打受术部位，用于全身各部位，特别是穴位上。（图5－18c）

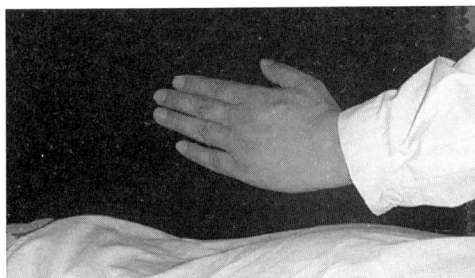

图5－18b　小鱼际击（掌侧击）法

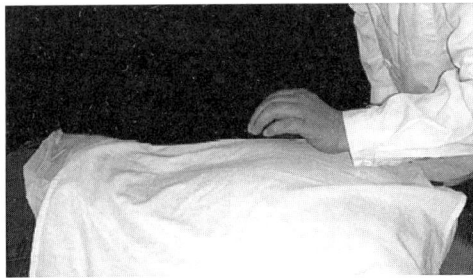

图5－18c　指尖击法

（5）棒击法　用桑枝棒或其他特制的棒叩击，挥棒节律性击打受术部位，常用于背部、腰骶部、臀部及四肢部位。

【动作要领】

（1）沉肩，垂肘，肘关节屈曲，腕关节放松，自然伸直或背伸。

（2）上臂或前臂发力，腕关节放松，做轻快、灵活的击打动作。

（3）击打时用力要稳，要含力蓄劲，收发自如。

（4）击打时要有反弹感，当一触及受术部位后即迅速弹起，不要停顿或拖拉。

【注意事项】

（1）击法用力应快速短促，垂直叩击体表，不可出现拖带，防止损伤皮肤表面。

（2）叩击的部位要准确、一致，不可偏歪。

（3）叩击时动作要平稳、用力应由轻到重。

（4）叩击时要有顺序、节律，动作要连续，快慢要适中。

【作用】宣通气血，通络止痛。

【临床应用】本法为刺激较强的手法，临床应用较多，全身各部位均可应用。本法在应用时，必须要根据病情和患者的体质、耐受力选择应用，尤其是久病体虚、年老体弱者等慎重使用。击法又是自我保健推拿手法之一。对颈椎病引起的上肢麻木疼痛，可拳击大椎，具有舒筋通络，宣通气血的作用。操作时患者宜取坐位，颈腰挺直，千万不要在颈前屈位时击打，常配合颈项肩部按揉法、拿法等使用。风湿痹痛，肢体麻木不仁者，可用侧击法或棒击法击打患病肢体一侧的肌肉丰厚处，以调和气血，祛风除湿，宜配合病变处按法、拿法等一起使用。若腰椎间盘突出症，下肢部疼痛较重者，用掌根击法重击环跳穴，以通经活络，可配合腰臀部、下肢后侧拍法及小鱼际侧击法应用。若肌肉萎缩，常以桑枝棒击法击打萎缩的肢体，以活血通络，生肌起萎，常配合肌肉萎缩肢体部的拿法使用。

2. 拍法

【概念】用虚掌拍打体表受术部位的一种手法，称为拍法，又称拍打法。（图5-19）

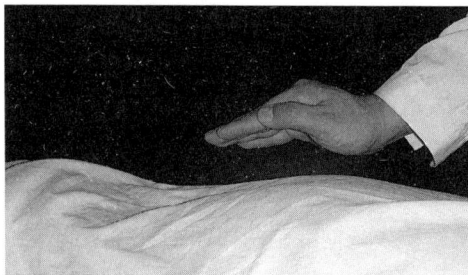

图5-19　拍法

【操作】手指自然并拢，掌指关节微屈，使掌心空虚。上下挥臂平稳而有节奏地拍打受术部位体表，以皮肤出现微红充血为度。用双掌拍打时，宜双掌交替操作。

【动作要领】

（1）沉肩、垂肘，腕关节放松，同时肘关节微屈，腕部背伸。

（2）手指自然屈曲并拢，掌指关节微屈呈空掌状。拍击时动作要平稳，要使整个掌、指周边同时接触体表，声音清脆而无疼痛。

（3）前臂主动施力，带动手掌做连续拍打动作。

【注意事项】

（1）拍打后应迅速将手提起，不要在拍打部位停顿，用力宜先轻后重，但不可过大。

（2）拍打时力量不可有所偏移，否则易拍击皮肤而疼痛。

（3）拍打的次数应根据患者的耐受程度而随时调整。

（4）拍打背部时应嘱患者张口呼吸，不可屏气。

（5）对结核、肿瘤、冠心病等禁用拍法。

【作用】舒筋活络，调和气血，缓解痉挛，消除疲乏。

【临床应用】本法在临床上较为常用，多作为治疗的辅助手法。常用于治疗肢体酸痛、感觉迟钝、肌肉麻木、痉挛等症，缓解痉挛。对腰背筋膜劳损，腰椎间盘突出症，可以拍法拍背部、腰骶部及下肢后侧，宜反复施力，具有舒筋通络，行气活血的作用。常配合背部、腰部及臀腿部击法应用。拍法亦常作为推拿结束手法和保健手法使用，有消除疲乏的作用。

3. 叩法

【概念】以手指的指腹侧或空拳的底部击打体表一定部位，称为叩法。叩法刺激程度较击法为轻，有轻击为叩之说，实则叩法属击法范畴，叩击为一体，不易区分。

【操作】手指自然分开。腕关节略背伸。用指腹侧节律性叩击受术部位。或手握空拳，按上述要求以拳的小鱼际部节律性击打受术部位。若操作娴熟，可发出声响，有醒神镇静的作用。

【动作要领】

（1）施术者肩、肘、腕要放松，不可紧张施力。

（2）叩击时节奏感要强，施力要适当。

（3）单手或两手都可操作，如击鼓状。

【注意事项】注意不要施重力，重力叩击就失去了叩法的作用。一般叩法施用后受术者有轻松舒适的感觉。

【作用】缓解疲劳，调和气血，醒神开窍。

【临床应用】主要用于颈椎病及局部酸痛、倦怠疲劳等病证。颈椎病可用空拳叩击颈肩部、后背，疲劳倦怠可叩击腰骶部、下肢内侧及足跟。头昏欲睡可用指叩击头顶部，醒神开窍。

（六）运动关节类

对关节做被动性活动，使关节能在生理活动范围内，做伸展、屈伸或旋转等方向和角度变化的活动类手法，称运动关节类手法。本类手法包括摇法、背法、扳法、拔伸法。其特点是手法节奏明快，对某些病证往往能收到立竿见影的效果。

1. 摇法

【概念】用一手握住或挟住关节近端肢体，另一手握住关节远端肢体，做缓和回旋转动的一种手法，称为摇法。

【操作】

（1）摇颈法　患者坐位，颈项部放松，施术者立于一侧，以一手托住下颌部，一手扶住头后枕部，双手以相反方向缓慢活动，使头颈部按顺时针或逆时针方向进行环形摇转，可反复摇转数次。

（2）摇腰法　包括端坐位摇腰法、仰卧位摇腰法、俯卧位摇腰法、站立位摇腰法和滚床摇腰法。

①端坐位摇腰法　受术者端坐，腰部放松，施术者站于受术者后侧，一手扶住其一侧腰部，一手扶住对侧肩部，双手协调用力使腰部做前后左右的环转摇动。或受术者坐位，一施术者夹持固定住其下肢，另一施术者双手扶住患者双肩，左右旋转摇动。一般操作3~5次。

②仰卧位摇腰法　受术者仰卧位，两下肢并拢，屈髋屈膝。施术者双手分按其两膝部或一手按膝，另一手按于足踝部，协调用力，做顺时针或逆时针方向的摇转运动。

③俯卧位摇腰法　受术者俯卧位，两下肢伸直。施术者一手按压其腰部，另一手臂托起双下肢，做顺时针或逆时针方向的摇转。摇转其双下肢时，按压腰部的手可根据具体情况向下施加压力，以确定腰部被带动摇转的幅度。

④站立位摇腰法　受术者站立位，双手扶墙。施术者立于其身体一侧，一手扶按其腰部，另一手扶按其脐腹部，两手协调施力，使其腰部做顺时针或逆时针方向的摇转运动。

⑤滚床摇腰法　受术者坐于床上，施术者立于其后方，助手扶按双膝以固定。以双手臂环抱其胸部并两手锁定，按顺时针或逆时针方向缓慢摇转。

（3）摇肩法

①握手摇肩法　受术者坐位，两肩部放松，被操作侧上肢自然下垂，施术者立于其一侧，一手扶住被操作侧肩部，一手与受术者同侧手部相握，使肩关节做顺时针或逆时针方向的小幅度环转摇动。

②托肘摇肩法　受术者坐位，肩部放松，肘关节屈曲，施术者立于一侧，两腿呈弓步，以一手扶住被操作肩关节上部，另一手托住同侧屈曲的肘部，然后使肩关节做顺时针或逆时针方向的中等幅度环转摇动。（图5-20a）

③大幅度摇肩法　受术者坐位，肩部放松，上肢自然下垂，施术者立于其前外侧，两足呈丁字步，一手握住受术者腕部，另一手相对以掌背将其慢慢向上托起，在向上托起至140°~160°时，随即反掌握住其腕部，将原握腕之手向下移至被操作

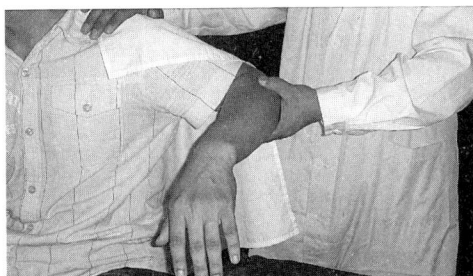

图 5 – 20a　托肘摇肩法

肩上部按住，此时要停顿一下，两手协调用力，即按肩的手向下压，握腕的手向上拉，使被操作肩关节伸展，随即向后使被操作肩关节做大幅度转动，如此反复操作，使其做连续地环转运动。由后向前做环转时两手动作相反。在大幅度摇转肩关节时，要配合脚步的移动，以调节身体重心。即当肩关节向上、向后外方摇转时，前足进一小步，身体重心在前；当向下、向前外下方复原时，前足退步，身体重心后移。

　　除以上三法外，还有拉手摇肩法和握臂摇肩法临床亦较常用。拉手摇肩法是让受术者拉住施术者的手，施术者在位于其外侧方的情况下主动圆周形摇转手臂以带动其手臂运动，使其肩关节做中等幅度的摇转。握臂摇肩法是在受术者坐位情况下，施术者立于其后，两手分别握住其两上肢的肘关节上部，同时做由前向外、向后下方的中等幅度的环转摇动。

　　（4）肘部摇法　施术者一手固定被操作的屈曲的肘部，一手握住其同侧腕上，做肘关节的顺时针或逆时针方向环转摇动。

　　（5）腕部摇法　施术者一手握住被操作腕上部前臂下端，一手握住其手掌，做腕关节顺时针或逆时针方向的环转摇动。

　　（6）掌指关节摇法　施术者以一手握住受术者一侧掌部，另一手以拇指和其余四指握捏住五指中的一指，在稍用力牵伸的情况下，做该掌指关节的顺时针或逆时针方向的摇转运动。

　　（7）髋部摇法　受术者仰卧，屈髋屈膝各呈90°，施术者立于一侧，一手按住其膝部，一手握住其踝部或足跟部，两手协调使髋关节做顺时针或逆时针的环转运动。（图5–20b）

　　（8）膝关节摇法　受术者仰卧位，一侧下肢伸直放松，另一侧下肢屈髋屈膝。施术者以一手托扶其屈曲侧下肢的腘窝部，另一手握其足踝部或足跟部，按顺时针或逆时针方向环转摇动。

（9）踝部摇法　受术者仰卧，下肢伸直，踝部放松，施术者立于足端，一手托住其足跟部，一手握住其足趾部，稍用力做拔伸牵引，并在牵引下做踝关节的环转摇动。其次，受术者俯卧位，一侧下肢屈膝。施术者以一手扶按其足跟部，另一手握住其足趾部，做顺时针或逆时针方向的环转摇动。本法较仰卧位时的踝关节摇法容易操作，且摇转幅度较大。（图5-20c）

【动作要领】

（1）施术者取站立姿势，下肢保持弓步或马步。

（2）摇转的幅度要在人体生理活动范围内进行。应由小到大，逐渐增加。人体各关节的活动幅度不同，因此各关节的摇转幅度亦不同。

（3）摇动时施力要协调稳定，除被摇的关节、肢体外，其他部位不应随之晃动。

（4）摇转的速度宜慢，尤其是刚开始操作时的速度要缓慢，可随摇转次数的增加及受术者的逐渐适应稍微增快速度。

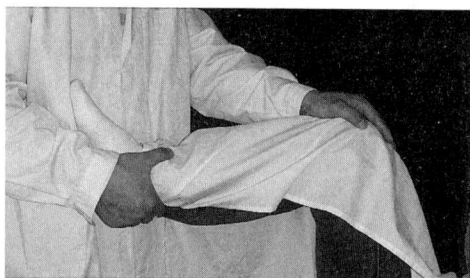

图5-20b　髋部摇法　　　　　图5-20c　踝部摇法

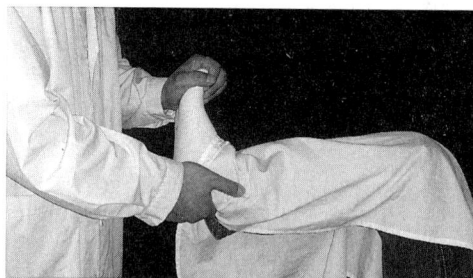

【注意事项】

（1）要诊断明确，对年老体弱者慎用，对关节畸形或关节本身有病变者，如关节结核、化脓性关节炎，以及先天性骨发育不良，如颈椎齿状突发育不全等，一律禁用。

（2）对椎动脉型、交感型颈椎病以及颈部外伤、颈椎骨折等病证禁用摇法。

（3）对于习惯性关节脱位者禁用摇法。

（4）摇动的幅度要在正常生理功能活动的范围内进行，不可逾越人体关节生理活动范围进行摇转。并结合被摇动关节的活动受限情况而定，一般在摇时，其活动度由小到大，由慢到快，循序渐进，不可操之过急。

（5）动作要缓和协调，施力要平稳。不可突然快速摇转。

（6）环转摇动时要顺其自然，因势利导，切忌动作粗暴。

（7）颈部摇法频率要慢，以免引起眩晕。

【作用】滑利关节，松解粘连。

【临床应用】本法属于被动运动关节的一种手法，临床应用较多，常在治疗的中后期使用，适用于四肢关节部及颈、腰部。多用于治疗关节软组织损伤、粘连、关节错位、屈伸不利等症。临床应用时常与抖法等结合使用，组成复式操作法。

落枕、颈椎病、颈项部软组织损伤，可用颈项部摇法。肩关节周围炎、肩部软组织损伤用肩关节摇法。对肩关节周围炎早期，不宜施用肩关节大摇法，应小幅度摇动，以患者舒适为准。急性腰扭伤或腰肌劳损、腰椎间盘突出症的恢复期，可用腰部摇法。髋部伤筋可用髋关节摇法。膝、踝关节扭、挫伤，骨折后遗症等，可用膝关节摇法和踝关节摇法。如想达到滑利关节的作用，摇法可作为主要手法应用；如想达到解除粘连的作用，摇法则为辅助手法。摇法常与扳法、拔伸法及拿法、点法、按法等配合应用。

摇法作为保健手法使用，如操作得当，具有十分舒适的特点，各关节摇转时宜缓慢操作。

2. 扳法

【概念】双手做相反方向或同一方向的用力扳动，使关节伸展、屈曲或旋转到一定程度做被动的扳动的一种手法，称为扳法。扳法应用于关节，使关节产生伸展、屈曲或旋转等运动形式，且多数情况下为短暂的、快速的运动。扳法为推拿常用手法之一，也是正骨推拿流派的主要手法，如应用得当，效果立验。

【操作】

（1）**颈项部扳法**　包括颈部斜扳法、颈椎旋转定位扳法、寰枢关节旋转扳法。

①颈部斜扳法　受术者坐位，颈项部放松，头略前倾或中立位。施术者站于其侧后方，一手扶按其头顶后部，另一手扶托其下颌部。两手协同动作，使其头部向侧方旋转，当旋转至有阻力时，略停顿片刻，随即用寸劲巧力，做一突发性的有控制的快速扳动，常可听到"咯嗒"弹响声，之后可按同法向另一侧方向扳动。颈部斜扳法亦可在仰卧位情况下施用。受术者仰卧位，全身放松。施术者坐或站于其头端，以一手扶托于下颌部，另一手置于枕后部。两手协调施力，先缓慢地将颈椎向上牵引，在牵引的基础上将颈向一侧旋转，当遇到阻力时略停片刻，然后以寸劲巧力做一突然的、稍增大幅度的快速扳动，常可听到"咯嗒"弹响声。

②颈椎旋转定位扳法　受术者颈部前屈至一定角度后，施术者立于患者一侧后方，一手用肘部托住其下颌部，手掌绕过对侧耳部扶住其枕部，另一手拇指顶按在病变处

颈椎的棘突旁，然后先向上沿轴线牵引颈部，同时使头向一侧被动旋转至最大限度后，稍做停顿，随即以寸劲巧力用力扳动颈椎，此时常可听到"咯嗒"响声，同时拇指下可感到屈颈至一定角度活动度最大的棘突出现"跳动感"，表示定位扳法操作成功。

③寰枢关节旋转扳法　受术者坐于低凳上，颈微屈。施术者站于其侧后方。以一手拇指顶按住第二颈椎棘突，另一手以肘弯部托住其下颌部。肘臂部协调用力，缓慢地将颈椎向上拔伸。在拔伸基础上，使颈椎向患侧旋转，当旋转到有阻力的位置时，随即用寸劲巧力，做一突然的、增加幅度的快速扳动，而顶住棘突的拇指亦同时施力进行拨动。此时常可听到关节弹响声，拇指下亦有棘突跳动感，表明手法复位成功。寰枢关节扳法容易出危险，应慎用。

（2）胸部扳法　包括扩胸牵引扳法、胸椎对抗复位扳法、扳肩式胸椎扳法和仰卧压肘胸椎整复法。其中扩胸牵引扳法和胸椎对抗复位扳法较常用。

①扩胸牵引扳法　受术者坐位，令其双手十指交叉扣于后枕部，施术者立于其身后，两手托住其两肘部，并用一膝顶住其背部病变的胸椎棘突，嘱其做俯仰活动，并配合呼吸，俯身时呼气，仰起时吸气，此时施术者两手同时用力向后扳动，随即会听到一个或连续的"咯嗒"响声，表明手法操作成功，同时施术者会感觉到膝下棘突的活动。（图5-21a）

②胸椎对抗复位扳法　受术者坐位，双手十指交叉抱于枕部，施术者立于其后，以双手从其腋下伸过，并从其前臂与上臂之间穿出，双手握住其前臂远端，施术者前臂托住其腋部或上臂部，一侧膝部顶其病变的胸椎棘突上。受术者上半身略前俯，配合呼吸，当其呼气时，握住前臂的双手下压，前臂上抬，形成一个向上的牵引力，将其脊柱向上牵引，同时施术者膝部向前方用力顶压，形成了对受术者脊柱的向下牵引，最后以寸劲巧力增大动作幅度，常可听到胸背部"咯嗒"的响声，表明小关节已复位，手法操作成功。

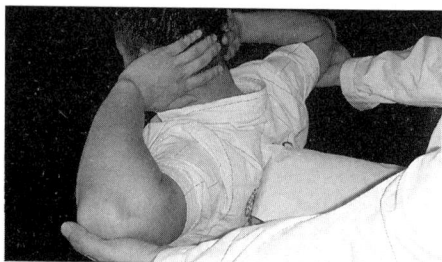

图5-21a　扩胸牵引扳法

③扳肩式胸椎扳法　受术者俯卧位，全身放松。施术者站于其患侧，一手拉住其对侧肩前上部，另一手以掌根部着力，按压在病变胸椎的棘突旁。拉肩一手将其肩部拉向后上方，同时按压胸椎一手将其病变处胸椎缓缓推向健侧，当遇到阻力时，略停片刻，随即以寸劲巧力做一快速的、有控制的扳动，常可听到"咯嗒"的弹响声，表明小关节已复位，手法操作成功。

④仰卧压肘胸椎整复法　受术者仰卧位，两臂交叉于胸前，两手分别抱住对侧肩部，全身自然放松。施术者一手握拳，拳心朝上，将拳垫在其背脊柱的患椎处。另一手按压于其两肘部。嘱受术者深呼吸，当呼气时，按肘一手随势下压，待呼气将尽未尽时，以寸劲巧力做一快速的、有控制的向下按压，常可闻及"咯嗒"的弹响声，表明小关节已复位，手法操作成功。

（3）腰椎扳法　包括腰椎斜扳法、腰椎后伸扳法、腰椎旋转扳法和直腰旋转扳法，均为临床常用手法。

①腰椎斜扳法　受术者侧卧位，患侧下肢在上，屈膝屈髋（其屈曲角度根据实际情况而定），健侧下肢在下，自然伸直，全身放松。施术者面对其站立，一手、前臂或肘，按住肩前部，另一手、前臂或肘部抵按住臀部，两前臂或两手协调施力，先做数次腰部小幅度的扭转活动，缓慢地晃动腰椎，即按于肩部的手、前臂或肘同按于臀部的另一手、前臂或肘同时施用较小的力对其肩部向前下方、臀部向后下方进行按压，压后即松，使腰部形成连续的小幅度扭转而放松。待感到有明显阻力时，略停片刻，然后施以寸劲巧力，做一个突然的、增大幅度的快速扳动，此时亦常可听到"咯嗒"的响声，表明小关节已复位，手法操作成功。（图5－21b）

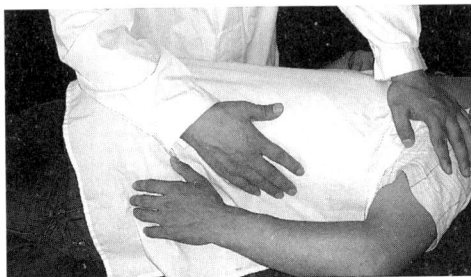

图5－21b　腰椎斜扳法

②腰椎后伸扳法　受术者俯卧位，全身放松，两下肢并拢。施术者立于患者一侧，一手按压其腰部或骶部，另一手臂托起其两下肢膝关节上方并缓缓上抬，使其腰部后伸。当后伸至最大限度时，两手协调施力，以寸劲巧力，做一增大幅度的下

按腰部与上抬下肢的扳动，常可听到"咯嗒"的响声，表明小关节已复位，手法操作成功。(图5-21c)

腰部后伸扳法，另有以下三种操作方法。一是受术者俯卧位，施术者骑坐于患者的腰部，两手托抱住其两下肢或单侧下肢。先做数次小幅度的下肢上抬动作以使其腰部放松。待其充分放松后，臀部用力下坐，两手臂用力使其下肢上抬至最大幅度，然后以寸劲巧力，做一增大幅度的快速扳动，常可听到"咯嗒"的响声，表明小关节已复位，手法操作成功。二是受术者俯卧位，施术者一手按压于其腰部，另一手臂托抱住患侧肢的膝上部。两手协调施力，下压腰部与上抬下肢并举，当下肢被上抬至最大限度时，以寸劲巧力，做一增大幅度的快速扳动，常可听到"咯嗒"的响声，表明小关节已复位，手法操作成功。三是受术者侧卧位，患侧下肢屈膝在上。施术者一手抵住其腰椎部，另一手握住其足踝部。两手同时施力，向前抵按腰骶部和向后牵拉足踝部，至最大限度时，施以寸劲巧力，做一增大幅度的快速扳动，常可听到"咯嗒"的响声，表明小关节已复位，手法操作成功。

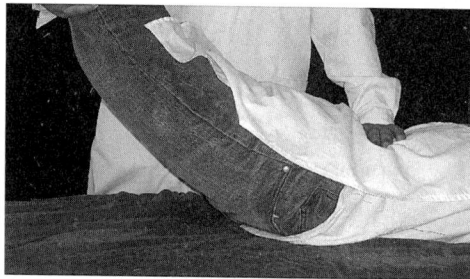

图5-21c 腰椎后伸扳法

③腰椎旋转扳法　以病变在右侧为例。受术者坐位，腰部放松，两臂自然下垂。助手立于受术者左前侧，固定左下肢，施术者位于其右侧后方，左手拇指按于腰椎偏歪棘突的右侧，右手从其右侧腋下穿过，抵按住左侧颈肩部，做腰部前屈配合，至施术者拇指下感到棘突活动，棘突间隙张开时则其腰椎前屈活动停止，保持这一前屈幅度。然后按住左侧颈肩部的手臂缓慢施力，拇指顶按住腰椎偏歪的棘突为支点，使其腰部向右屈至一定幅度后，再使其腰部向右旋转至最大限度。略停片刻后，按住左侧颈肩部的掌部下压其项部，肘部上抬，按于腰椎偏歪棘突的拇指则同时用力向对侧顶推偏歪的棘突，两手协调用力，以寸劲巧力做一增大幅度的快速扳动。常可听到"咯嗒"的弹响声，表明小关节已复位，手法操作成功。

④直腰旋转扳法　受术者坐位，两下肢分开，与肩同宽，腰部放松。以向右侧

旋转扳动为例。施术者立于患者对面，用下肢夹持住其左小腿部及股部以固定。施术者左手抵住其左肩后部，右臂从其右腋下伸入并以右手抵住右肩前部。然后两手协调施力，以左手前推其左肩后部，右手向后拉其右肩，且右臂部同时略微施加上提的力量，如此则使其腰部向右旋转。至有阻力时，以寸劲巧力，做一突然的、增大幅度的快速扳动，常可听到"咯嗒"的弹响声，表明小关节已复位，手法操作成功。

直腰旋转扳法的另一种操作方法为：受术者坐位，两下肢并拢。施术者立于患者对面，以双下肢夹住其两小腿及股部。以一手抵于其患侧肩前，另一手抵于健侧肩后。两手协调用力，一推一拉，使其腰椎小幅度旋转数次，待腰部充分放松后，使其腰椎旋转至有阻力位时，略停片刻，然后以寸劲巧力，做一增大幅度的快速扳动，常可听到"咯嗒"的弹响声，表明小关节已复位，手法操作成功。

（4）肩部扳法 包括肩关节上举扳法、后伸扳法、内收扳法、外展扳法、前屈扳法和旋内扳法等。

①上举扳法 受术者坐位，施术者半蹲于其前外侧，将其上肢肘部置于施术者肩上，两手按住受术者肩部，然后慢慢站起，做压肩、抬肘的扳动，反复 3~5 次。如有粘连组织被撕开时，可有撕破布的感觉。

另有一种肩关节上举扳法：受术者坐位，两臂自然下垂。施术者立于其身体后方。以一手托握住患肩侧上臂下段，并自前屈位或外展位缓缓向上抬起，至 120°~140°左右时，以另一手握住其前臂近腕关节处。两手协调施力，向上逐渐拔伸牵引，至有阻力时，做一较快速的、有控制的向上拉扳，如有粘连组织被撕开时，可有撕破布的感觉。

肩关节上举扳法还可于卧位情况下操作。即受术者侧卧位，患侧肩部在上。施术者坐于其头端。令其患侧上肢自前屈位上举，待达到 120°~140°时，以一手握其前臂，另一手握其上臂，两手臂同时施力，向其头端方向缓缓拔伸牵引，至有阻力时，做一较快速的、有控制的向上拉扳，如有粘连组织被撕开时，可有撕破布的感觉。

②后伸扳法 受术者坐位，上肢自然下垂，施术者立于其患侧，一手按住患侧肩部，另一手握住患侧腕部缓缓向后扳动，在扳至最大限度时再做屈肘动作，并将掌背沿脊柱向上缓缓移动。如有粘连组织被撕开时，可有撕破布的感觉。

③内收扳法 受术者坐位，患侧上肢屈肘置于胸前，手搭扶于对侧肩部。施术者立于其身体后侧。以右手扶按于患侧肩部以固定，左手托握于其肘部并缓慢向对侧胸前上托，至有阻力时，做一增大幅度的快速扳动。如有粘连组织被撕开时，可有撕破布的感觉。（图 5-21d）

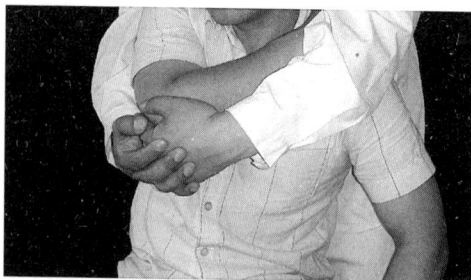

图 5 - 21d 内收扳法

④外展扳法 受术者仰卧位，施术者一手扶住患侧肩部，另一手握住其患侧肘部做外展的扳动。如有粘连组织被撕开时，可有撕破布的感觉。

另一种肩关节外展扳法：受术者坐位，患侧手臂外展45°左右。施术者半蹲于其患肩的外侧。将其患侧上臂的肘关节上部置于一侧肩上，以两手从前后方向将患肩扣住、锁紧。然后施术者缓缓起立，使其肩关节外展，至有阻力时，略停片刻，然后双手与身体及肩部协同施力，以寸劲巧力，做一肩关节外展位增大幅度的快速扳动，如有粘连组织被撕开时，可有撕破布的感觉。

肩关节外展扳法亦可采取肩关节前屈扳法的术式进行操作。

⑤前屈扳法 受术者坐位，患侧肩关节前屈 30° ~ 50°。施术者半蹲于患肩前外侧。以两手自前后方向将其患肩锁紧、扣住，患侧上臂置于施术者内侧的前臂上。手臂部协调施力，将其患臂缓缓上抬，至肩关节前屈至有阻力时，以寸劲巧力，做一稍微增大幅度的快速扳动。如有粘连组织被撕开时，可有撕破布的感觉。在做扳动之前，亦可使其肩关节小幅度的前屈数次或进行小范围的环转摇动数次，以使其肩关节尽量放松。

另有一法，即受术者坐位，两臂下垂，肩关节放松。施术者立于其身后。以一手扶按其对侧肩部以固定，另一手握住患侧肘关节上部，并缓缓上抬患臂至肩关节前屈到有阻力时，做一增大幅度的快速扳动。如有粘连组织被撕开时，可有撕破布的感觉。

⑥旋内扳法 受术者坐位，患侧上肢的手与前臂置于腰部后侧。施术者立于其患侧的侧后方。用一手扶按其患侧肩部以固定，另一手握住其腕部将患肢小臂沿其腰背部缓缓上抬，以使其肩关节逐渐内旋，至有阻力时，做一较快速的、有控制的上抬其小臂动作，以使其肩关节旋转至极限。如有粘连组织被撕开时，可有撕破布的感觉。

肩关节旋内扳法另外方法。受术者坐式同前。施术者立于患者的对面，身体略下蹲，稳定好重心。一手扶按其对侧肩部以固定，将下颌部抵在其患侧肩井部以增强固定。另一手臂托握住其患侧手臂，并将其手臂缓缓上抬，如同前法的动作、要领一样进行扳动。如有粘连组织被撕开时，可有撕破布的感觉。

（5）肘关节扳法　受术者仰卧位，患侧上臂平放于床面。施术者坐其一侧。用一手托握其肘关节上部，另一手握住前臂远端，先使肘关节做缓慢的屈伸运动。然后视其肘关节功能障碍的具体情况来决定扳法的施用。如肘关节屈曲功能受限，则在其屈伸活动后，将肘关节置于屈曲位，缓慢施加压力，使其进一步向功能位靠近。当遇到明显阻力时，以握前臂一手施加一个持续的使肘关节屈曲的压力，达到一定时间后，两手协调用力，做一小幅度的、快速的加压扳动。如肘关节伸直功能受限，则以反方向操作，道理一样。

其他如腕关节、髋关节、膝关节和踝关节等关节的扳法，均可参照肘关节扳法操作。

（6）直腿抬高扳法　受术者仰卧位，双下肢伸直、放松。助手以双手按于其健侧膝关节上下部以固定。施术者立于其患侧。将其患侧下肢缓缓抬起，并将其小腿扛在肩上，两手扶按其膝关节上下部，以避免扛扳过程中膝关节屈曲。肩部与两手协调用力，将患肢慢慢扛起，使其膝关节在伸直位的状态下屈髋，当遇到阻力时，略停片刻，做一稍增大幅度的快速扳动。为加强腰部神经根的牵拉幅度，可在其下肢上抬到最大阻力位时，以一手握住足掌前部，突然向下扳拉，使其踝关节尽量背伸，可重复扳拉3～5次。对于患侧下肢直腿抬高受限较轻者，可以一手下拉足前掌，使其踝关节持续背伸，另一手扶按膝部以保证患侧下肢伸直，然后进行增大幅度的上抬、扛扳，可重复操作3～5次。

【动作要领】

（1）要顺应、符合关节的生理功能。各关节的构成要素虽然基本相同，但在结构上各自有各自的特点，其生理功能有很大差异。所以要把握好各关节的结构特征、生理活动范围、活动方向及其特点，顺应、符合各关节的各自生理运动规律来实施扳法操作。

（2）操作时要分阶段进行。扳法操作第一步是使关节放松，可使关节做小范围的活动或结合摇法而使关节逐渐放松、松弛；第二步是将关节极度地伸展或屈曲、旋转，在保持这一位置的基础上，再实施第三步的扳法。

（3）扳法必须用的寸劲巧力。扳法在操作过程中，所谓寸劲指短促之力，即发即止。即操作比较快速,能够充分地控制扳动幅度,做到中病即止。所谓巧力是指手法的技巧能力,是与蛮力、拙力相对而言,可以经过长期的锻炼和临床实践来获得。

(4)扳动发力的时机要准,用力要适当。如发力时机过早,关节还有松弛的运动余地,则不能成功;如发力时机过迟,关节在极度伸展或屈曲、旋转的状态下停留时间过长,易使松弛的关节变得紧张,而不易操作。若用力过小,则达不到治疗效果,用力过大,则易导致不良反应,产生伤害。

【注意事项】

(1)扳动时不能超过正常的生理活动范围。超越关节生理活动范围的扳动,容易使关节自身及附着于关节的肌肉、韧带等软组织受到损伤。对于脊柱来说,其中椎管内有脊髓、马尾神经及神经根组织。脊髓为低级神经中枢,在颈、胸部做扳法时,尤其应加以注意,决不可逾越其生理活动范围。

(2)不可粗暴用力和使用蛮力。所谓粗暴用力,是指操作时手法不精细,没有准备动作,不分操作过程的阶段性,到手就扳,而且扳动时发出的操作力量不知大小,不能有效控制。所谓蛮力,是指操作扳法时力量有余而灵巧不足,能发而不能收,野蛮鲁莽。总之,操作时使用暴力和蛮力,是不会手法要领、没有掌握手法技巧的原因。其后果轻则造成患者不适,重则造成意外伤害,从而发生推拿医疗事故。

(3)不可强求关节弹响。在颈、胸及腰部操作扳法,操作过程中常可听到"咯嗒"的弹响声,是关节弹跳或因扭转摩擦所发出的声音,一般认为是关节复位、手法成功的标志之一。但在实际操作过程中如果没能出现这种响声,也不应该过于强求。如果反复扳动,容易使关节紧张度增大,有可能造成不良后果。

(4)诊断不明确的脊柱外伤和带有脊髓症状体征的禁用扳法。

(5)根据患者的年龄、体质和病情掌握操作力量的大小。老年人伴有较严重的骨质增生、骨质疏松者慎用扳法,对于骨关节结核、骨肿瘤者禁用扳法。

【作用】滑利关节,整复错缝或脱位,松解粘连,矫正畸形,恢复肢体功能。

【临床应用】本法是临床常用的一种手法。本法在临床应用时,必须要根据患者的病情及其耐受程度来决定扳动的幅度和力度的大小,而对年老体衰、久病体虚者慎用;对关节或脊柱僵硬、强直或畸形严重,或骨组织本身有病变者,一律禁用。

颈椎病、落枕,可用颈部斜扳法。颈椎后关节错位,可用颈椎旋转定位扳法。对椎动脉型、脊髓型颈椎病则不可使用扳法。颈椎间盘突出症早期虽然没有脊髓症状体征,也应当慎用或不用颈部扳法。寰枢关节半脱位,可用寰枢关节旋转扳法,宜谨慎操作，以免发生事故。肩周炎，适宜用肩关节扳法。肩周炎粘连时间较长，功能障碍较重者，在使用扳法分解粘连时，一般情况下应从小量分解开始，每次少撕开一点，循序渐进，功到则自然成。切忌一次性撕开粘连组织，避免造成关节囊等软组织大面积撕裂伤。对于胸椎或腰椎关节紊乱，可使用扩胸牵引扳法、胸椎对抗复位扳法、扳肩式胸椎扳法、仰卧压肘胸椎整复法和腰椎斜扳法。腰椎间盘突出症，适宜用腰椎斜扳法、后伸扳法及直腿抬高扳法。对腰椎间盘突出症突出物较大，椎管内硬膜囊受压较重者则忌用后伸扳法；突出物堵塞侧隐窝，造成侧隐窝极度狭窄者，做直腿抬高扳法时宜缓慢操作，扳动的力量不可过大，以避免造成神经根撕裂。四肢外伤、骨折术后关节功能障碍、骨化性肌炎等，使用四肢关节扳法，也要采用循序渐进的治疗原则。全身各关节扳法均具有滑利关节、整复错位、松解粘连的功效，兼具舒筋通络、解痉止痛的作用。扳法常与摇法、拔伸法、㨰法、拿法、按法、点法、按揉法等方法配合应用于各关节部。

3. 背法

【概念】将受术者背起来达到牵引拉伸腰部脊柱的手法，称为背法。通常所说的背法是指反背法，即背靠背所施的背法。而从正面或侧面所施的正背法和侧背法，临床应用较少。

【操作】受术者站立位。施术者与其背靠背站立，两足分开，与肩同宽。用两肘勾套住其两肘弯部，然后屈膝、弯腰、挺臀，将受术者反背起，使其双足离地悬空，短暂持续一段时间，利用其自身重力以牵伸其腰脊柱。然后施术者臀部施力，做小幅度的左右晃动或上下抖动，以使其腰部放松。当其腰部完全处于放松状态时，做一突发性的、快速的伸膝屈髋挺臀动作，以使其脊柱突然加大后伸幅度。这一动作可连续操作 3 次，中间可以间歇进行调整，使用臀部的轻度颤抖动作。

【动作要领】

（1）将受术者背起时，应嘱其放松身体，自然呼吸，头宜后仰，紧靠在施术者背部。

（2）做伸膝屈髋挺臀动作时，动作要协调连贯，掌握好臀部施力的轻重，控制受术者脊柱突然加大后伸的幅度。

（3）要掌握好受术者与施术者的两人之间的身高比例关系，以施术者的臀部能够顶在受术者的腰骶部为好。如果施术者较矮或受术者较高，可以用较牢固的低凳、台阶等器物进行调节。

【注意事项】

（1）受术者的腰部持续紧张、痉挛，疼痛较明显者禁用。

（2）年老体弱或有较严重的骨质增生、骨质疏松及其他骨病者禁用。

（3）操作时间不应过长。否则会因为脊柱长时间过伸，导致颅内压力增高而出现头晕、恶心、呕吐等不良现象的发生。

（4）操作完毕时，将受术者放下，待双足落地站稳后先放开肘弯部套在一起的一侧上肢，然后回转身体将其扶住，再放开另一侧上肢，以避免因体位性改变或颅内压力的改变而失衡跌倒，避免出现意外事故。

（5）腰椎间盘中央型大块突出者不能使用背法。如果腰椎间盘突出症急性期疼痛比较明显者，不可以应用背法，必须待病情缓解后才能使用。

【作用】整复错位，解痉止痛。

【临床应用】主要用于腰椎后关节紊乱，腰椎间盘突出症，急性腰扭伤等病证。治疗腰椎后关节紊乱、滑膜嵌顿等病证，应用背法可以起到立竿见影的效果，症状会立即消失，不需要再配合应用其他手法。急性腰扭伤者，必须等腰部肌肉紧张度下降后才能使用背法。可以在背法操作前针刺人中或后溪透合谷等方法以缓解腰部肌肉紧张痉挛。背法操作后可配合腰部按法、揉法、点法、擦法等操作。背法可以预防腰部脊柱后弓。

4. 拔伸法

【概念】固定关节或肢体的一端，牵拉另一端，应用对抗的力量使关节或半关节得到伸展的手法，称为拔伸法。拔伸法又名牵引法、牵拉法、拉法和拔法，包括全身各部关节、半关节的拔伸牵引方法，是正骨推拿流派常用手法之一。

【操作】

（1）颈椎拔伸法 包括掌托拔伸法、肘托拔伸法和仰卧位拔伸法三种。

①掌托拔伸法 受术者坐位，施术者站在其身后。用双手拇指指端和指腹分别顶按住其两侧枕骨下方风池穴处，两掌分置在两侧下颌部来托挟助力。然后掌指及臂部同时协调用力，拇指上顶，双掌上托，缓慢地向上拔伸1~2分钟，使颈椎在较短时间内得到持续牵引。

②肘托拔伸法 受术者坐位，施术者站在其身后方。用一手扶在其枕后部来固定助力，另一侧上肢的肘弯部托住其下颌部，手掌则扶住对侧颜面以加强固定。托住其下颌部的肘臂与扶枕后部一手协调用力，向上缓慢地拔伸1~2分钟，使颈椎在较短的时间内得到持续的牵引。

③仰卧位拔伸法 受术者仰卧位，施术者坐在其头侧。用一手托扶其枕后部，另一手扶托下颌部。双手臂协调用力，向其头侧缓慢拔伸，拔伸时间可根据病情需要而定，使颈椎得到持续的水平位牵引。

（2）肩关节拔伸法 包括上举拔伸法、对抗拔伸法和手牵足蹬拔伸法。

①肩关节上举拔伸法 受术者坐在低凳上，两臂自然下垂。施术者站立在其身体后方。用一手托握患肩侧上臂下段，并自前屈位或外展位将其手臂缓缓抬起，至120°~140°时，用另一手握住其前臂近腕关节处，同时握上臂一手上移其下。两手协调施力，向上缓慢地拔伸，至阻力位时，持续进行牵引。

肩关节上举拔伸法还可于侧卧位时操作，参见"肩关节上举扳法"在卧位情况下的操作方式。

②肩关节对抗拔伸法 受术者坐位。施术者站立在其身旁患侧。用两手分别握住其腕部和肘部，在肩关节外展位逐渐用力牵拉。同时嘱受术者身体向另一侧倾斜，或有助手协助固定其身体上半部，与牵拉之力相对抗，持续进行牵引。

③肩关节手牵足蹬拔伸法 受术者仰卧位，患肩侧位于床边。施术者坐在其患侧。用临近受术者一侧下肢的足跟置于其腋下，双手握住其腕部或前臂部，徐徐向外下方拔伸牵引。手足协调用力，使其患侧肩关节在外展位20°左右得到持续牵引，并同时用足跟顶住腋窝与其对抗，持续一定时间后，再逐渐使患肩内收、内旋。

（3）腕关节拔伸法 受术者坐位，施术者站立在其身体一侧。一手握住其前臂下端，另一手握住其手掌部。双手同时向相反方向用力，缓慢地拔伸。（图5-22a）

腕关节拔伸法还可以双手握住受术者的掌指部，嘱其身体向另一侧倾斜或以助手固定其身体上部，进行持续拔伸牵引。

（4）指间关节拔伸法 用一手握住受术者腕部，另一手捏住患指末节，两手同时用力，做相反方向拔伸牵引。（图5-22b）

（5）腰部拔伸法 受术者俯卧位，双手用力抓住床头。施术者站立在其足侧，用两手分别握住其两踝部，向下逐渐用力牵引。在牵引过程中，身体上半部应顺势后仰，如同拔河一样，以加强牵拉拔伸的力量。

（6）骶髂关节拔伸法 受术者仰卧位，患侧膝关节略屈，会阴部垫一软枕。施术者站立在其足侧。用一手扶按其膝部，另一手臂穿过其腘后，握住扶膝一手的前臂下段，并用腋部夹住其小腿下段，再以一足跟部抵住其会阴部软枕处。然后手足协同用力，将其下肢向下方逐渐拔伸，身体亦同时随之后仰，来增强拔伸之力。

（7）踝关节拔伸法 受术者仰卧位。施术者用一手握住其患肢侧的小腿下段，

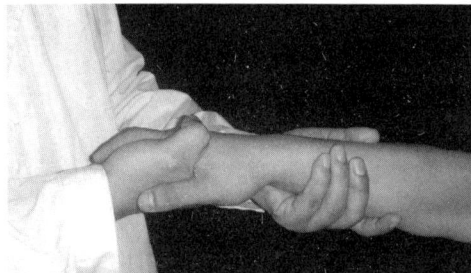

图 5 - 22a　腕关节拔伸法

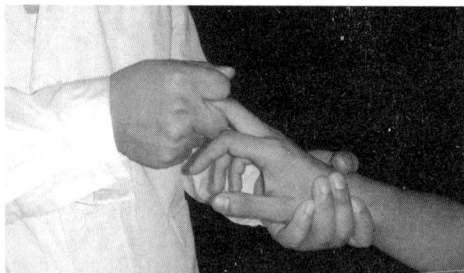

图 5 - 22b　指间关节拔伸法

另一手握住其足掌前部。两手协同用力，向相反方向牵拉拔伸。在牵拉拔伸过程中，可配合进行踝关节的屈伸活动。

【动作要领】

（1）拔伸动作要平稳和缓，用力大小要均匀而持续。

（2）在拔伸的开始阶段，用力要由小到大，逐渐增加，拔伸到一定程度后，持续作用一定时间，从而得到一个稳定的持续拔伸牵引力。

（3）要掌握好拔伸操作方式，根据病情的轻重缓急不同和施术部位的不同，控制好拔伸的力量和方向。

【注意事项】

（1）不可用突然性的暴力或蛮力进行拔伸牵引，以免造成牵拉损伤。

（2）拔伸牵引时要注意拔伸的角度和方向。

（3）关节复位时不可在疼痛、痉挛较重的情况下拔伸，以免手法失败和增加病人痛苦。

【作用】分解粘连，整复错位，舒筋通络，滑利关节。

【临床应用】拔伸法在骨科临床主要适用于骨折和关节脱位，而推拿临床则常用于软组织损伤和关节脱位。颈椎病适宜用颈椎拔伸法，操作时注意不可使患者的头部后仰和按压住颈部两侧动脉窦。肩关节周围炎，可用肩关节上举拔伸法、肩关节对抗拔伸法。肩关节脱位，可用肩关节手牵足蹬拔伸法。腕关节扭伤、腕骨错位等可用腕关节拔伸法。腰椎间盘突出症、腰椎后关节紊乱、急性腰扭伤等症，可用腰部拔伸法。骶髂关节半脱位，可用骶髂关节拔伸法。踝关节扭伤，用踝关节拔伸法。拔伸法常与扳法、拿法、㨰法、按揉法等，在各关节部配合应用。

四、成人推拿操作注意事项

（一）体位

体位的选择对施术者和受术者都是十分重要的，因此手法操作前要选择好恰当的体位。对受术者而言，应该选择使其感觉舒适，肌肉放松，既能维持较长时间，又有利于施术者手法操作的体位。对施术者来说，适宜选择一个手法操作方便，并有利于手法运用、力量发挥的操作体位。同时要做到意到、身到、手到，步法随手法相应变化。

（二）手法的刺激强度

手法刺激强度主要与手法的压力、作用部位、着力面积、受力方式及操作时间有关。

一般而言，刺激强度的大小与手法压力成正比关系，即压力越大刺激越强。同时，手法刺激强度又与作用部位的敏感性、肌肉软组织层厚度等有关。如果用同样压力的手法，在经络、穴位等较敏感的部位操作，就显得刺激较强，而在非经络、穴位处的应用，则显得刺激相对较弱；作用在胸腹部等肌肉不太发达部位刺激较强，作用在腰臀部等肌肉发达部位则刺激较弱。青壮年肌肉发达，应用手法的力量要相对适当加重，以增强刺激；老年人、儿童或肌肉松软者，使用的手法力量应适当减轻，以免造成不必要的损伤。软组织损伤的初期，局部肿胀严重，疼痛比较剧烈，手法的压力宜轻；宿痛、劳损，或感觉迟钝、麻木不仁者，手法刺激要强。久病身体弱，用力以轻为宜；初病身体结实，用力应适当加重。手法的刺激强度一般与着力面积成反比。相同的压力，着力面积大，则刺激强度小；反之，着力面积小，则刺激强度大。如果双掌按法，压力较大，但刺激并不强，而掐法和点法的压力并不太大，但刺激却比较强。一般冲击性力量的用力形式要比缓慢柔和形式的用力刺激强烈得多。例如叩击类手法的拳背击法、点穴法以冲击力方式作用于人体，此类手法刚劲有力，操作时特别要注意动作的技巧性和选择适当的力度。一般而言，操作时间短，手法刺激强度小；操作时间长，手法刺激强度大。故操作时间太短则不易达到治疗效果，但操作时间过长也可能对局部组织产生医源性损伤。所以操作时间要根据手法和疾病的性质以及操作范围大小而定。

（三）用力原则

就拿一个完整的手法操作过程来说，一般应遵循轻→重→轻的原则，即前、后的操作过程手法刺激量轻一些，中间一段时间的操作过程手法刺激量相对要重一些，体现出一定的轻重节奏变化。而具体在某一部位操作时，又需注意手法操作的轻重交替，以及点、线、面的结合运用。虽然有重点和非重点部位，但是也不可在某一点上持续长时间运用重手法刺激。

（四）手法间的衔接

一个完整的手法操作过程往往由数种操作手法组合而成，操作时需要经常变换手法的种类，这要求施术者的步法要根据手法的需要而变化，使手法变换自然、连续，而不间断，如同行云流水，一气呵成。要做到这一点，一方面要求施术者对手法的掌握和运用十分熟练；另一方面，要充分集中注意力，做到意到手到，意先于手。

（五）推拿的适应证

成人推拿的适应证比较广泛，可用于骨伤、内、外、妇、儿各科，尤其对以下几个方面的病证疗效显著。

1. 由肌肉、关节或神经系统病变所引起的肌肉酸胀、疼痛、麻木、萎缩、瘫痪、关节疼痛或运动障碍等表现的神经系统或骨伤科病证。例如，各种扭挫伤、急、慢性损伤、半身不遂、各种神经损伤、椎间盘突出、颈椎病、肩周炎、骨折后遗症以及各种骨质增生性疾患，如颈、腰椎骨质增生、膝关节骨质增生、跟骨骨刺等。

2. 以机能障碍为主的一些内、妇科病证。如头痛、失眠、高血压、糖尿病、胃下垂、胃痛、月经不调、产后耻骨联合分离症、盆腔炎、痛经等。

3. 某些五官科疾病，如咽喉痛、喑哑、鼻炎、屈光不正、声门闭合不全等。

4. 某些外科病证，如乳痈初期、术后粘连等。

（六）推拿的禁忌证

成人推拿也有一定的局限性，在某种病理情况下使用时，有使病情加重和恶化的可能。若有下列各种情况出现时推拿应慎重，或禁止推拿，以防止意外情况发生。

1. 诊断不明的急性脊柱损伤或伴有脊髓症状患者，推拿可能加剧脊髓损伤。

2. 骨折、骨关节结核、骨髓炎、骨肿瘤、严重的老年性骨质疏松患者（腰椎、肩关节骨质疏松），推拿可能使骨质破坏、感染扩散。

3. 由结核菌、化脓性致病菌引起的运动器官有菌性炎症。

4. 严重心、肝、肺、肾疾患的患者或体质过于虚弱者，不能承受推拿疗法的刺激。

5. 各种急性传染病、胃或十二指肠溃疡病急性穿孔患者，不能推拿，以免贻误病情。

6. 有出血倾向或有血液病患者，推拿可能导致局部组织内出血。

7. 受术部位有严重皮肤破损或皮肤病患者，手法刺激可加重皮肤损伤。

8. 月经期、妊娠期妇女的腹部、腰骶部进行手法刺激，有引起流产的可能或可能导致月经量增加，经期延长。

9. 精神病患者不能配合医生操作，也应列为禁忌证。

10. 各种恶性肿瘤的局部。

11. 饥饿、过度疲劳、剧烈运动及酒后不宜立即推拿。

（七）推拿中常见的几种意外情况的预防和处理

推拿是一种外治法，如果手法操作不当或因为其他原因而发生一些意外情况，不但会减弱应有的疗效，而且能加重患者的痛苦，甚至会导致不良后果，危及生命，所以应当积极预防推拿意外的发生，一旦发生，应及时正确处理。比较常见的意外情况主要涉及到肢体的骨与关节、神经系统、内脏系统、软组织等。

1. 骨折与关节损伤 当组织遭受直接、间接或重复暴力等外力作用，容易造成骨折和关节损伤。推拿临床上由于存在手法操作和认识方面的不足，同样也可造成医源性骨折与关节损伤。

【预防】

（1）应对骨与关节的解剖结构和正常的生理活动范围有深刻的了解，加强基础知识理论修养。

（2）在推拿操作时不乱使用强刺激手法，及大幅度的超过关节的活动范围的手法，特别是对年老体弱者，更应谨慎，不使用暴力，蛮力。

（3）全面深入地掌握病情，尤其对年老体弱者更应如此，明确诊断，以防病理骨折的发生。

【处理方法】一旦发生骨折或关节损伤，应立即终止推拿操作，制动患者，转骨科治疗。

2. 腰椎压缩性骨折 推拿操作引起腰椎压缩性骨折虽不常见，但由于后果严重，应引起高度注意。

【预防】双下肢屈膝屈髋运动是检查腰骶部病变的方法之一，也是解除腰骶后关节滑膜嵌顿和缓解骶棘肌痉挛的有效手法。运用此法时一定要在髋、骶关节正常活动范围内，且双下肢屈髋的同时，不再附加腰部前屈的冲击力，特别是对老年人，久病体弱或伴骨质疏松的患者更需谨慎。

【处理方法】一旦发生骨折应视情况而定。

（1）单纯性椎体压缩性骨折，指椎体变形小于1/2，无脊髓损伤者，可采用非手术疗法，指导患者锻炼腰背伸肌，可以使压缩的椎体复原，早期锻炼不至于产生骨质疏松现象，通过锻炼增强腰背伸肌肉的力量，避免慢性腰痛的后遗症发生。

（2）脊柱不稳定的损伤，即椎体压缩变形大于1/2，同时伴有棘上、棘间韧带损伤或骨折，或伴有脊髓损伤者，应该以手术治疗为主。

3. 寰枢椎关节脱位　进行颈部旋转、侧屈或前俯后仰的运动类推拿手法操作，可能发生寰枢椎关节脱位。

【预防】

（1）运用颈部运动关节类手法操作时应慎重，特别是颈部扳法时更应注意，颈部后伸位不可使用手法操作。

（2）颈部推拿操作前应详细了解病情，常规摄 X 光片，并结合患者年龄，确定操作手法。

（3）切忌手法粗暴、生硬、野蛮，颈部扳法不要强求弹响声。

【处理方法】一旦发生寰枢关节脱位或半脱位，轻者采用围领固定，重者立即转骨科诊治，出现脊髓刺激症状时应及时手术，以免出现脊髓坏死。

4. 软组织损伤　软组织包括皮肤、皮下组织、肌肉、肌腱、韧带、关节附件、血管、神经、淋巴管等。日常生活中造成软组织损伤的主要原因是各种的外伤性因素，如摩擦、挤压、打击、扭挫、跌仆、撕裂、刺戳等。在推拿操作中常由于治疗时手法使用不当，而导致各种软组织的损伤。

【预防】

（1）医生应加强手法基本功的训练，正确掌握各种手法的动作要领，提高手法的娴熟程度。

（2）提高诊断能力，结合患者的个体差异，正确运用手法。

【处理方法】一旦发生软组织损伤应立即停止在局部运用推拿手法，轻者几天后可自愈，稍重者可按局部外伤处理。

5. 肩关节脱位　对肩部疾病推拿治疗时，如果操作方法掌握不当，就可能造成医源性的肩关节脱位，甚至并发肱骨大结节撕脱骨折、肱骨外科颈骨折等。

【预防】

（1）熟悉肩关节的生理活动范围。

（2）肩关节运动操作幅度要由小到大，顺势而行。切不可急速、猛烈、强行操作。对有其他病理改变者更应慎重。

（3）两手操作动作应协调，尤其不能同时做反方向的猛烈运动。

【处理方法】当发生肩关节脱位后，应停止推拿手法，及时给予复位，并适当固定。

6. 肋骨骨折 在推拿操作时，由于用力过大，可能会导致肋骨的侧部发生断裂。

【预防】目前的推拿操作床一般是硬质铁木类结构，在做背部俯卧位推拿操作时，要慎重选用挤压类手法，尤其是双掌重叠的较重掌根按压等操作。若临床需要应用此类手法时，要注意手法的力量不可过重或过于持续。

【处理方法】

（1）单纯的肋骨骨折，因有肋间呼吸肌固定，很少发生移位，可用胶布外固定胸廓，限制胸壁呼吸运动，让骨折端减少移位，达到止痛的目的。

（2）肋骨骨折后出现反常呼吸、胸闷、气急、呼吸短浅、咯血、皮下气肿症状时，应考虑肋骨骨折所产生的胸部并发症，应及时转科会诊治疗。

7. 神经系统损伤 推拿手法操作不当，造成神经系统的损伤，包括中枢神经和周围神经损伤两大类。其危害程度之严重，可居推拿操作意外伤害之首。其轻则造成周围神经、内脏神经的损伤，重则造成脑干、脊髓的损伤，甚至造成死亡。其中脊柱手法操作不当是导致神经系统损伤的主要原因。

【预防】

（1）颈部做侧屈被动运动时，切不可超过45°。同时切忌使用猛烈而急剧的侧屈运动。

（2）肩部活动操作时应逐渐进行，循序渐进。

（3）腰部活动时应参照病情适当运动。

【处理方法】一旦发生神经损伤应立即停止推拿治疗，然后根据不同的情况采用手术或其他方法。

8. 休克 休克临床表现主要有：表情淡漠、反应迟钝、嗜睡、意识模糊甚至昏迷，皮肤苍白、口唇、甲床轻度紫绀、四肢皮肤湿冷、脉搏细弱而快、血压下降、呼吸深而快、尿量明显减少等。

【预防】

（1）为了防止推拿操作诱发休克，临床上必须做到患者空腹时不进行推拿操作。

（2）剧烈运动后或过度劳累后的患者不进行重手法操作。

（3）使用重手法刺激时，必须在患者能够忍受的范围内，而且必须排除其他器质性疾病。

（4）对于踩跷法的使用，要注意选择好操作对象，即年轻、体格健壮、无明显脊椎骨质病变、无内脏器质性病变者才能进行操作。

【处理方法】

（1）推拿操作中，出现休克病证时应立即终止重手法的不良刺激。如果仅仅表现为心慌气短、皮肤苍白、冷汗等症状，应立即取平卧位，或头低足高位，并且立即口服糖水或静脉注射葡萄糖。也可给予开天门、揉内关、掐人中等手法操作，使其恢复正常。

（2）如果症状较重应立即进行抗休克治疗，补充血容量，维持水、电解质和酸碱平衡，运用血管扩张剂，以维护心、脑、肾脏的正常生理功能，必要时立即请内科会诊治疗。

第二节　小儿推拿基本技能

小儿推拿疗法的基本操作流程

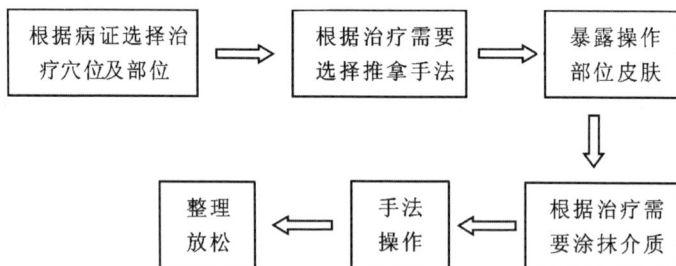

根据病证选择治疗穴位及部位 ⟹ 根据治疗需要选择推拿手法 ⟹ 暴露操作部位皮肤

⟱

整理放松 ⟸ 手法操作 ⟸ 根据治疗需要涂抹介质

小儿推拿疗法是推拿疗法的一个重要分支，是在中医基本理论指导下，根据小儿的生理病理特点，在其体表特定的穴位或部位施以手法，以防治疾病或助长益智的一种外治疗法。

小儿具有脏腑娇嫩，形气未充和生机蓬勃，发育迅速的生理特点。发病方面特点以外感疾病和饮食内伤居多，辨证以阳证、实证、热证为多，因此在推拿治疗上常用的也以解表法、消导法为多。小儿推拿的穴位除使用少数的经穴、奇穴外，多数穴位与成人不同，为小儿特定穴位，多分布在两肘以下，且穴位不仅有点状，还有面状和线状，这些特有穴位的分布特点，给临床治疗带来了方便。

一、小儿推拿常用穴位

小儿推拿常用穴位如下（图5-23、5-24、5-25）：

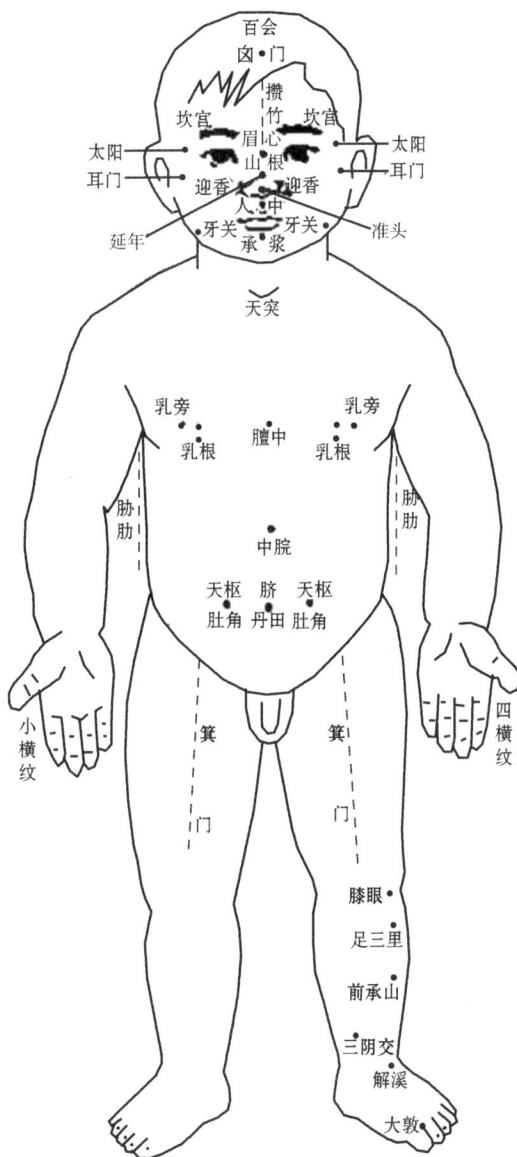

图5-23　正面穴位图

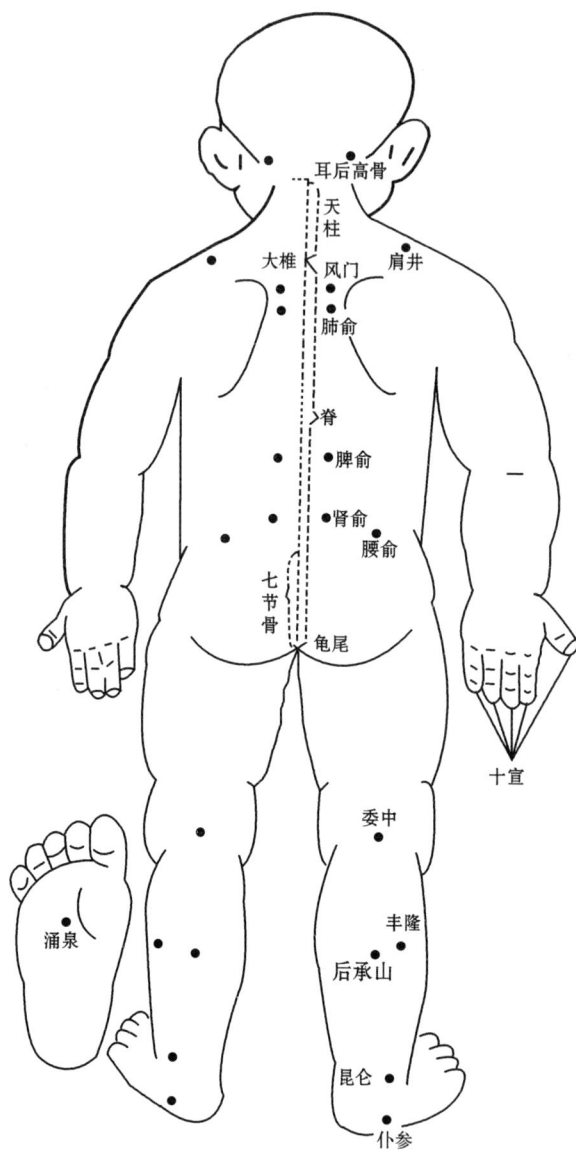

耳后高骨

天柱

大椎 风门 肩井

肺俞

脊

脾俞

肾俞

腰俞

七节骨

龟尾

十宣

委中

丰隆

涌泉

后承山

昆仑

仆参

图 5-24 背面穴位图

1. 天门

【位置】眉心至前发际成一直线。

【操作】两拇指自下而上地交替直推，称开天门，又称推攒竹。若用两拇指自下而上交替推至囟门为大开天门。

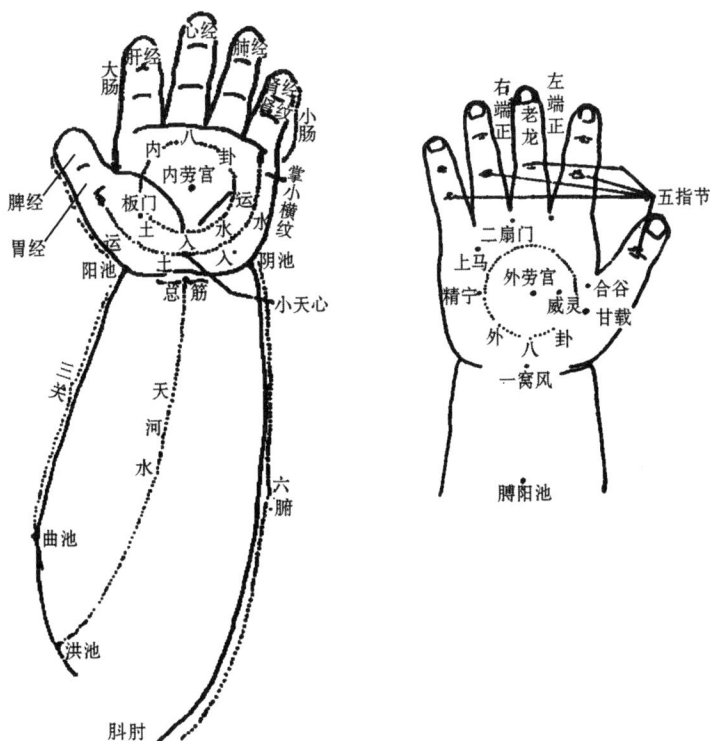

图 5 - 25　上肢穴位图

【主治】头痛、感冒、发热等。

【临床应用】开天门能疏风解表，开窍醒脑，镇静安神。用于外感发热、头痛等症时，多与推坎宫、揉太阳穴等合用；用于惊惕不安，烦躁不宁时多与清肝经、按揉百会等合用。

2. 坎宫

【位置】自眉心起沿眉至眉梢成一横线。

【操作】两拇指自眉头向眉梢成分推，称推坎宫。

【主治】外感发热、头痛、惊风等。

【临床应用】推坎宫能疏风解表，醒脑明目，止头痛。常用于外感发热、头痛，多与开天门、揉太阳等合用；若用于治疗惊风，多和清肝经、掐揉小天心、清天河水合用。

3. 太阳

【位置】眉梢后凹陷处。

【操作】两拇指自前向后直推，名推太阳。用中指揉该穴，称揉太阳。

【主治】发热、头痛、惊风。

【临床应用】推、揉太阳能疏风解表、清热、明目、止头痛。推太阳主要用于外感发热，常与开天门、推坎宫合用；若揉太阳主要用于外感头痛，常与推百会、黄峰入洞合用。

4. 山根

【位置】两目内眦连线之中点，鼻根低洼处。

【操作】拇指甲掐，称掐山根。

【主治】惊风、抽搐。

【临床应用】掐山根有开关窍、醒目安神的作用，对惊风、昏迷、抽搐等症多与掐人中、掐老龙等合用。本穴也用于小儿疾病的诊断，如见山根处青筋显露多为脾胃虚寒或惊风。

5. 牙关

【位置】耳下一寸、下颌骨陷中。

【操作】拇指按或中指揉，称按牙关或揉牙关。

【主治】牙关紧闭，口眼歪斜。

【临床应用】按牙关主要用于牙关紧闭；揉牙关则用于口眼歪斜。

6. 耳风门

【位置】在耳屏上切迹之前方与下颌骨髁状突稍上方之凹陷处，开口取之。

【操作】拇指按或揉，称按耳风门。

【主治】耳鸣。

【临床应用】按耳风门主要用于治疗耳鸣，常和补肾经、补脾经合用。

7. 囟门

【位置】发际正中直上，百会前骨陷中。

【操作】两拇指自前发际向该穴轮换推之（囟门未合时，仅推至边缘），称推囟门。拇指端轻揉本穴，称揉囟门。指摩本穴，称为摩囟门。

【主治】头痛、惊风。

【临床应用】推、揉囟门能镇惊安神通窍。多用于头痛、惊风、鼻塞等症。摩囟门时常蘸药，以祛寒。由于正常儿前囟在生后12～18个月闭合，故临床操作时手法需注意，不可用力按压。

8. 高骨

【位置】耳后入发际高骨后凹陷处，又称耳后高骨。

【操作】用拇指揉，称揉耳后高骨。

【主治】头痛、烦躁不安、惊风。

【临床应用】揉耳后高骨主要能疏风解表，治感冒头痛，多与推攒竹、推坎宫、揉太阳等合用。

9. 天柱骨

【位置】颈后发际正中至大椎穴成一直线。

【操作】用拇指或食指自上向下直推，称推天柱骨。也可用汤匙边蘸油自上向下刮，称刮天柱骨。

【主治】项强、发热、惊风、呕吐。

【临床应用】推、刮天柱骨能降逆止呕，祛风清热，主要治疗呕吐、恶心和外感发热、项强等症。治疗呕恶多与横纹推向板门、揉中脘等合用。治疗外感发热、颈项强痛等症多与拿风池、掐揉二扇门等同用。用刮法时因刺激量较大，可在该处先垫以一层绢绸之物，再自上向下刮。

10. 桥弓

【位置】自耳后翳风至缺盆成一斜线。

【操作】用拇指指腹自上而下推抹，称抹桥弓；用拇、食、中三指拿捏，称拿桥弓；或用食、中、无名指揉，称揉桥弓。

【主治】肌性斜颈。

【临床应用】抹桥弓能行气活血，拿桥弓能软坚消肿，揉桥弓可舒筋通络。三法配合用于治疗小儿先天性肌性斜颈。

11. 腹

【位置】腹部。

【操作】沿肋弓角边缘向两旁分推称分推腹阴阳；掌或四指摩称摩腹。

【主治】腹痛、消化不良。

【临床应用】摩腹、分推腹阴阳能健脾和胃，理气消食。对于小儿腹泻、便秘、腹胀、厌食、呕吐、恶心等消化功能紊乱效果较好，常与捏脊、按揉足三里合用，作为小儿保健手法。腹痛拒按之实证，常用指摩；腹痛喜按之虚证，常用掌摩或掌揉。一般按顺时针方向。

12. 脐

【位置】肚脐正中，或脐腹部。

【操作】用中指端揉，或食、无名指揉天枢穴同时操作，称揉脐；用指摩或掌摩操作时称摩脐。

【主治】腹胀、腹痛、食积、吐泻、便秘。

【临床应用】揉脐、摩脐能温阳散寒、补益气血、健脾和胃、消食导滞。多用于腹泻、便秘、腹痛、疳疾等证。临床上揉脐、摩腹，推七节骨、揉龟尾常配合应用，简称"龟尾七节，摩腹揉脐"。

13. 丹田

【位置】小腹部脐下 2 寸与脐下 3 寸之间。

【操作】或揉或摩，称揉丹田，或摩丹田。

【主治】腹痛、泄泻、遗尿、脱肛、疝气。

【临床应用】揉、摩丹田能培肾固本，温补下元，分清别浊。多用于小儿先天不足，寒凝少腹之腹痛、疝气、遗尿、脱肛等证，常与补肾经、推三关、揉外劳等合用。揉丹田对尿潴留有效，临床上常与推箕门、清小肠等合用。

14. 肚角

【位置】脐中旁开 2 寸大筋。

【操作】用拇、食、中三指做提拿法，称拿肚角；或用中指端按，称按肚角。

【主治】腹痛。

【临床应用】按、拿肚角对各种原因引起的腹痛均可应用，特别是对寒痛、伤食痛效果更好。本法因刺激较强，一般拿 3~5 次即可。

15. 脊柱

【位置】大椎至长强成一直线。

【操作】用食、中二指指腹自上而下作直推，称推脊；用捏法自下而上操作称为捏脊。

【主治】发热、惊风、疳积、泄泻、瘫痪等。

【临床应用】捏脊能调阴阳、理气血、和脏腑、通经络、培元气，具有强健身体的功能，是小儿保健常用主要手法之一。临床上多与补肺经、补肾经、推三关、摩腹、按揉足三里等配合应用，治疗先、后天不足，以及小儿瘫痪。本法单用名捏脊疗法，常用于小儿疳积、腹泻等病证。

16. 七节骨

【位置】命门至尾椎骨端（长强）成一直线。

【操作】用拇指指腹或食、中二指指腹自下向上或自上向下作直推，分别称为推上七节骨、推下七节骨。

【主治】泄泻、便秘、脱肛、痢疾。

【临床应用】推上七节骨能温阳止泻，多用于虚寒腹泻、久痢等证。临床上还与按揉百会、揉丹田等合用治疗气虚下陷的脱肛、遗尿等证。推下七节骨能泻热通便，多用于肠热便秘，或痢疾等症。

17. 龟尾

【位置】尾椎骨端。

【操作】拇指端或中指端揉，称揉龟尾。

【主治】泄泻、便秘、脱肛、遗尿。

【临床应用】揉龟尾能通调督脉之经气，调理大肠的功能。多与揉脐、推七节骨配合应用，治疗腹泻、便秘等症。

18. 脾经

【位置】拇指指腹。

【操作】旋推或将拇指屈曲、循拇指桡侧边缘向指根直推，称推脾经。通常以旋推为补，直推为清。

【主治】消化不良、呕吐、泄泻、疳积等。

【临床应用】补脾经能健脾胃，补气血。用于脾胃虚弱，气血不足而引起的食欲不振、肌肉消瘦、消化不良等症。清脾经能清热利湿，化痰止呕。用于湿热熏蒸、皮肤发黄、恶心呕吐、腹泻痢疾等证。小儿脾胃薄弱，不宜攻伐太甚，故脾经穴多用补法，体壮邪实者方能用清法。

19. 肝经

【位置】食指指腹。

【操作】旋推或直推，称推肝经。通常以旋推为补，直推为清。

【主治】烦躁不安、惊风。

【临床应用】清肝经能平肝泻火，息风镇惊，解郁除烦。常用于抽搐、惊风、烦躁不安、五心烦热等症。肝经宜清不宜补，若肝虚应补时，则需补后加清，或以补肾经代之，以水涵木，滋肾养肝。

20. 心经

【位置】中指指腹。

【操作】直推或旋推，称推心经。通常以旋推为补，直推为清。

【主治】身热无汗、烦躁、高热神昏。

【临床应用】清心经能清热退心火。常用于心火旺盛而引起的高热神昏、面赤口疮、小便黄短等，多与清天河水、清小肠等合用。本穴宜用清法，不宜用补法，以防引动心火。若气血不足而见心烦不安、睡卧露睛等症，需用补法时，可补后加清，或以补脾经代之。

21. 肺经

【位置】无名指指腹。

【操作】旋推或直推，或自无名指端沿尺侧缘直推，称推肺经。常以旋推为补，直推为清。

【主治】胸闷、咳嗽。

【临床应用】补肺经能补益肺气，用于肺气虚损，咳嗽气喘，汗出气短等肺经虚寒证；清肺经能宣肺清热，疏风解表，化痰止咳，用于感冒发热及咳嗽、气喘、痰鸣等肺经实热证。

22. 肾经

【位置】小指指腹。

【操作】直推或旋推，称推肾经。通常以旋推为补，直推为清。

【主治】尿多、小便黄短。

【临床应用】补肾经能补肾益脑，温养下元。用于先天不足、久病体虚、肾虚久泻、多尿、遗尿、虚汗喘息等症。清肾经能清利下焦湿热。用于膀胱经热，小便黄短等症。临床上肾经一般多用补法，需用清法时，多以清小肠代之。

23. 四横纹

【位置】掌面食、中、无名、小指第一指间关节横纹处。

【操作】拇指甲掐，称掐四横纹；或四指并拢，自食指横纹处推向小指横纹，称推四横纹。

【主治】惊风、气喘、腹痛。

【临床应用】掐四横纹能退热除烦，散瘀结；推四横纹能调中行气、和气血、消胀满。临床上多用于疳积、腹胀、气血不和、消化不良等症。常与补脾经、揉中脘等合用。也可用毫针或三棱针点刺本穴出血以治疗疳积。

24. 小横纹

【位置】掌面食、中、无名、小指掌指关节横纹处。

【操作】拇指甲掐，称掐小横纹；拇指桡侧推，称推小横纹。

【主治】发热、烦躁、腹胀。

【临床应用】推、掐小横纹能退热、消胀、散结，主要用于脾胃热结、口唇破烂及腹胀等症。推小横纹对肺部干性啰音有较好的治疗作用。

25. 肾纹

【位置】手掌面，小指第二指间关节横纹处。

【操作】中指或拇指端按揉，称揉肾纹。

【主治】目赤、鹅口疮。

【临床应用】揉肾纹能祛风明目，散瘀结。主要用于目赤肿痛、鹅口疮等症。

26. 肾顶

【位置】小指顶端。

【操作】以中指或拇指端按揉，称揉肾顶。

【主治】自汗、盗汗。

【临床应用】揉肾顶能收敛元气、固表止汗，常用于自汗、盗汗。

27. 掌小横纹

【位置】掌面小指根下，尺侧掌纹头。

【操作】中指或拇指端按揉，称揉掌小横纹。

【主治】痰热喘咳，口舌生疮，顿咳流涎等。

【临床应用】揉掌小横纹能清热散结、宽胸宣肺、化痰止咳。主要用于喘咳、口舌生疮等。

28. 大肠

【位置】食指桡侧缘，自食指尖至虎口成一直线。

【操作】从食指尖直推向虎口或反之，称推大肠。通常以向心推为补，离心推为清。

【主治】便秘、泄泻、脱肛。

【临床应用】补大肠能涩肠固脱、温中止泻。用于虚寒腹泻、脱肛等病证。清大肠能清利肠腑、除湿热、导积滞。多用于湿热、乳食停滞、身热腹痛、大便秘结等症。

29. 小肠

【位置】小指尺侧边缘，自指尖到指根成一直线。

【操作】从指尖直推向指根或反之，称推小肠。通常以向心推为补、离心推为清。

【主治】遗尿、尿闭、发热。

【临床应用】补小肠能温补下元，常用于下焦虚寒，多尿、遗尿等症；清小肠能清利下焦湿热，泌清别浊，多用于小便黄短不利、尿闭、水泻等症。若心经有热，移热于小肠，以本法配合清天河水，能加强清热利尿的作用。

30. 胃经

【位置】拇指掌面近心端第一节。

【操作】旋推为补，称补胃经；离心直推为清，称清胃经。补胃经和清胃经统称推胃经。

【主治】呕恶嗳气、烦渴善饥、食欲不振、吐血衄血等。

【临床应用】补胃经能健脾胃、助运化，临床上常与补脾经、揉中脘、摩腹、捏脊、按揉足三里等合用，治疗脾胃虚弱、消化不良、纳呆腹胀等症；清胃经能清中焦湿热，和胃降逆，泻胃火，除烦止渴，临床多与清脾经、清大肠、推天柱骨、横纹推向板门等合用，治疗脾胃湿热，或胃气不和所引起的上逆呕恶等症。

31. 板门

【位置】大鱼际部。

【操作】指端揉，称揉板门。也可用推法，称推板门，其中自拇指指根推向掌根称板门推向横纹；自掌根推向拇指根部称横纹推向板门。

【主治】食积腹胀、呕吐、泄泻。

【临床应用】揉板门能健脾和胃、消食化滞，运达上下之气。多用于乳食停积、食欲不振或嗳气、腹胀、腹泻、呕吐等症，常与摩腹、揉足三里等合用。板门推向横纹能止泻，横纹推向板门能止呕吐。本穴还常用割治，以治疗疳积。

32. 内劳宫

【位置】掌心中，握拳中指端是穴。

【操作】中指端揉，称揉内劳；或用中指端沿内劳宫运之，称为运内劳宫。

【主治】退热发汗。

【临床应用】揉内劳能清热除烦，用于心经有热而致口舌生疮、发热、烦渴等症，常与补肾经、掐二扇门等合用。运内劳能清虚热，对心、肾两经虚热最为适宜。

33. 内八卦

【位置】通常以掌心为圆心，以掌心至中指根的 2/3 为半径作圆。

【操作】用拇指面做运法，称运八卦；或用掐法称掐八卦。

【主治】胸闷气逆、泄泻、呕吐。

【临床应用】运内八卦能宽胸利膈、理气化痰、行滞消食。用于痰结喘嗽、乳食内伤、胸闷、腹胀、呕吐及泄泻等症，多与推脾经、推肺经、揉板门、揉中脘等合用。顺运止泻，逆运止吐，常与摩腹、推天柱骨等合用。

34. 小天心

【位置】手掌大、小鱼际交接处凹陷中。

【操作】用指掐、揉、捣，称掐、揉、捣小天心。

【主治】惊风、神昏、夜啼。

【临床应用】揉小天心能清热、镇惊、利尿、明目，主要用于心经有热而致的目赤肿痛、口舌生疮、惊惕不安；或心经有热，移热于小肠而见小便短赤等症。掐、捣小天心能镇惊安神。主要用于惊风抽搐、夜啼、惊惕不安等症。若见惊风眼翻、斜视，可配合掐老龙、掐人中、清肝经等合用。

35. 总筋

【位置】掌后腕横纹中点，又称内一窝风。

【操作】按揉本穴称揉总筋，用拇指甲掐称掐总筋。

【主治】口舌生疮、潮热、夜啼。

【临床应用】掐总筋能清热散结，揉总筋能通调周身气机。掐总筋多与清天河水、清心经配合，治疗口舌生疮、潮热、夜啼等实热证。

36. 大横纹

【位置】仰掌，掌后横纹。近拇指端称阳池，近小指端称阴池。

【操作】两拇指自掌后横纹中（总筋）向两旁分推，称分推大横纹，又称分阴阳。若自两旁中间合推，则称合推大横纹或合阴阳。

【主治】乳食停滞、腹胀、腹泻、呕吐。

【临床应用】分阴阳能平衡阴阳，调和气血，行滞消食，多用于阴阳不调，气血不和而致寒热往来，烦躁不安，以及乳食停滞、腹胀、腹泻、呕吐等症。但在操作时，如实热证阴池宜重分，虚寒证阳池宜重分。合阴阳能行痰散结，多用于痰结喘嗽、胸闷等症。若本法配揉肾纹、清天河水能加强行痰散结的作用。

37. 三关

【位置】前臂桡侧，阳池至曲池成一直线。

【操作】用拇指面或食、中指面自腕推向肘，称推三关；自拇指外侧端推向肘称为大推三关。

【主治】发热、恶寒、无汗。

【临床应用】推三关性温热，能补气行气，温阳散寒，发汗解表，主治一切虚寒病证，对非虚寒病证宜慎用。临床上治疗气血虚弱、命门火衰、下元虚冷、阳气不足引起的四肢厥冷、面色无华、食欲不振、疳积、吐泻等症，多与补脾经、补肾经、揉丹田、捏脊、摩腹等合用。对感冒风寒、怕冷无汗或疹出不透等症，多与清肺经、推攒竹、掐揉二扇门等合用。

38. 天河水

【位置】前臂正中，总筋至洪池（曲泽）成一直线。

【操作】用食、中二指指腹自腕推向肘，称清天河水。用指腹拍打天河水，称打马过天河。

【主治】发热。

【临床应用】清天河水性凉，较平和，能清热解表，泻火除烦，主要用于治疗热性病证，清热而不伤阴分。多用于五心烦热，口燥咽干，唇舌生疮，夜啼等症；对于感冒发热、头痛、恶风、汗微出、咽痛等外感风热者，常与推攒竹、推眉弓、揉太阳等合用。打马过天河清热之力大于清天河水，多用于实热、高热等证。

39. 六腑

【位置】前臂尺侧，阴池至肘（少海）成一直线。

【操作】用拇指面或食、中指面自肘推向腕，称退六腑或推六腑。

【主治】发热多汗。

【临床应用】退六腑性寒凉，能清热、凉血、解毒。对温病邪入营血，脏腑郁热积滞、壮热烦渴、腮腺炎及肿毒等实热证均可应用。若患儿平素大便溏薄，脾虚腹泻者，本法慎用。本法与推三关为大凉大热之法，可单用，亦可合用。若患儿气虚体弱，畏寒怕冷，可单用推三关，如高热烦渴等可单用退六腑。两穴合用能平衡阴阳，防止大凉大热，伤其正气。如寒热夹杂，以热为主，则可以退六腑三数，推三关一数之比推之；若以寒为重，则可以推三关三数，退六腑一数之比推之。

40. 老龙

【位置】中指甲根正中后一分处。

【操作】用拇指甲做掐法，称掐老龙。

【主治】急惊风。

【临床应用】掐老龙主要有醒神开窍的作用。若小儿急性暴厥，或高热抽搐，掐之知痛有声有泪者，较易治，不知痛而无声无泪者，症较危重。

41. 端正

【位置】中指指甲根两侧赤白肉际处，桡侧称左端正，尺侧称右端正。

【操作】用拇、食指甲对掐或拇、食指指腹对揉称掐、揉端正。

【主治】鼻衄、惊风、呕吐、泄泻。

【临床应用】揉右端正能降逆止呕，主要用于胃气上逆而引起的恶心呕吐等症；揉左端正功能升提中气，主要用于水泻、痢疾等症。掐端正多用于治疗小儿惊风，常与掐老龙、清肝经等配合。

42. 二扇门

【位置】掌背食指与中指，及中指与无名指指根交接处。

【操作】拇指甲掐，称掐二扇门；拇指偏峰按揉，称揉二扇门。

【主治】惊风抽搐、身热无汗。

【临床应用】掐、揉二扇门能发汗透表、退热平喘，是发汗效法。揉时要稍用力，速度宜快，多用于风寒外感。对平素体虚者，常与揉肾顶、补脾经、补肾经等配合应用。

43. 上马

【位置】手背无名指及小指掌指关节后陷中。

【操作】拇指端揉，称揉上马。

【主治】腹痛、小便赤涩、潮热。

【临床应用】揉上马能滋阴补肾，顺气散结，利水通淋，为补肾滋阴的要法。主要用于阴虚阳亢，潮热烦躁，小便赤涩等症。

44. 外劳宫

【位置】掌背第3、4掌骨歧缝间凹陷中，与内劳宫相对。

【操作】或掐或揉，称掐外劳或揉外劳。

【主治】腹痛、消化不良。

【临床应用】揉外劳能温阳散寒、升阳举陷、发汗解表。主要用于一切寒证，不论外感风寒、鼻塞流涕，以及脏腑积寒、完谷不化、肠鸣腹泻、寒痢腹痛、疝气等症，常与补脾经、补肾经、推三关、揉丹田等合用。

45. 外八卦

【位置】掌背外劳宫周围，与内八卦相对。

【操作】用拇指做运法，称运外八卦。

【主治】胸闷、腹胀、便秘。

【临床应用】运外八卦能宽胸理气、通滞散结，常与摩腹、推揉膻中等合用，治疗胸闷、腹胀、便秘等。

46. 一窝风

【位置】屈腕，手背掌根中凹陷处。

【操作】指端揉，称揉一窝风。

【主治】腹痛、肠鸣。

【临床应用】揉一窝风能温中行气、止痹痛、利关节。常用于受寒、食积等原因引起的腹痛等，多与拿肚角、推三关、揉中脘等合用。

47. 百虫

【位置】膝上内侧肌肉丰厚处，又称百虫窝。

【操作】或按或拿，称按百虫或拿百虫。

【主治】四肢抽搐、下肢瘫痪。

【临床应用】按、拿百虫能通经络、止抽搐，多用于下肢瘫痪及痹痛等症，常与拿委中、按揉足三里等合用。

二、小儿推拿常用手法

（一）单式手法

小儿推拿手法的单式手法种类较少，常借助于成人的推拿手法。

1. 推法　用拇指或食、中二指指面附着于施术部位或穴位上进行单方向的直线或环旋移动的方法称推法。根据施术方向的不同可分为直推法、旋推法、分推法、合推法等。

【操作方法】

（1）直推法　用拇指桡侧指面，或食、中二指指面在穴位上做单方向的直线推动。

（2）旋推法　以拇指指面在穴位上做顺时针或逆时针方向的旋转推动。

（3）分推法　用两手拇指桡侧或指面，或食、中二指指面自穴位向两旁分向推动，或做"八"字形推动。

（4）合推法 双手拇指伸直，四指分开，用拇指指腹或手掌面紧贴受术部位，分别自穴位两旁向中间合向推动。

【动作要领】

（1）直推法 术者肩、肘、腕关节放松，伸直拇指或食中二指。用拇指桡侧缘做直推法时主要依靠拇指做主动的内收或外展活动，用食、中指指面做直推法主要依靠肘关节的屈伸活动。动作要求轻快柔和连续，频率为每分钟 250～300 次。

（2）旋推法 术者肩、肘、腕关节放松，以拇指指面在皮肤表面做顺时针或者逆时针方向推动，不带动皮下组织运动。用力均匀柔和，频率为每分钟 160～200 次。

（3）分推法 两手向两旁分推时用力要均匀，柔和，动作应轻快并协调一致。操作时既可做直线移动，也可顺体表做弧形移动，频率为每分钟 120～160 次。

（4）合推法 合推法的动作与分推法相似。

【注意事项】

（1）做直推法时，注意手法的方向，轻重，快慢，以期获得补、泻的效果。

（2）为防止推伤小儿皮肤和增加疗效，在推法操作时应适当加用介质，如葱姜汁、麻油、蛋清等。

（3）推法操作要用力均匀，操作平稳。

2. 揉法 以手指指腹或鱼际部，吸定于一定部位或穴位上做摆动或者环转运动的手法，称为揉法。根据施术部位的不同可分为指揉法、掌根揉法、鱼际揉法等。

【操作方法】

（1）指揉法 单指、双指或三指指面吸定于受术部位或穴位上，带动皮下组织，做轻柔、小幅度的摆动或者环转运动。

（2）掌根揉法 以掌根吸附于受术部位上，腕部放松，稍用力下压，以肘关节为支点，前臂做主动运动，带动着力部位做轻柔、小幅度的环旋揉动。

（3）鱼际揉法 以大鱼际部着力于施术部位，腕部放松，前臂主动摆动或者环旋运动，通过腕关节带动该处皮肤做轻快柔和的运动。

【动作要领】

（1）术者肩、肘、腕关节放松，手指自然伸开。

（2）用力持续、均匀、协调而有节奏性，做到旋而不滞，转而不乱。

（3）揉法的幅度由小到大，力量由轻渐重，频率为每分钟 200～300 次。

【注意事项】

（1）手法用力柔和，着力点吸定，不出现局部滑动或摩擦。

（2）不可用力按压。

3. 按法 以手指或手掌在一定部位或穴位上逐渐用力，垂直向下按压，称为按法。根据不同的着力部位，分为掌按法、指按法。

【操作方法】

（1）掌按法 腕关节背伸，五指伸直放松，用掌面或掌根着力于受术部位，垂直用力，向下按压，力量由小至大、再由大变小，然后放松，如此反复操作。

（2）指按法 用拇指或中指指腹为着力部，垂直用力，向下按压。余同掌按法。

【动作要领】

（1）自然呼吸，不可屏气用力。

（2）按而不动，用力平稳，力量逐渐由小到大、再由大变小。

【注意事项】

（1）按而留之，忌粗暴施力。

（2）掌按法接触面积大，按压力量可稍重。

（3）指按法接触面积较小，刺激要轻柔。

4. 摩法 以手掌或食、中、无名指指面附着于一定部位或穴位上，以腕关节连同前臂做顺时针或逆时针方向环形运动，称为摩法。

【操作方法】

（1）指摩法 食指、中指、无名指、小指四指并拢伸直，腕部微悬屈，以指面着力于受术部位或穴位上，前臂主动运动，通过腕关节带动做环形摩动。

（2）掌摩法 指掌自然伸直，腕关节微背伸，用掌面着力，轻附于受术部位上，腕关节放松，前臂主动运动，手掌随腕关节连同前臂做顺时针或逆时针方向的环形摩动。

【动作要领】

（1）肩、肘、腕关节放松。

（2）掌摩时，腕部放松，手掌自然伸直；指摩时，腕部微悬屈，掌指关节微屈。

（3）用力应自然，动作缓和协调，摩动频率为每分钟 120～160 次。

【注意事项】

（1）在操作过程中应避免带动皮下组织。

（2）手指应随手法一起做环形运动。

5. 掐法 用拇指指甲缘着力，切压于穴位或一定部位的手法，称掐法。

【操作方法】医者手握空拳，拇指伸直，以拇指指甲缘着力，吸定在治疗的穴位或部位上，逐渐用力进行较重的掐压。

【动作要领】

（1）掐时应垂直用力，力量逐渐加重，也可间歇性用力以增强刺激。

（2）操作次数一般掌握在 4~5 次，或中病即止，不宜反复长期使用；若用于急救则用力要重，以患儿清醒为度。

【注意事项】掐法是强刺激手法之一，不宜反复长时间应用，施术时为避免损伤皮肤，可在施术部位上置一薄布。掐后常继用揉法，以缓和刺激，减轻局部的疼痛或不适感。

6. 捏法　以双手拇指与食、中、无名三指指腹为着力部，夹持住患儿的肌肤或肢体，相对用力挤压做连续的交替提拿动作，称捏法。

【操作方法】

（1）三指捏　用拇指指面顶住皮肤，食、中两指前按，三指同时对称用力提拿，双手一紧一松交替挤压移动向前。

（2）两指捏　食指屈曲，以中节指骨桡侧面顶住皮肤，拇指前按，两指同时对称用力提捏，双手交替移动向前。

【动作要领】

（1）以腕关节活动为主，带动掌指关节做连续灵活轻快的捻转活动。

（2）手法操作顺序是：先捏住皮肤，再提起、捻动、推移，复捏住皮肤，进行下一循环的动作，周而复始，连绵不断。

（3）移动缓慢，用力柔和，动作要灵活，均匀而有节律性。

【注意事项】

（1）动作不可断续、跳跃，捏起皮肤多少及捏拿的力量要适当。

（2）捏动时不可用指甲掐压皮肤，捻动向前时，要做直线前进，不可歪斜。

7. 运法　以拇指或中指指腹在一定穴位上由此至彼做弧形或环形推动的手法，称运法。

【操作方法】用拇指或中指的指腹，轻附于受术部位，做由此穴向彼穴的弧形推动，或在穴位周围做周而复始的环形推动。

【动作要领】

（1）腕部自然伸平，拇指伸直，余指屈曲，虎口张开；以拇指端桡侧着力，或拇、食、无名、小指屈曲，中指伸直，以中指端着力。

（2）以拇指掌指关节或腕关节为主，带动拇指或中指端做弧形或环形移动。

（3）手法宜轻不宜重，操作时仅有皮肤表面的摩擦感。频率为每分钟 80 ~ 120 次。

【注意事项】

（1）运时带动深层组织，用力较推法和摩法都轻。

（2）可配合使用润滑剂作为介质，以保护患儿皮肤。

（二）复式手法

1. 黄蜂入洞

【操作方法】以一手轻扶患儿头部，使患儿头部相对固定，另一手食、中指的指端着力，紧贴在患儿两鼻孔下缘处，以腕关节主动运动，带动着力部分做反复揉动 50 ~ 100 次。

【作用】发汗解表，宣肺通窍。用于治疗外感风寒的发热无汗及急慢性鼻炎的鼻塞、呼吸不畅等。

2. 双凤展翅

【操作方法】先用两手食指、中指夹患儿两耳，并向上提 3 ~ 5 次后，再用一手或两手拇指端按、掐眉心、太阳、听会、人中、承浆、颊车诸穴，每穴按、掐 3 ~ 5 次。

【作用】祛风散寒，温肺通经，止咳化痰。用于外感风寒，咳嗽多痰等上呼吸道疾患。

3. 按弦走搓摩

【操作方法】患儿坐位或家长将患儿抱坐怀中，将患儿两手交叉搭在对侧肩上，医者坐于患儿身前。用双手掌面着力，轻贴在患儿两侧胁肋部，呈对称性搓摩，并自上而下搓摩至肚角处 50 ~ 500 次。

【作用】理气化痰，健脾消食，用于治疗痰积，胸胁不畅，咳嗽气喘，腹痛、腹胀、饮食积滞等。

4. 猿猴摘果

【操作方法】患儿坐位或仰卧位，医者坐其身前。用两手拇指、食指捏患儿螺蛳骨（尺骨小头桡侧缘骨缝中）上皮，一扯一放，反复多次。

【作用】健脾化痰。用于治疗食积、寒痰、寒热往来等。

5. 水底捞月

【操作方法】患儿坐位或仰卧位，医者坐其身前。用一手握捏住患儿四指，将掌面向上，用冷水滴入患儿掌心，用另一手拇指指腹着力，紧贴患儿掌心并做旋推法，后自小指根沿手掌边缘经坎宫运至内劳宫，边推边用口对其掌心吹凉气，反复操作3~5分钟。

【作用】本法大寒大凉，有清热凉血、宁心除烦之功。用于治疗高热神昏、热入营血，烦躁不安，便秘等实热病证。

6. 打马过天河

【操作方法】患儿坐位或仰卧位，医者坐其前。用一手捏住患儿四指，将掌心向上，用另一手的中指指面运内劳宫后，再用食指、中指、无名指三指由总筋起沿天河水弹打至洪池穴，弹击约20~30遍。

【作用】清热凉血通络，用于治疗高热烦躁，神昏谵语，上肢麻木抽搐等。

7. 运土入水

【操作方法】患儿坐位或仰卧位，医者坐其身前。用一手握住患儿食指、中指、无名指、小指四指，使掌面向上，另一手拇指桡侧缘着力，自患儿脾土穴推起，沿手掌边缘，经小天心、掌小横纹，推运至小指端肾水穴止，呈单方向反复推运100~300次。

【作用】清脾胃湿热，利尿止泻，滋补肾水。用于治疗小便赤涩，频数，小腹胀满，泄泻等。

8. 运水入土

【操作方法】患儿坐位或仰卧位，医者坐其身前。用一手握住患儿食指、中指、无名指、小指四指，使掌面向上，另一手拇指桡侧缘着力，自患儿肾水穴推起，沿手掌边缘，经掌横纹、小天心，推运至拇指端脾土穴止，呈单方向反复推运100~300次。

【作用】健脾助运，润燥通便。用于治疗脾胃虚弱的消化不良，食欲不振，便秘，腹胀，腹泻等。

第 六 章

其他疗法

第一节　穴位贴敷疗法

穴位贴敷疗法的基本操作流程

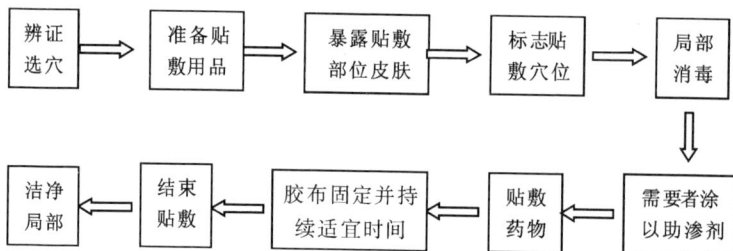

```
┌──────┐    ┌──────┐    ┌──────┐    ┌──────┐    ┌──────┐
│ 辨证 │ →  │准备贴│ →  │暴露贴敷│ → │标志贴│ →  │ 局部 │
│ 选穴 │    │敷用品│    │部位皮肤│    │敷穴位│    │ 消毒 │
└──────┘    └──────┘    └──────┘    └──────┘    └──────┘
                                                        ↓
┌──────┐    ┌──────┐    ┌──────────┐    ┌──────┐    ┌──────────┐
│ 洁净 │ ←  │ 结束 │ ←  │胶布固定并持│ ← │ 贴敷 │ ←  │需要者涂  │
│ 局部 │    │ 贴敷 │    │续适宜时间  │    │ 药物 │    │以助渗剂  │
└──────┘    └──────┘    └──────────┘    └──────┘    └──────────┘
```

一、取穴原则

在中医脏腑经络理论的指导下，辨证选取需要贴敷的穴位。贴敷疗法取穴应少而精。常用的取穴原则包括近部取穴、经验取穴、辨证取穴。

1. 近部取穴　就是选择病变局部或邻近部位的腧穴贴敷药物的方法。如马钱子贴敷颊车、颧髎治疗面瘫。

2. 经验取穴　就是选取病变反应点或临床有效验的腧穴贴敷药物的方法。如阿是穴贴敷药物，涌泉穴贴敷吴茱萸治疗小儿流涎，身柱穴贴敷威灵仙治疗百日咳等。神阙、涌泉、内关等穴常常是临床治病的经验穴、常用穴。

3. 辨证取穴　就是根据疾病的证候特点，分析病因病机而辨证选取腧穴贴敷药物的方法。如肺俞、肾俞穴贴敷白芥子治疗肺肾两虚的哮喘。

二、操作方法

1. 贴敷前准备

（1）体位 根据所选穴位，采取适当体位以便使药物能贴敷稳妥。

（2）准备 贴敷药物之前，定准穴位，用温水将局部洗净，或用乙醇棉球擦净。若使用助渗剂者，可在敷药前先在穴位上涂以助渗剂或将助渗剂与药物调和后备用。

2. 贴敷操作

（1）敷药 将所选用贴敷剂贴敷所备穴位或部位上。（图6-1）

（2）固定 对于所敷之药，无论是糊剂、膏剂或捣烂的鲜品，均应将其很好地固定，以免移动或脱落，可直接用胶布固定，也可将纱布或油纸覆盖其上，再用胶布固定。目前有专供贴敷穴位的特制敷料，使用非常方便。（图6-2）

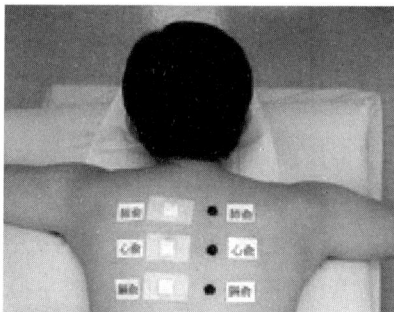

图6-1 穴位敷药

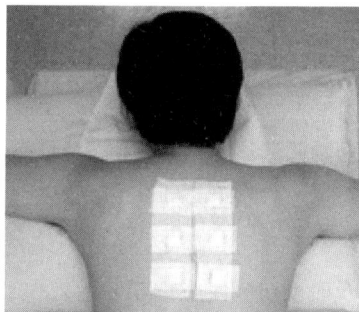

图6-2 纱布固定

（3）换药 需要换药的，可用消毒干棉球蘸温水或各种植物油，或石蜡油轻轻揩去粘在皮肤上的药物，擦干后再敷药。

一般情况下，刺激性小的药物，每隔1~3天换药一次；不需溶剂调和的药物，还可适当延长到5~7天换药1次；刺激性大的药物，应视患者的反应和发泡程度确定贴敷时间，数分钟至数小时不等，如需再贴敷，应待局部皮肤基本恢复正常后再应用。

三、适用范围

本法适用范围相当广泛，即可治疗某些慢性疾病，又可治疗一些急性病证。治疗病证主要有：感冒、急慢性支气管炎、支气管哮喘、风湿性关节炎、三叉神经痛、面神经麻痹、神经衰弱、胃下垂、胃肠神经官能症、腹泻、冠心病、心绞痛、糖尿病、遗精、阳痿、月经不调、痛经、子宫脱垂、牙痛、口疮、小儿夜啼、厌食、遗尿、流涎等。此外，还可用于防病保健。

四、注意事项

穴位贴敷疗法，一般无危险性和副作用。但如果操作不仔细，方法掌握不当，穴位选择不准，药物用量过大，也会发生问题。因此，必须注意以下几点：

1. 体位选择 根据贴敷腧穴或部位所在，贴敷前必须很好选择病人的合适姿势。可分别采取卧位（仰卧、俯卧、侧卧）、坐位（仰靠、俯伏、侧伏）等姿势，使药物能伏贴稳妥，以防药物流失或灼伤其他部位皮肤。

2. 部位洁净 贴敷药物之前，应注意确定贴敷的部位，并用温水或消毒液洗净，然后敷药。

3. 避免烫伤 穴位用贴饼剂或贴药后加灸加热，要掌握温度适当，不能烫伤。温化药膏贴敷时应掌握好温度，以免烫伤或贴不住。灸后的艾炷要及时熄灭，以防复燃，引起火灾事故。

4. 药物筛选 对久病体弱消瘦以及有严重心脏病、肝病等的患者，特别是使用一些刺激性强、毒性大的药物时，贴敷穴位不宜过多，使用药量不宜过大，贴敷时间不宜过久，以免患者发生呕吐、眩晕等反应，或者发泡过大甚至发生药物中毒。

5. 及时换药 使用膏剂贴敷穴位，应注意膏剂的软硬度，并须及时更换，以防药膏干燥、裂伤皮肤、引起疼痛或溃烂。

6. 固定防脱 贴药后要注意固定。在夏季用药剂贴穴位，胶布固定后，防止因汗液浸润而致滑脱，对胶布过敏者宜用绷带固定。

7. 保暖休息 在秋冬寒凉季节，贴敷疗法实施时，应注意保暖，防止受寒。贴敷期间，应注意休息，不宜参加过重体力劳动。

8. 禁忌病证 使用穴位贴药前，对病人要详细询问病史。皮肤过敏的患者不能使用此法或者改用不过敏的药物、介质。孕妇、幼儿应避免贴敷刺激性强、毒性大的药物。小儿使用穴位贴药疗法，还要注意做好护理，勿令抓破和拭擦。

9. 掌握疗程 每个贴敷部位一般不可连续贴药10次以上，以免刺激过久，引起不良后果。小儿皮肤娇嫩，贴药时间不能过长，应在1~2小时之内，以免产生副作用。

第二节 刮痧疗法

刮痧疗法的基本操作流程

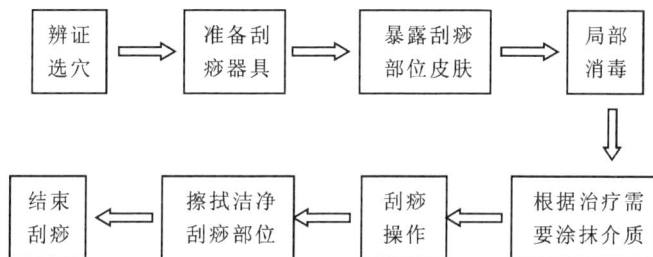

```
辨证    →    准备刮    →    暴露刮痧    →    局部
选穴         痧器具        部位皮肤        消毒
                                           ↓
结束    ←    擦拭洁净   ←   刮痧    ←    根据治疗需
刮痧         刮痧部位        操作         要涂抹介质
```

一、刮痧疗法的作用

1. 活血祛瘀、排泄毒素 通过调节肌肉的收缩和舒张，刮痧能调节组织间压力而促进被刮拭组织周围血液的循环，增加组织的血流量，从而起到"活血化瘀"、"祛瘀生新"的作用。刮痧可使局部组织形成高度充血，使血管扩张，随着血流及淋巴液流动的增快，吞噬作用及搬运力量加强，加快了体内废物、毒素的排泄，组织细胞得到更充分的营养，增强机体的抵抗能力，达到减轻病势，促进康复的作用。

2. 调整内脏、平衡阴阳 通过对一定部位的刮拭，刮痧具有良好的调节内脏功能，起到调和阴阳，恢复机体平衡的作用，如肠蠕动亢进者，在腹部和背部等处进行刮痧可使亢进者逐渐平息，进而恢复正常。反之，肠蠕动功能减退者，则可使其蠕动得到增强。又如刮拭内关穴，能调整冠状动脉循环，延长左心室射血时间，使心绞痛患者的心肌收缩力增强，心输出量增加，改善冠心病的 S－T 段和 T 波，增加冠脉流量和血养供给等。而刮拭足三里穴，能调整肠运动，提高免疫功能，对垂体－肾上腺髓质功能有良性调节作用。由此可见，刮痧疗法确实可以改善和调整脏腑功能，使脏腑阴阳得到平衡。

3. 疏经活络、舒筋壮骨 人体的经络"内属于脏腑、外络于肢节"，通过刮拭腧穴或局部，能起到"通其经脉、调其血气"的作用，从而消除病理因素而治愈疾病。通过对局部疼痛部位的刮拭，刮痧疗法可以松弛紧张的肌肉，明显减轻，乃至消除疼痛和压迫症状，加强新陈代谢和物质的吸收，"通则不痛"促进病灶的修复，达到防治疾病的目的。

二、部位选择

1. 循经刮痧 循经刮痧，就是按照十四经的走行循经进行刮拭，此法既可作为常规或保健刮拭，也可在中医辨证的基础上，选择病变经脉刮拭，以达防治疾病的目的。常见的循经刮痧如下：

（1）头部 中线的督脉，两侧的膀胱经、胆经。

（2）颈前部 自上而下，由中间向两边。刮中间的任脉，两旁的胃经、大肠经、三焦经、胆经。

（3）颈后部 自上而下，由中间向两边。刮中间的督脉，两旁的膀胱经、小肠经。

（4）肩部 颈侧至肩胛，循手少阳经、手太阳经在左右肩部各刮拭两道。

（5）背腰部 沿脊椎，循督脉刮拭。在督脉两旁，循足太阳经各刮拭两道。沿背部骨间刮拭。

（6）胸腹部 自胸骨上端至少腹，循任脉刮拭。在任脉两旁，循足阳明经刮拭。胸部循足少阴经刮拭。沿胸部肋骨间刮拭。

（7）上肢 内侧循手三阴经刮拭；背侧循手少阳经、手太阳经刮拭；桡侧面循手阳明经刮拭。

（8）下肢 前侧循足阳明经刮拭；背侧循足太阳经刮拭；内侧循足少阴经、足太阴经、足厥阴经刮拭；外侧循足少阳经刮拭。

2. 选穴刮痧 根据中医基础理论，在辨证论治原则指导下，结合腧穴的功能特性和刮痧的特点，从全身的经穴中选出针对病证有效的经穴，组成配方作为刮拭的部位。常见的选穴刮痧有：

（1）局部取穴 根据所有腧穴均可治疗其所在部位和邻近部位的病变，在刮痧时就可在病变的部位及邻近部位选取腧穴进行刮拭，达到行气止痛、活血化瘀作用。如鼻病取鼻部大肠经的迎香穴，胃痛取上腹部任脉中脘穴、胃经梁门穴，肝病取腹部肝经的期门穴、章门穴，偏头痛取头部两侧的太阳穴、头维穴等。

（2）背部取穴 即取脊背部督脉和膀胱经的腧穴。因督脉总督一身的阳经，对调节全身的气机至关重要，尤其常取五脏六腑的背俞穴，达到调整脏腑功能、平衡机体的目的。如心脏病变，取膀胱经上的心俞及与之平行的督脉部位。肝胆病变，取肝俞、胆俞及与之平行的督脉部位等等，以此类推。

（3）远端取穴 根据中医上病下取，下病上取，"经脉所过，主治所及"的原则，可以选取距离病变处较远的部位经穴进行刮拭。如脱肛取头顶部督脉的百会穴，颈项痛取太阳小肠经手部的后溪穴，胃脘痛取下肢胃经的足三里穴，腰痛取足太阳膀胱经的委中穴等待。

（4）随证取穴 即对证取经穴，这种取穴方法不以病变部位的远近为依据，而是根据中医理论结合腧穴的功能主治，针对全身性的某些疾病或证候取穴的一种方法。如外感发热取督脉的大椎、大肠经的合谷、曲池穴以清热解表；身体虚损取任脉的关元、气海，胃经的足三里，脾经的三阴交穴补益虚损；昏迷取督脉的人中，心包经的内关，肾经的涌泉穴醒神开窍；筋脉之病取胆经的阳陵泉穴；骨骼之病取膀胱经的大杼穴；气机不调之病取任脉的膻中穴等。

3. 发病局部刮痧 根据中医"不通则痛"，"通则不痛"的原则，当疾病发生时，常在病证所在部位出现相应的阳性反应征象，如疼痛、肿胀、肌肉僵硬等等，此时可直接选取发病局部进行刮痧，可以达到迅速通畅局部气血，排泄病理产物，疏理气机，缓解疼痛，改善症状的效应。

4. 全息穴区刮痧 根据生物全息理论，刮拭某些与疾病相关的区域或部位，可以疏通经络，调整脏腑的阴阳气血，起到治疗和保健作用。如胃病患者可以刮拭上腹部、小臂中部的大肠经皮部、小腿中部的胃经皮部和脾经皮部，还可以刮拭背腰部、手、足、耳部胃的全息穴区。根据部位对应式的原理，四肢和五官的病变，治疗健侧对应部位同样有疗效。

三、操作方法

1. 刮痧基本手法

（1）持板手法 刮板分厚、薄两边，治疗时以手掌握住刮板厚的一边，使用薄的一边刮拭，保健时则以手掌握住刮板薄的一边，使用厚的一边刮拭。用手握住刮板，刮板的底边横靠在手掌心部位，大拇指及另外四个手指呈弯曲状，分别放在刮板两侧。施术者手法要持久、有力、均匀、柔和，便能将力传递深透，有效地刺激刮拭部位的经络腧穴，取得良好的疗效。

（2）刮拭方向 颈、背、腹、上肢、下肢部从上向下刮拭，胸部从内向外刮拭。

（3）刮拭角度 刮板与刮拭方向保持45°~90°进行刮痧。

（4）刮痧力度 刮痧时上下、内外、左右、前后等均应用力均匀，刮痧部位应尽量拉长。

（5）刮痧补泻法 根据刮拭对象的体质需要，通过不同的刮痧力量和速度，决定行补刮、泻刮、平补平泻手法。

2. 刮拭方法

（1）**面刮法**　刮拭时用刮板的一侧边缘接触皮肤，刮板向刮拭的方向倾斜30°~ 60°，以45°应用最广，利用腕力多次向同一方向刮拭，有一定刮拭长度。适用于身体比较平坦部位的经络和穴位。

（2）**点按法**　用刮板角与穴位呈90°垂直，由轻到重，逐渐加力，片刻后再抬起，再复原，多次重复，手法连贯。适用于无骨骼的软组织处和骨骼凹陷部位。

（3）**角刮法**　用刮板角部在穴位处自上而下刮拭，刮板面与刮拭皮肤呈45°倾斜适用于肩部及胸部穴位。

（4）**厉刮法**　用刮板角部与穴区呈90°角垂直，刮板始终不离皮肤，做短距离（约1寸长）前后或左右快速移动。适用于头部穴位。

（5）**拍打法**　用刮板一端的平面拍打体表部位的经穴。先在拍打部位涂以刮痧润滑剂，再进行拍打。多用于治疗四肢麻木。

（6）**按揉法**　用刮板角部的平面20°倾斜按压在穴位上，做柔和的旋转运动，刮板角平面始终不离开所接触的皮肤，速度较慢，按揉力度应深透至皮下组织或肌肉。以出现酸、麻、胀感觉为度，常用于对脏腑有强壮作用的穴位。

（7）**疏理经气法**　按经络走向，用刮板自上而下或自下而上循经刮拭，用力轻柔均匀，平稳和缓，连续不断。一般刮拭面宜长，从肘膝关节部位刮至指趾尖。常用于治疗刮痧结束后或保健刮痧时对经络进行整体调理，松弛肌肉，消除疲劳。

3. 刮痧治疗的操作步骤

（1）**术前准备**

①明确诊断、确定治则　通过详细询问病情，明确临床诊断，以确定是否属于刮痧适应证。同时根据病人病情，确定待刮拭的部位（经络与腧穴）。在临床上还应根据病人的性别、年龄的长幼、形体的胖瘦、体质的强弱，病情的虚实，病变部位的表里深浅和所取经络腧穴所在的具体部位，选用补刮、泻刮或平补平泻手法。

②检查用品、部位清洁　刮痧板以天然的水牛角为佳，具有一定硬度、弹性和韧性，对人体表皮无毒性刺激。刮痧前应检查刮痧板是否清洁，边缘是否光滑，刮痧介质是否备好，刮痧板的板质对皮肤是否有刺激。刮痧板可用消毒液或肥皂水清洗，然后用毛巾擦干。刮拭部位表面可用酒精消毒。

（2）**体位选择**　刮痧治疗一般采用的体位有以下几种：

①俯卧位　适用于刮拭身体后部的经络、腧穴或部位。俯卧位舒适自然，全身

放松，不易疲劳，宜于持久，为刮痧疗法最佳体位，也是最常使用的体位。对初次刮痧，精神紧张，体虚病重者尤为适宜。

②仰卧位 适用于刮拭身体前部的经络、腧穴、部位。

③侧卧位 适用于刮拭身体侧部的经络、腧穴、部位。

④仰靠坐位 适用于刮拭前头、颜面、颈前、上胸部以及肩部与上、下肢前面、侧面的经络、腧穴、部位。

⑤俯伏坐位 适用于刮拭头顶、后头、项背、肩部的经络、腧穴、部位。

⑥侧伏坐位 适用于刮拭侧头、面颊、颈侧、耳部的经络、腧穴、部位。

⑦站立位 适用于刮拭背部、腰部、下肢后侧部的经络、腧穴、部位。

（3）具体操作方法

①暴露待刮痧的皮肤，如将刮拭颈部，先需暴露颈部的皮肤；将刮拭腰部，先需暴露腰部皮肤。

②在刮拭的皮肤（经络腧穴部位）上涂抹刮痧润肤油或润肤乳等介质。

③刮拭顺序为头部、颈部、背部（胸椎部、腰椎部、骶椎部）、胸部、腹部、上肢（内侧、外侧）、下肢（内侧、外侧、后侧）。

④一个部位（或经络腧穴）刮拭完毕后，再刮另一部位（或经络腧穴）。

（4）医患交流 医者对患者进行刮痧时，应积极与患者沟通，不断询问患者的感受，如是否能承受，刮拭部位是否疼痛等。并即时根据患者诉说，调整手法轻重或进行一定的解释，寻求患者的积极配合，以真正达到疏通经络、行气止痛的目的。

（5）刮痧时间 刮痧操作的时间因补泻手法不同而长短不一。一般用补刮手法每个部位刮拭时间为5～10分钟；用泻刮或平补平泻手法进行刮痧，每个部位一般刮拭时间为3～5分钟。通常一次刮痧操作，选3～5个部位。此时，还应根据患者的年龄、体质、病情、病程以及刮痧的施术部位而灵活掌握刮拭时间。对于保健刮痧无严格的时间限制，以自我感觉满意、舒服为原则。

（6）刮痧疗程 两次刮痧一般需间隔3～6天，以皮肤上痧斑完全退失为准。一般刮痧3～5次为一疗程。

（7）术后处理 刮痧施术后一般用干净手纸或毛巾将刮拭部位所使用的刮痧介质擦拭干净即可，而不需进行特殊处理。亦可用手掌在刮拭部位进行按摩，使刮痧介质被皮肤充分吸收，以增加疗效。然后，让被刮拭者饮一杯温开水或淡糖盐水，休息15～20分钟。

四、适用范围

1. 神经系统疾病　如神经官能症，神经衰弱，神经根炎，肋间神经痛，坐骨神经痛以及面部神经痉挛，面部神经麻痹等。

2. 运动系统疾病　如人体各部位关节、韧带、肌腱的扭伤、挫伤、关节紊乱，如落枕，肩关节软组织扭伤，肘关节软组织损伤，膝关节扭伤，胸部挫伤，岔气，腰部扭伤、挫伤，腰椎间盘突出，膝关节软组织损伤，梨状肌损伤，膝关节副韧带损伤，踝关节及足跟部的损伤，颈腰椎退行性改变，肩周炎等。

3. 心血管系统疾病　心悸，心脏病，高血压等。

4. 呼吸系统疾病　感冒，中暑，咽喉肿痛，鼻炎，气管炎，哮喘等。

5. 消化系统疾病　急、慢性胃肠炎，消化不良，胃、十二指肠溃疡，胃下垂，肠粘连，便秘，腹泻，呕吐等。

6. 泌尿系统疾病　泌尿系统感染，膀胱炎，前列腺炎，尿频，尿失禁，遗尿，尿闭等。

7. 妇科疾病　痛经、闭经，月经不调，功能性子宫出血，子宫脱垂，盆腔炎，白带过多，更年期综合征，乳腺炎等。

8. 养生保健　强壮身体，减肥美容，延缓衰老等。

五、注意事项

1. 刮痧治疗时应注意室内保暖，尤其是在冬季应避寒冷与风口。夏季刮痧时，应避免风扇、空调直接吹刮拭部位。

2. 刮痧过程中，施术者思想要集中，尤其要心平气和；嘱患者肌肉要放松，不要有紧张感，否则效果不佳，且易产生疼痛。冬天要使刮具和手掌暖和，如可用热水浸泡或双手掌互相摩擦至热，以免因手或工具冰冷触及肌肤而引起肌肉紧张，影响疗效。

3. 病人的体位是否适当，直接关系到刮痧的治疗效果。刮痧时应选择可以保持完成刮痧手法整个过程的舒适体位。在刮痧施术时，无论任何部位，都要朝一个方向刮拭，不可来回刮拭，影响疗效。凡肌肉丰满处，如背部、臀部、胸部、腹部、四肢等，宜用刮痧板的横面刮拭。对一些关节处、手足指（趾）部、头面部等肌肉较少、凹凸较多处宜用刮痧板棱角刮拭。

4. 选择合适的刮痧工具和介质。禁用化学品，如塑料品刮拭皮肤，以免化学刺激造成继发病证。金属、陶瓷、玉石等由于有易伤皮肤、易碎或价格昂贵等原因，慎用。原则上一人一板，避免交叉感染。

5. 确实掌握刮痧的适应证和刮痧的手法。对于体弱年迈、儿童、特别紧张怕痛的患者宜用补法刮拭。随时注意观察病人的面色表情及全身情况，以便及时发现和处理意外情况。若患者出现头晕目眩、面色苍白等现象，应参照刮痧不良情况（晕刮）处理中的办法进行处理。

6. 病情重、病灶深、但体质较好或疼痛性疾病患者，刮痧宜用泻法或平补平泻法刮拭。病情轻、病灶浅、但体质较差的患者，宜用补法。冬季或天气寒冷时刮痧时间宜稍长，夏季或天气热时则刮痧时间宜缩短。刮痧出痧后，一般应在30分钟后方可洗澡。

7. 两次刮痧之间的间隔时间，一般需间隔3～6天，以皮肤上痧退为标准。对一些不出痧或出痧较少的患者，不可强求出痧。

第三节　拔罐疗法

拔罐疗法的基本操作流程

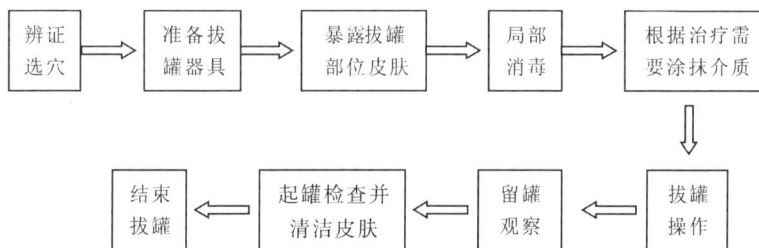

```
辨证选穴 → 准备拔罐器具 → 暴露拔罐部位皮肤 → 局部消毒 → 根据治疗需要涂抹介质
                                                                    ↓
结束拔罐 ← 起罐检查并清洁皮肤 ← 留罐观察 ← 拔罐操作
```

一、拔罐作用

1. 疏通经络　如同网络一样的人体经络系统，纵横交错，遍布全身，内联脏腑，外络体表。经络运行气血，输布、濡养、联络、调节人体的五脏、六腑、四肢、百骸、五官、九窍，使之维持正常的生理功能和机体的协调和平衡。通过拔罐对某些相应的穴位或部位的负压作用，进而通过经络的调节，激发经络之气，使其发挥特有的生理作用，从而调节机体重新获得平衡。

2. 行气活血　由于充足、通畅的气血濡养，人体的脏腑器官、四肢百骸保持着正常发育成长，发挥着各自生理功能。拔罐疗法机械刺激，通过排气造成罐内负压，罐缘得以紧紧附着于皮肤表面，牵拉了神经、肌肉、血管以及皮下的腺体，可引起一系列神经内分泌反应，调节血管舒、缩功能和血管的通透性从而改善局部血液循环，如因某种原因导致气血运行不畅，则在相应的穴位或部位上拔罐，通过拔罐的负压作用，使之充血或出血，从而疏通了瘀滞，补益了不足，使气血通行而趋于平衡。

3. 扶正祛邪 拔罐的负压作用使局部迅速充血、瘀血，小毛细血管甚至破裂，红细胞破坏，发生溶血现象。红细胞中血红蛋白的释放对机体是一种良性刺激，它可通过神经系统对组织器官的功能进行双向调节，同时促进白细胞的吞噬作用，提高皮肤对外界变化的敏感性及耐受力，从而增强机体的免疫力。其次，负压的强大吸拔力可使毛孔充分张开，汗腺和皮脂腺的功能受到刺激而加强，皮肤表层衰老细胞脱落，从而使体内的毒素、废物得以加速排出，凡机体内外的湿热邪毒痈肿，通过火罐使之相应部位充血或出血，泻出毒血，调补正气，使之湿热以清，邪毒以解，痈肿以消，达到扶正祛邪之作用。

此外，拔罐局部的温热作用不仅使血管扩张、血流量增加，而且可增强血管壁的通透性和细胞的吞噬能力。拔罐处血管紧张度及黏膜渗透性的改变，淋巴循环加速，吞噬作用加强，对感染性病灶，无疑形成了一个抗生物性病因的良好环境。另外，溶血现象的慢性刺激对人体起到了保健功能。

二、部位与体位选择

拔罐部位以肌肉、皮下组织丰满及毛发较少的部位为宜。可选择以下体位进行相应部位的拔罐。

1. 卧位 舒适自然，全身放松，不易疲劳，宜于持久，为拔罐疗法最佳体位，也是最常使用的体位。对初次拔罐，精神紧张、体弱儿童或病重，需要走罐或大面积拔罐者尤为适宜。

（1）俯卧位 适用于身体后部的拔罐治疗。

（2）仰卧位 适用于身体前部的拔罐治疗。

（3）侧卧位 适用于身体侧部的拔罐治疗。

2. 坐位

（1）仰靠位 适用于前头、颜面、颈前、上胸部以及肩部与四肢前面、侧面的拔罐治疗。

（2）俯伏位　适用于头顶、后头、项背、肩部的拔罐治疗。

（3）侧伏位　适用于侧头、面颊、颈侧、耳部的拔罐治疗。

三、操作方法

拔罐疗法的操作方法因促使产生负压的方式、拔罐的形式、综合应用的措施不同而各异，常用的操作方法分述如下：

1. 以排气法分类

（1）火罐　利用热胀冷缩的原理，排去空气。即借燃烧时火焰的热力，排去罐内空气，使之形成负压而吸着于皮肤上，称火罐法。又可分为四种：

①投火法　用小纸条点燃后，投入罐内，不等纸条燃完，迅即将罐罩在应拔部位上，即可吸于体表。

②闪火法　以镊子夹住点燃的酒精棉球，在罐内绕一圈，迅即将罐罩在应拔部位上，即可以吸住。

③贴棉法　用1cm见方的棉花一块，不要过厚，略浸酒精，贴于罐内壁中下段，点燃后，罩于选定的部位上，即可吸住。

④架火法　用一不易燃烧及传热的块状物，直径2~3cm，放在被拔部位上，上置小块酒精棉球，点燃后将罐扣上，可产生较强吸力，使罐吸住。

（2）水罐　利用煎煮水热力排去罐内空气。一般应用竹罐，先将罐放在锅内加水煮沸，用时将罐倾倒用镊子夹出，甩去水液，或用折叠的毛巾紧扪罐口，乘热扣在皮肤上，即能吸住。

（3）抽气罐　抽出罐内空气。先将抽气罐紧扣于需要拔罐的部位上，用注射器从橡皮塞中抽出瓶内空气，产生负压，即能吸住。或用抽气筒套在塑料罐活塞上，将空气抽出，即能吸住。

2. 以拔罐形式分类

（1）单罐　用于病变范围较小或明显压痛点。可按病变或压痛范围大小，选取适当口径的火罐。如胃病在中脘处拔罐；肱二头肌长头肌腱炎在肩内陵处拔罐；冈上肌腱炎在肩髃处拔罐等。

（2）多罐　用于病变范围较广泛的疾病。可在病变部位吸拔数个乃至排列吸拔十余个罐，称为"排罐法"。如某一肌束劳损时可按肌束位置成行排列拔罐。治疗某些内脏器官瘀血时，可按脏器解剖部位在相应体表纵横排列拔罐。

（3）闪罐　吸拔后即起去，反复多次。即将罐拔上迅即起下，再拔上，再起下，如此反复吸拔多次，至皮肤潮红为止。多用于局部皮肤麻木或机能减退的虚证。

（4）留罐　吸拔后留置一定时间，即拔罐后，留置 5～15 分钟。罐大吸拔力强的应适当减少留罐时间，夏季及肌肤瘠薄处，留罐时间不宜过长，以免损伤皮肤。

（5）走罐　又称推罐，吸拔后在皮肤表面来回推拉。一般用于面积较大，肌肉丰厚处，如腰背、臀髋、腿股等部位。须选用口径较大的罐，罐口要平滑，玻璃罐最好，先在罐口涂一些滑润油脂，将罐吸上后，以手握住罐底，稍倾斜，即后半边着力，前半边不用力略向上提，慢慢向前推动，如此上下左右来回推拉移动数十次，至皮肤潮红或郁血为止。

3. 以综合运用分类

（1）**药罐**　用中药煎煮竹罐后吸拔，称煮药罐；或在罐内存贮药液，称贮药罐。

①煮药罐　将配制成的药物装入布袋内，扎紧袋口，放入清水煮至适当浓度，再将竹罐投入药汁内煮 15 分钟，使用时，按水罐法，拔于需要的部位上，多用于风湿病等。常用药有：麻黄、羌活、独活、鸡血藤、徐长卿、桑寄生、防风、秦艽、木瓜、川椒、生乌头、曼陀罗花、刘寄奴、当归、续断、杜仲、乳香、没药等。

②贮药罐　在抽气罐内或玻璃罐内事先盛贮一定量的药液，药液量约为罐容积的 1/3～2/3，使之吸在皮肤上。常用药为辣椒水、两面针酊、生姜汁、风湿酒等。常用于治疗风湿病、哮喘、咳嗽、感冒、溃疡病、慢性胃炎、消化不良、牛皮癣等。

（2）**针罐**　在留针的过程中，加拔罐。即先在一定的部位施行针刺，待有酸、胀、重、麻等得气感后，留针原处，再以针刺点为中心拔罐。多用于风湿痛。

（3）**针药罐**　在留针过程中，加拔药罐。即先针刺，得气后留针，再以针刺点为中心，加拔药罐。

（4）**刺络拔罐**　用三棱针、皮肤针等刺出血后加拔罐。即用三棱针或皮肤针等叩刺病变局部或小血管，使潮红、渗血或出血，然后加拔火罐。适用于各种急慢性软组织损伤、神经性皮炎、皮肤瘙痒、丹毒、神经衰弱、胃肠神经官能症等。

四、适用范围

随着罐具的不断创新、吸拔方法与罐法的增多，以及拔罐作用机理研究的不断深入，拔罐疗法的适应证范围也相应的扩大，目前常用于临床的病种已多达 100 余种。在临床治疗上获得广泛应用之外，还可用于防病保健。

1. 伤科及软组织疾病　颈椎病、肩周炎、腰椎间盘突出、坐骨神经痛、落枕、肌肉劳损、退行性关节病、腱鞘炎、风湿性关节炎、类风湿性关节炎以及软组织炎症产生的疼痛等。

2. 内科病证　感冒、发热、中暑；咳嗽、急慢性支气管炎、支气管哮喘及其他肺部疾患者；胃肠疾患，如胃病、腹痛、腹泻、呕吐、便秘、胃痉挛、胃下垂、慢性阑尾炎等；泌尿系统疾患，如尿潴留、尿失禁；心血管疾患，如高血压病、动脉硬化；神经系统疾患，如面神经麻痹、头痛、三叉神经痛、神经衰弱、中风后遗症等。

3. 妇产科病证　痛经、月经不调、闭经、带下、盆腔炎、子宫脱垂、功能性子宫出血、产后病证、更年期综合征、乳腺炎等。

4. 儿科病证　厌食症、小儿腹泻、消化不良、营养不良、遗尿、夜惊症、上呼吸道感染、百日咳、流行性腮腺炎等。

5. 外科及皮肤病证　疖、疔、痈、疽、丹毒、虫蛇咬伤、痤疮、湿疹、神经性皮炎、带状疱疹，还可用于美容美颜等。

6. 五官科病证　鼻炎、慢性咽炎、麦粒肿、急性扁桃体炎等。

五、注意事项

1. 选择合适的体位，并根据不同部位选用大小适宜的罐具。体位不当，拔罐局部凹凸不平或留罐时移动，都易使罐具脱落。

2. 要确定拔罐者的体质。如体质过于虚弱者就不宜拔罐，或不宜拔罐太多，否则使虚者更虚，达不到治疗的效果。前一次拔罐部位罐斑未消褪之前，不宜原处拔罐。急性创伤骨折处、皮肤肿瘤部、皮肤溃烂部、心尖区、体表大动脉搏动部、静脉曲张部、眼耳口鼻等五官孔窍部，以及妊娠妇女的腹部、腰骶部、乳房部、前后阴等部位不宜使用。

3. 孕妇、年老且患有心脏病者拔罐应慎重。孕妇的腰骶部及腹部是禁止拔罐部位，以免造成流产。在拔罐时，皮肤在负压下收紧，对全身是一种疼痛的刺激，一般人完全可以承受，但年老且患有心脏疾病的患者在这种刺激下可能会使心脏疾病发作，所以此类人群在拔罐时要慎重。糖尿病患者、皮肤病患者也应慎用。

4. 一些特殊部位不宜拔罐，如：肚脐正中（即神阙穴）。血管浅显处，胸壁，皮肤细嫩处，疤痕处，鼻、眼、乳头、骨突处，皮肤松弛有较大的皱褶处，或局部皮肤破溃处均不宜拔罐。

5. 拔罐时应注意留罐时间，一般在 10～15 分钟，不宜留罐过长，以免造成起泡。儿童应缩短留罐时间，但如病情需要者例外。若在拔罐后不慎起泡，直径在 1mm 以内的或散发的水泡可不用处理，自行吸收；如水泡较大，直径超过 1mm，且水泡个数较多或伴有糖尿病及免疫功能低下者，应及时处理、消毒，以防感染。

6. 起罐时手法宜轻缓，以一手指抵住罐口边缘的肌肉，按压一下，使空气渗入，罐具即自行脱落，不可硬拉强搬或旋转。

7. 注意罐具的清洁，以防止交叉感染。

第四节　穴位注射疗法

穴位注射疗法的基本操作流程

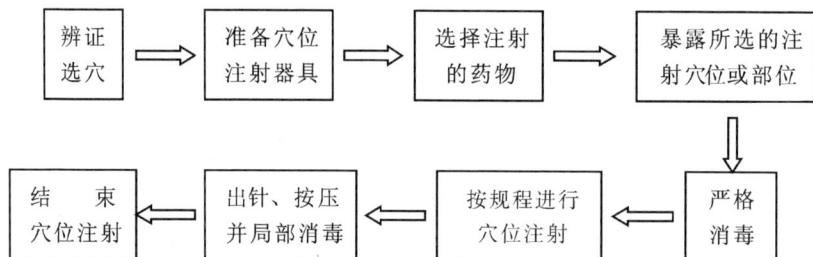

```
┌──────┐    ┌──────┐    ┌──────┐    ┌──────────┐
│ 辨证 │ ⇒ │准备穴位│ ⇒ │选择注射│ ⇒ │暴露所选的注│
│ 选穴 │    │注射器具│    │的药物 │    │射穴位或部位│
└──────┘    └──────┘    └──────┘    └──────────┘
                                              ⇓
┌──────┐    ┌──────┐    ┌──────┐    ┌──────┐
│结　束│ ⇐ │出针、按压│ ⇐ │按规程进行│ ⇐ │严格│
│穴位注射│    │并局部消毒│    │穴位注射│    │消毒│
└──────┘    └──────┘    └──────┘    └──────┘
```

一、穴位注射的作用

穴位注射（又称水针），是选用某些中西药物注射液注入人体有关穴位，以防治疾病的一种方法。它在针刺腧穴治病基础上，结合了药物的药理作用，所以既有针灸的疏通经络、活血化瘀、扶正祛邪的作用，又有不同药物的各种药理作用，从而发挥综合效能以提高疗效。

二、操作方法

1. 选穴处方

（1）一般可根据针灸治疗时的处方原则辨证取穴，但穴位注射有其"精、便、验"的特点。所谓"精"是指取穴要少而精，以 1~2 个穴为妥，最多不超过 4 个穴，宜选取肌肉较丰满的部位进行穴位注射。"便"是指所选穴位要能够进行注射并且便于操作，取穴时尽量以病人和患者方便为原则。如皮下脂肪多的部位便于药物的吸收，要避开大的神经和血管，而这些穴位又要便于取穴。冬天进行穴位注射，尽可能取四肢部穴位，以免脱衣受凉。行动不便者，尽量以卧位、半卧位或坐位取穴。"验"是指治疗效果灵验。如足三里注射维生素 B_6 对消化系统疾病有明显治疗作用，注射维生素 B_1、B_{12} 可治疗小儿麻痹后遗症；合谷穴位注射可治疗面口疾患；内关穴位注射可治疗心绞痛等。

（2）穴位注射的局部取穴，常选用压痛点、皮下结节、条索状物等阳性反应点进行治疗。临床上可结合经络、经穴的触诊法选取阳性反应点，即用拇指或食指以均匀的力量在患者体表进行按压、触摸、滑动，以检查其有无压痛、条索状或结节等阳性反应物，以及皮肤的凹陷、隆起、色泽的变化等。触诊检查的部位一般是背腰部的背俞穴，四肢部则沿经络循行路线触摸，尤其是原穴、郄穴、合穴等特定穴部位及一些经验穴。有压痛等阳性反应者，注入反应点往往效果较好，反应不明显者，也可取有关背俞穴、募穴、郄穴进行治疗。

（3）软组织损伤者可选取最明显的压痛点；较长肌肉的肌腹或肌腱损伤时，可取肌肉的起止点；腰椎间盘突出症，可将药液注入神经根附近。

（4）穴位注射应用于耳穴时可根据耳针疗法中耳穴的探查方法选取有关穴位。

2. 操作程序 根据所选穴位的部位不同及用药剂量的差异，选择较合适的注射器及针头。局部常规消毒，用无痛进针法刺入穴位，然后慢慢推进或上下提插，待针下有"得气"感后，回抽一下，若回抽无血即可将药推入。

一般疾病用中等速度推入药液；慢性病体弱者用轻刺激，将药液缓缓轻轻推入；急性病体强者可用强刺激，快速将药液推入。如需注入较多药液时，可将注射针由深部逐步提出到浅层，边退针边推药，或将注射针更换几个方向注射药液。

3. 角度和深度 根据穴位所在部位与病变组织的不同要求，决定针刺角度和注射的深浅。如头面及四肢远端等皮肉浅薄处的穴位多浅刺，而腰部和四肢肌肉丰厚部位的穴位可深刺。三叉神经痛于面部有触痛点或面肌痉挛在面部有扳机点（制动点），可在皮内注射成一"皮丘"；腰肌劳损的部位多较深，故宜适当深刺注射。

4. 常用药物 穴位注射的常用药物可分为以下几类：

（1）中草药制剂 如复方当归注射液、丹参注射液、黄芪注射液、生脉注射液、鱼腥草注射液、柴胡注射液、银黄注射液、板蓝根注射液、清开灵注射液、徐长卿注射液、威灵仙注射液、祖师麻注射液等。

（2）维生素制剂 如维生素 B_1、B_6、B_{12}、C、K_3 等。

（3）其他常用药物 如葡萄糖注射液、生理盐水、注射用水、盐酸普鲁卡因注射液、甲钴铵注射液、胎盘注射液、肾上腺素注射液等。许多供肌肉注射用的药物也可考虑做小剂量穴位注射。

5. 药物剂量 穴位注射的用药剂量差异较大，一般取决于注射部位及药物的性质和浓度。耳穴每穴注射 0.1ml；面部每穴注射 0.3～0.5ml；四肢部每穴注射 1～2ml；胸背部每穴注射 0.5～1ml；腰臀部每穴注射 2～5ml。5%～10% 葡萄糖每次可注射 10～20ml；刺激性较大的药物（如乙醇）和特异性药物（如抗生素、激素、阿托品等）一般用量较小，即谓小剂量穴位注射，每次用量多为常规量的 1/10～1/3。中药注射液的穴位注射常规剂量为 1～4ml。

6. 疗程 穴位注射一般每日或隔日注射 1 次，反应强烈者亦可隔 2～3 日 1 次，穴位可左右交替使用。10 次为 1 疗程，休息 5～7 天再进行下一个疗程的治疗。

三、适用范围

穴位注射法的适用范围非常广泛，凡是针灸的适应证大部分可以用本法治疗。

1. 运动系统疾病 痹证（肩周炎、风湿性关节炎）、腰腿痛（腰肌劳损、骨质增生、椎间盘突出）、扭伤等。

2. 神经系统疾病 头痛、不寐、口眼歪斜、痿证、三叉神经痛、坐骨神经痛、肋间神经痛、癫狂痫证等。

3. 消化系统疾病 胃痛（胃下垂、溃疡病、胃肠神经官能症）、腹泻、痢疾等。

4. 呼吸系统疾病 咳嗽（急慢性支气管炎、上呼吸道感染）、哮喘、肺痨等。

5. 心血管病 心悸（心动过速）、心痛（冠心病、心绞痛）、高血压等。

6. 外科、皮肤科疾病 乳痈、肠痈、腹痛、淋证（尿路结石）、风疹、痤疮、银屑病等。

7. 五官科疾病 咽喉肿痛、目赤肿痛、中耳炎、鼻炎等。

8. 妇产科、小儿科疾病 阴挺（子宫脱垂）、催产；小儿肺炎、小儿腹泻等。

9. 用于外科手术的麻醉 穴位注射施行针麻的在五官科中用的最多，用穴有体穴、耳穴，用药有生理盐水、维生素 B_1 注射液等。

四、注意事项

1. 严格遵守无菌操作，防止感染，最好每注射一个穴位换一个针头。

2. 对患者说明注射后的正常反应，如局部可能有酸胀感，8 小时内局部有轻度不适，一般不超过 1 日。另外，由于穴位注射的特殊性，取穴要少而精。

3. 注意药物的性能、药理作用、剂量、配伍禁忌、禁忌及毒副作用和过敏反应。凡能引起过敏的药物，如青霉素、链霉素、普鲁卡因等，必须常规皮试，皮试阳性者不可应用。副作用较严重或刺激作用较强的药物，使用时应谨慎。某些中草药制剂有时也可能有反应，应用时也应注意。

4. 使用穴位注射法前，应注意药物的有效期，不要使用过期药物。并注意检查药液有无沉淀变质等情况，如已变质应停止使用。

5. 药物不宜注入关节腔、血管内和脊髓腔。若药物误入关节腔，可致关节红肿、发热、疼痛；注射时如回抽有血，必须避开血管后再注射；误入脊髓腔，有损伤脊髓的可能，严重者可导致瘫痪。

6. 在主要神经干通过的部位做穴位注射或在神经干旁注射时，应注意避开神经干或浅刺以不达神经干所在的深度，以免损伤神经。如针尖触到神经干，有触电样感觉，应及时退针，更不可盲目地反复提插。

7. 躯干部穴位，内有重要脏器的部位注射不宜过深，防止刺伤内脏。背部脊柱两侧穴位针尖可斜向脊柱，避免直刺而引起气胸。

8. 年老体弱及初次接受治疗者，最好取卧位，注射部位不宜过多，药量也可酌情减少，以免晕针。孕妇的下腹部、腰骶部及合谷、三阴交等穴，不宜做穴位注射，以免引起流产。

第五节　穴位埋线疗法

穴位埋线疗法的基本操作流程

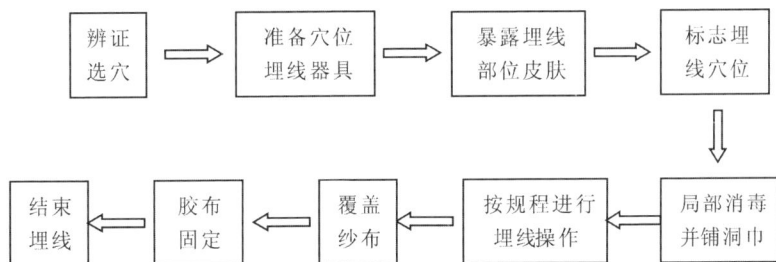

```
辨证    →    准备穴位   →   暴露埋线   →   标志埋
选穴         埋线器具       部位皮肤       线穴位
                                            ↓
结束   ←    胶布   ←   覆盖   ←   按规程进行   ←   局部消毒
埋线        固定       纱布       埋线操作       并铺洞巾
```

一、穴位埋线的作用

穴位埋线是用埋线器具将人体可吸收的羊肠线植入穴位，利用羊肠线对穴位的长期持续刺激作用，激发经气、调和气血，达到预防和根治疾病的一种方法。现代研究表明，羊肠线刺激经络穴位后，能升高体内肌肉合成代谢，降低分解代谢，增高肌蛋白、糖类合成而降低乳酸、肌酸分解，从而提高肌肉的营养和代谢。此外，羊肠线的刺激作用还能提高机体免疫功能，增强抗病能力，并能改善血液循环。临床操作时，可根据病证特点，辨证论治，取穴配方，发挥针刺、经穴和"线"的综合作用，以"疏其气血，令其条达"，具有刺激性较强、疗效较持久的优点。

二、操作方法

1. 选穴处方　一般可根据针灸治疗时的处方原则辨证取穴，穴位埋线一般选择肌肉比较丰厚部位的穴位，以腰背部和腹部最常用。选穴原则与针刺疗法相同，但取穴要精简，取穴宜少不宜多。例如：哮喘可取肺俞；胃病可取中脘、脾俞、胃俞等。

2. 操作程序　常规消毒局部皮肤，铺洞巾，取一段 1 ~ 2cm 已消毒的羊肠线，28号2寸毫针做针芯，将0~1号的羊肠线用镊子放入注射针头的前端，其后接针芯，左手舒张或捏起进针部位的皮肤，右手持针，刺入穴位相应的深度，当出现针感后，边推针芯、边退针管，将羊肠线埋在穴位的皮下组织或肌层，出针，必要时止血，针眼处覆盖纱布。

3. 疗程　根据不同的病种和病情，每次一般取 1 ~ 3 穴，最多6穴，间隔 2 ~ 4周埋线1次，3 ~ 5次为1疗程。

三、适用范围

穴位埋线法的适用范围非常广泛，凡是针灸的适应证大部分可以用本法治疗。

1. 神经系统疾病　儿童脑瘫、神经性头痛、偏头痛、不寐、头晕、癫痫、腰腿痛等。

2. 消化系统疾病　胃病（慢性胃炎、溃疡病、胃肠神经官能症）、慢性腹泻等。

3. 呼吸系统疾病　慢性咳嗽、哮喘等。

4. 精神系统疾病　神经衰弱、睡眠障碍、焦虑抑郁症、疲劳综合征等。

5. 五官科疾病　面瘫、痤疮、黄褐斑、过敏性鼻炎等。

6. 内分泌疾病　肥胖、骨质疏松、更年期综合征等。

四、注意事项

1. 选择施术的时间应在气候凉爽，不易出汗的季节，以免出汗污染施术部位。

2. 埋线时手法宜轻、准，严格遵守无菌操作。

3. 根据不同部位，掌握埋线的深度，一般不超过针刺的深度，以埋在皮下组织和肌肉之间为宜。肌肉丰厚处可埋入肌层，但不要伤及内脏、大血管和神经干，更不可直接结扎神经和血管，以免造成功能障碍和疼痛。羊肠线不可暴露在皮肤外面。

4. 皮肤局部有感染或有溃疡时不宜埋线。肺结核活动期、骨结核、严重的心脏病或妊娠期或器质性病变时，均不宜使用本法。

5. 羊肠线用剩后，可浸泡在75%酒精中，或用新洁尔灭处理，临用时再用生理盐水浸泡。

6. 在一个穴位上做多次治疗时应偏离前次治疗的部位。

7. 治疗期间，注意忌口，禁食生冷油腻，煎炒辛辣之品，忌受风寒和劳累。

8. 注意术后反应，应注意观察并及时处理。保持施术部位干燥，术后一星期内不宜淋浴，防止感染。

五、术后反应

1. 正常反应　由于埋线部位的损伤及羊肠线（异体蛋白）的刺激，短期内埋线局部有红、肿、热、痛、胀、痒等感觉及现象，36小时左右达到高峰期，以后日减，这是穴位受异物刺激引起的"针感效应"，一般无需处理。若渗出液较多凸出皮肤表面时，可将乳白色渗液挤出，用75%酒精棉球擦去，覆盖消毒纱布即可。少数病人有全身反应，即体温上升，一般在38℃左右，局部无感染，持续2~4天后体温可恢复正常。埋线后还可有白细胞计数的增高现象，应注意观察。

2. 异常反应

（1）少数患者可因无菌操作不严或伤口保护不好，造成感染。一般在治疗后3~4天出现局部红肿、疼痛加剧，并可伴发热。应予抗感染处理。

（2）个别患者对羊肠线过敏，治疗后出现局部红肿、发热等反应，甚至切口处羊肠线溢出，应适当做抗过敏处理。

（3）神经损伤，如感觉神经损伤，出现神经分布区皮肤感觉障碍；运动神经损伤，出现神经支配的肌肉群瘫痪，如损伤坐骨神经、腓神经引起的足下垂和拇指不能背屈等，应及时抽出羊肠线，并给予适当处理。

第六节　药浴疗法

药浴疗法的基本操作流程

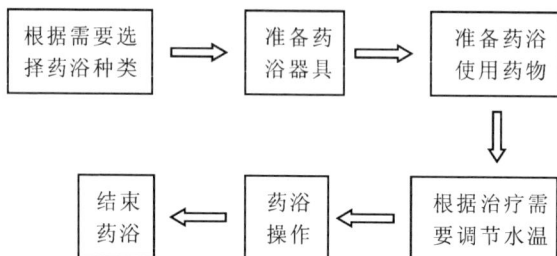

```
┌─────────┐    ┌───────┐    ┌───────┐
│根据需要选│ => │准备药 │ => │准备药浴│
│择药浴种类│    │浴器具 │    │使用药物│
└─────────┘    └───────┘    └───────┘
                                 ‖
                                 ⇓
┌───────┐    ┌───────┐    ┌─────────┐
│结束   │ <= │药浴   │ <= │根据治疗需│
│药浴   │    │操作   │    │要调节水温│
└───────┘    └───────┘    └─────────┘
```

药浴疗法是中医外治法的重要组成部分，是指用中药煮沸之后产生的蒸汽熏蒸或中药煎汤洗浴患者全身或局部，利用药物、水和蒸汽等刺激作用达到防病治病目的的一种方法。药浴疗法的内容丰富多彩，具有疗效显著、毒副作用小、适用范围广、简便易行等特点。其治疗作用和保健作用已得到人们的认可和推崇。

一、药浴作用

1. 水的作用　水在常温下为液体，是良好的溶媒，可溶解大部分有治疗作用的药物，不同的疾病，可选择相应药物溶于水中进行药浴治疗。水具有很大的比热和热容量，能够持续地释放热量或吸收热量，水的热导力为空气的 33 倍，故利用"温度"来治病时，大多以水为媒介，而就水本身的特性而言，就有多种治疗作用。

（1）水温　不同的水温与人体接触会有不同的治疗作用，见表 6 - 1。

（2）静水压　全身浸在水中，水的静水压对人体有一定的影响。当人体浸在水中时，胸围腹围均缩小。由于胸腹受压，横膈膜上升容易，下降困难，出现吸气困难，呼气顺畅，从而促进了呼吸运动的锻炼。静水压还可以通过压迫外周血管，影响血液再分配，从而增加内脏器官的血液供应，并使回心血量增加，有利增强心脏的功能，改善肝、肾、胃肠功能。

表 6 - 1　　　　　　　　　　不同水温的治疗作用

水温	短期接触效应	持续（数分钟以后）接触效应	治疗作用
20℃～25℃	对人体皮肤刺激较强，促进肌肉血管收缩，交感神经兴奋，心跳呼吸加快，血压升高，代谢加速，各种内分泌激素升高	皮肤外周血管开始扩张，血流速度加快，体内产热增加，皮肤温度上升，心率减慢，呼吸平稳，血压下降，心脏收缩力增强	又称"冷水浴"，对心血管功能有良好的锻炼作用，被称为"心血管操"
30℃～33℃	对皮肤无明显刺激，对人体的影响很小	降低人体神经的兴奋性，加强大脑皮质的抑制过程	又称"不感温浴"，有良好的催眠镇静作用
37℃左右	对人体外周血管有扩张作用，使人体排汗量增加，血压下降，尿量增多，心率有轻微的加快		又称"温水浴"，可降低神经兴奋性和痛觉传导作用，缓解肌肉痉挛，增强胃肠功能，改善造血和免疫功能
39℃～42℃	人体肌肤血管暂时收缩	血管开始扩张，心脏负荷加重，心率可达每分钟100次以上	改善血液循环，促进新陈代谢，促进病变产物的排除和吸收。但心血管病人不宜在此高水温中停留时间过长
43℃以上	又称"高温浴"，对末梢神经有封闭作用，可减轻局部疼痛，对肌肉、关节等有良好的止痛作用		

　　（3）浮力　物体在水中失重则产生浮力，水的比重越大，浮力愈大，人体在浴液中（指全身浸浴）失去重量，约为体重的90%以上，失重者的浮力作用，使肢体在水中活动轻便容易，这正适合肢体功能障碍的治疗和恢复。

　　（4）水的摩擦　在淋浴或喷射药浴中，快速运动的水分子，可以不断地冲撞、摩擦皮肤，起到良好的按摩作用。这种摩擦有助于皮肤血管的扩张、血液循环的改善。还可作用于神经末梢，通过中枢反射，调节机体代谢，产生镇痛、镇静效应。

　　2. 药物的治疗效应　药浴中借助水的上述特性，将相关的药物溶于水中，采用温热法（即选择一定的温度）使药物透过皮肤、穴位等直接进入经络、血脉，分布全身，通过物理效应与药理效应发挥治疗作用。不同的病证，根据辨证施治的原则选择相应的药物，就产生了不同的治疗作用。其主要作用有发汗解表、活血通络、温阳散寒、清热解毒、祛腐生肌、美容、祛病延年等。

3. 汽雾吸入与愉悦治疗 在药浴治疗中，水温可产生一定的汽雾，使部分药物成分通过口鼻吸入，一方面滋润相关器官（五官、诸窍），一方面发挥全身治疗作用。由于药浴特别是全身浴（包括淋浴）是以沐浴形式给药，患者完全是在一种宽松的过程中接受治疗，消除了服药怕苦、注射怕痛的紧张感。这种放松的治疗是其他疗法无法比拟的。药浴方药中有些药具有芳香的气味，使病人在药浴中产生快感，不同类型的药浴，可使患者分别产生轻松、愉快、振奋等良性情绪。

二、常用药物

1. 疏风解表药 麻黄、桂枝、紫苏、荆芥、防风、羌活、细辛、白芷、藁本、香薷、生姜、葱白、辛夷、芫荽、薄荷、牛蒡子、桑叶、菊花、葛根、升麻、柴胡、蝉蜕、浮萍、西河柳、水蜈蚣、蔓荆子、木贼草等。

2. 清热解毒药 金银花、连翘、蒲公英、紫花地丁、漏芦、四季青、芙蓉花、白蔹、鱼腥草、野荞麦根、虎耳草、红藤、败酱草、垂盆草、土茯苓、马蓝根、射干、山豆根、马勃、橄榄、白毛夏枯草、白头翁、马齿苋、鸭胆子、绿豆、七叶一枝花、半枝莲、龙葵、白花蛇舌草、凤尾草、天葵子等。

3. 活血化瘀药 川芎、丹参、桃仁、红花、泽兰、茜草、马鞭草、乳香、没药、五灵脂、郁金、延胡索、姜黄、降香、月季花、益母草、鸡血藤、王不留行、牛膝、苏木、刘寄奴、三棱、莪术、䗪虫、水蛭、虻虫、干漆、凌霄花、自然铜、水红花子等。

4. 芳香化湿药 藿香、佩兰、砂仁、白豆蔻、苍术、厚朴、草豆蔻、草果等。

5. 燥湿止痒药 黄连、黄芩、黄柏、胡黄连、龙胆草、秦皮、苦参、地肤子、白鲜皮等。

6. 祛风除湿药 独活、威灵仙、秦艽、防己、虎杖、透骨草、追地风、桑寄生、五加皮、豨莶草、千年健、白花蛇、徐长卿、桑枝、络石藤、木瓜、松节、海桐皮等。

7. 祛腐生肌药 白矾、雄黄、硼砂、蛇床子、山慈菇等。

8. 温阳益气药 附子、肉桂、干姜、补骨脂、川椒、干姜等。

9. 美容药 白僵蚕、川芎、白芷、白术、玉竹、茯苓、当归、天门冬、桃仁、柠檬、玫瑰花、芦荟、黄瓜等。

三、药浴配方原则

药浴处方须根据患者的病情、病位以及皮肤、体质等因素综合考虑，在辨证论治的基础上，兼顾对症及针对不同病变部位、不同肤质灵活加减运用。

1. 辨证处方 即根据患者的病证来配方。如治疗风寒湿痹，用当归、乳香、没药、续断、川椒、补骨脂、红花、伸筋草、秦艽、甘草等祛风除湿、散寒止痛、活血通络的药物组方。

2. 对症用药 即针对某一症状而选取药物配方，如疥疮瘙痒者加用硫黄、雄黄等。

3. 针对病位用药 人体不同部位对药的反应、吸收不一样，因此用药也不一样。如面部多用花类药物，药味以清香为主，且最好不要有着色性；足部以树根类药物为主，药味不受限制，以有较强刺激的药物为好；外阴部则宜选择刺激性小，而又要有较好的消毒杀菌作用的药物。

4. 针对肤质用药 人们的皮肤分为干、中、油性三种肤质，在药浴治疗时，特别是选用全身沐浴或外洗美容时，就需要针对皮肤的质地进行配方。干性皮肤者，选方时应多增加一些润肤的药物，如芦荟、白松皮、鲜牡丹花等；油性皮肤者，则应增加一些祛油脂的药物，如天门冬、苍术、滑石粉等；对皮肤色黑者，还可增加一些能增白的中药，如柠檬、白芷、白僵蚕等。

四、药浴种类及操作方法

临床上根据不同的病证可分别采用不同的药浴方式来治疗，常用的有全身浴、局部浴、淋浴、汽雾浴、熏洗浴、擦浴等。

1. 全身浴 属浸浴，是药浴的主要方式之一。是将药物煎取较多药液作为洗浴水，浸泡除头以外的身体各部位。进行全身洗浴，多在浴盆、浴缸中，或较大的木桶、盆池中进行。它的特点是洗浴范围较大，浸洗时间较长，可影响全身毛窍及腠理，药物吸收面大，效果显著，治疗后全身可有舒适感，为广大患者所乐于接受。使用本法时要依据不同病情进行辨证用药。具体方法是将药物煎煮后去渣取液，浸洗身体。每次30~60分钟，每日1次，10天1个疗程。同时，也可根据病证的寒热采取热浸或冷浸，或在药液中加醋、酒等以增加疗效。

2. 局部浴 本法亦属浸浴，是将药物加水按常规取液后，用以浸洗身体某一部位治疗疾病的方法。浸洗时间宜长，使药液有足够的时间由表及里而发挥治疗作用。本法既有利于局部病灶的治疗，又有药液入内的全身治疗效果。常用的有坐浴与足浴。

（1）坐浴 是将药物加水煎煮取液后置盆中，让患者坐在盆内药液中洗浴的方法。它可借助适当热力，较长时间作用于患病部位，使药力得到充分的吸收。主要适用于肛门或阴道疾病的治疗，如痔疮、肛裂、脱肛、阴痒、阴挺等。

（2）足浴　按照全息论的观点，足部是全身的缩影。它分布着全身相应组织、器官的穴位，是治疗疾病的主要部位。足浴是将相应药液倒入盆内，让患者双足置盆内洗浴以治疗疾病的方法。既可治疗局部病，也可治疗全身病。经常足浴，还有保健作用。

局部浴的浸泡时间及疗程和全身浴相同。每次 30 ~ 60 分钟，每日 1 次，10 天 1 个疗程。

3. 汽雾浴　是将配制药液放入特制的容器中，持续加热，使其产生汽雾，以刺激全身或局部的治疗方法。它是借助药液加热时产生的含有药物离子的蒸汽，直透腠理，发挥解表发汗、温经通络、除湿散寒、止痛、止痒的作用。适用全身或局部疾病的治疗。由于器具结构不同，分为标准汽浴法、家用汽浴箱法、雾化器法等。

（1）标准汽浴法　在国内一些疗养院中，多有这种专用汽浴室。是在浴室内装有特制的雾化器具，通过加热使药液持续不断地产生汽雾，进行全身或局部疾病治疗的方法。也有采用桑拿药浴的方式，即将病证相同的患者组成一组，进入浴室后，往加热的石块上洒药液，产生汽雾而进行治疗。

室内气温逐渐加至 40℃ ~ 50℃，以病人能耐受为度，熏蒸 15 ~ 30 分钟。熏蒸后病人要安静卧床休息，不要求冲洗。治疗每日或隔日 1 次，10 天 1 个疗程。心脏病、癫痫、恶性肿瘤病人慎用。

（2）汽浴箱法　是在浴盆上盖一塑料膜，使入浴者头部外露，塑料膜内置熏蒸器的治疗方法。也可将市售简易浴罩、浴箱经过适当改造作替代品使用。治疗每日或隔日 1 次，10 天 1 个疗程。

（3）雾化器法　是在特制的雾化器的水筒中加入适量的水，再把相应的药物置于该仪器的药盒内，接通电源加热，利用喷头喷出的汽雾治疗疾病的方法。在治疗时，要根据汽雾的温度，选择适当的距离，使患部接触汽雾，切勿太近，以免发生烫伤。有的仪器上有专用管接漏斗，是用于治疗鼻腔、咽喉以及上呼吸道疾病的专用设备。雾化器也是美容常用的器具和方法之一，适用于痤疮、黄褐斑、酒渣鼻等疾病的治疗。治疗每日 1 次，10 天 1 个疗程。

（4）熏蒸浴　实为"汽雾器"，是最简单的汽雾浴法之一。将药液置于盆具（铜、陶、搪瓷均可）内，在加热器上加热，使药液蒸汽熏浴患部，以治疗局部的病灶。治疗每日 1 ~ 2 次，10 天 1 个疗程。

4. 擦浴　该法是用药物加水按常规取液，用以擦洗患部的一种方法。它具有药物吸收和擦浴时摩擦力的双重治疗作用，适用于各种局部病证，如头痛、脱发、风寒湿痹（风湿及类风湿性关节炎、增生性关节炎）的治疗。用本法当辨证用药，将药液浓煎，待药液温热时擦洗患处。用于治疗扁平疣时，最好擦破皮肤。每日 2~4 次，每次 15 分钟。

5. 淋浴　是将药物加水常规取液，通过喷淋患部或全身，治疗疾病的方法。具有行气活血、疏通经脉、清热解毒、消肿化瘀、祛腐生肌等治疗功效，适合局部及全身病证的治疗。煎药的方法一般有两种，一是根据辨证施治处方后制成煎剂，对入热水中；二是装入纱袋，直接煎取浴液。每次淋浴 20~30 分钟，每日 1 次，10 天 1 个疗程。

6. 熏洗　这是熏法与洗法优点的组合，是一种先熏后洗的药浴方法，即选择相应的药物煎取药液，温度高时先熏蒸患部，待温稍降后再进行洗浴，有疏通腠理、消肿止痛、祛风止痒等作用，适用于妇科、外科、五官科、皮肤科等病证的治疗。应用本法时将药物煎汤，趁热熏蒸患部，待药液凉后，用其淋洗及浸浴患部。每日 2 次，每次 20~30 分钟，病情严重者可适当增加熏洗时间和次数。

五、适用范围

最初药浴法多用于外科疾病（如痈疽疮疡），以及皮肤、外伤病证的治疗，随着外治特别是药浴法的不断改进和发展，药浴的治疗范围越来越广泛。现在药浴的治疗范围已扩大到内科、妇科、儿科、五官科等各科疾病中。如感冒、麻疹、中风、高血压病、偏头痛、坐骨神经痛、肋间神经痛、风湿性关节炎、类风湿性关节炎、三叉神经痛、痛经、闭经、月经不调、带下、乳腺增生、子宫脱垂、胎黄、小儿肺炎、腮腺炎、湿疹、荨麻疹、白癜风、神经性皮炎、近视、白内障、角膜炎、沙眼、中耳炎、耳鸣、耳疗、鼻炎、鼻衄、咽炎、牙痛、龋齿、口疮等。此外，药浴法在治疗老年病以及美容方面也有较理想的疗效。

总之，临床各科疾病，无论在表、在里，或在半表半里，凡内外上下和一切脏腑之病证，特别是如古代医家所言的"病者衰老而不胜攻者；病者幼小不宜表者；病邪郁伏急难外达者；局部之疾药力不易到达者；上下交病不易合治者；内外合病势难兼顾者；病势急不易急止者；既要祛病、又怕药苦者等"，均可用药浴法进行调节治疗。

六、注意事项

1. 空腹与饱餐后，均不宜药浴，一般认为食后 1~2 时为宜。每次入浴时间长短要以浴后感觉舒适为度，如浴中脉搏超过每分钟 120 次，须停止药浴。一般每次药浴 15~30 分钟即能达到治疗目的，不宜过长。

2. 在药物选择、组方配伍时要坚持中医辨证施治的用药原则。在使用时可根据患者具体情况灵活选用药浴方式，如四肢局部病变，可选用局部药浴；肛门、阴道病变，可选用坐浴法；也可上病下取或下病上取，如头病浴足、足病浴头等。

3. 治疗过程中若发现有皮肤过敏者，宜更方或停止治疗，若有皮肤破损者，可根据病情选用适宜的用药方法。

4. 药浴温度要适宜，在具体选择水温时，要以病人能接受为度。注意药浴温度过高易烫伤，过低又会影响治疗效果。

5. 尽管药浴属外治法，使用方便，单用药浴疗法能治愈很多常见病、多发病，包括部分疑难疾病。但是对某些较为复杂的病证，在以药浴外治为主的同时，不妨与内治给药法相互配合，内外相呼应，即遵循中医内外合治、标本兼顾的治疗法则。

6. 全身浴、熏蒸等方法，有高热、严重心脏病、恶性肿瘤患者禁用；年老体弱和心、肺、脑等病患者，不宜单独洗浴，也不宜高温浴。

7. 浴后要注意保暖，避免受寒、风吹，防止感冒。

下篇 社区应用指导

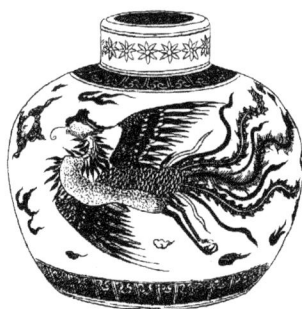

第 七 章

内科病证

第一节　感　冒

感冒，又称伤风、冒风等，是感受触冒风邪或时行疫毒，引起肺卫功能失调，出现鼻塞、流涕、喷嚏、头痛、恶寒、发热、全身不适等主要临床表现的一种外感疾病。感冒一年四季均可发病，以冬春季为多，其证候多可表现为风寒、风热两大类型，并有夹湿、夹暑的兼证，及体虚感冒的差别。轻症感冒可不药而愈，重症感冒却能影响正常的工作和生活，甚至可危及小儿、老年体弱者的生命，尤其是时行感冒暴发时，迅速流行，感染者众多，症状严重。且感冒也是咳嗽、心悸、水肿、痹证等多种疾病发生和加重的因素，故感冒不是小病，须积极防治。

风寒感冒的主症为头痛、四肢酸楚、鼻塞流涕、咽痒咳嗽、咯吐稀痰、恶寒发热（或不热）、无汗、脉浮紧、舌苔薄白等；风热感冒的主症为发热汗出、微恶寒、咳嗽痰稠、咽痛、口渴、鼻燥、脉浮数、苔薄微黄等；夹湿则头痛如裹、胸闷纳呆；夹暑则汗出不解、心烦口渴。

中医感冒与西医学感冒基本相同，普通感冒相当于西医学的普通感冒、上呼吸道感染，时行感冒相当于西医学的流行性感冒。

【适宜技术推荐】

方案一　针灸疗法

主穴：风池、风府、大椎、太阳、外关、列缺、合谷。

配穴：风寒感冒加风门、肺俞；风热感冒加曲池、鱼际；夹湿者加阴陵泉；夹暑者加委中、水沟；体虚感冒加足三里。头痛加印堂、头维；鼻塞加迎香；咽痛加少商；咳嗽加尺泽；全身酸痛加身柱。

操作：主穴用毫针泻法。风寒感冒，大椎、风门、肺俞可用灸法；风热感冒，大椎可刺血拔罐，常规1次即可。配穴中足三里用毫针补法或灸法；少商可点刺放血；委中可刺络放血。余穴用毫针泻法。每日1次，中病即止。

方案二　拔罐疗法

选择大椎、风门、肺俞、身柱等穴，拔罐后留罐10~15分钟起罐，或使用闪罐法，或在背部膀胱经第一、第二侧线上实施走罐法，本法适用于风寒感冒。

方案三　放血疗法

选择大椎、风门、肺俞、身柱等穴，常规消毒后，使用三棱针点刺，让其自然出血，再在穴位上加拔火罐；或先使用提捏手法使穴位处瘀血，再用三棱针点刺出血，然后拔火罐。本法适用于风热感冒。

方案四　推拿疗法

推印堂8~10遍；按揉双侧太阳、攒竹、迎香穴，每对穴位0.5~1分钟；分推前额、目眶上下及两侧鼻翼5~8遍；拿五经、风池、颈项肌5~8遍；按揉双侧风门、肺俞等穴，每对穴位1分钟；擦大椎、推或擦或滚背部膀胱经、推擦督脉，透热为度；拿肩井，酸胀为度；一指禅推或按揉曲池、手三里、外关、列缺、合谷、鱼际等穴，每穴0.5~1分钟。

方案五　耳针疗法

选用肺、气管、内鼻、耳尖、下屏尖、额、咽喉、扁桃体等穴，用压籽法，或用毫针中、强度刺激。

方案六　药浴疗法

1. 风寒感冒

组成：苏叶30g、白芷20g、防风30g、生姜9g、桂枝10g、藿香20g、甘草10g。

用法：以上诸味加水煎汤，去渣取液，熏洗头面胸背。

2. 风热感冒

组成：金银花20g、连翘20g、芦根20g、桑叶20g、菊花20g、防风20g。

用法：上6味加水煎煮取液，温洗全身，每日洗1次。洗浴后适当饮水，以助汗出解表。

第二节 咳 嗽

咳嗽是外感或内伤等因素导致肺失宣肃，肺气上逆，冲击气道，发出咳声，或伴咯痰为临床特征的一种病证。历代将有声无痰称为咳，有痰无声称为嗽，有痰有声谓之咳嗽。临床上多为痰声并见，很难截然分开，故以咳嗽并称。

本证根据发病原因，可概分为外感咳嗽与内伤咳嗽两大类。

外感咳嗽是由外邪侵袭引起，病程较短，起病急骤，或兼有表证。若咳嗽声重，咽喉作痒，咳痰色白、稀薄，头痛发热，鼻塞流涕，形寒无汗，肢体酸楚，苔薄白，脉浮紧者，为外感风寒；咯痰黏稠、色黄，身热头痛，汗出恶风，苔薄黄，脉浮数者，为外感风热。

内伤咳嗽则为脏腑功能失调所致，起病缓慢，病程较长，可兼脏腑功能失调症状。若见咳嗽痰多、色白、黏稠，胸脘痞闷，神疲纳差，苔白腻，脉濡滑者，为痰湿侵肺；气逆咳嗽，引胁作痛，痰少而黏，面赤咽干，苔黄少津，脉弦数者，为肝火灼肺；干咳，咳声短，以午后黄昏为剧，少痰，或痰中带血，潮热盗汗，形体消瘦，两颊红赤，神疲乏力，舌红少苔，脉细数者，为肺阴亏虚。

咳嗽多见于西医学上呼吸道感染、急慢性支气管炎、支气管扩张、肺炎、肺结核等，是呼吸及相关系统多种疾病的常见症状。

【适宜技术推荐】

方案一 针灸疗法

1. 外感咳嗽

主穴：天突、中府、肺俞、列缺、合谷。

配穴：风寒者，加风门；风热者，加大椎；咽喉痛者，加少商放血。

操作：毫针刺，针用泻法，每日1次，留针20~30分钟，10次为1疗程。风热可疾刺；风寒可留针或针灸并用，或在背部腧穴拔火罐。

2. 内伤咳嗽

主穴：太渊、三阴交、肺俞。

配穴：痰湿侵肺者，加丰隆、阴陵泉；肝火灼肺者，加行间；肺阴亏虚者，加膏肓；咯血者，加孔最。

操作：毫针刺，平补平泻法或补虚泻实法，或加用灸法。每日 1 次，留针 20～30 分钟，10 次为 1 疗程。

方案二　穴位贴敷疗法

选肺俞、定喘、风门、膻中、丰隆等穴，用白芥子、甘遂、细辛、丁香、苍术、川芎等量研成细粉，用生姜汁调成糊状，制成直径 1cm 圆饼，贴在穴位上，用胶布固定，每 3 天更换 1 次，5 次为 1 疗程。防治慢性咳嗽最好在三伏天应用。

方案三　耳针疗法

选用神门、肺、气管、交感等，用中等刺激，留针 10～20 分钟，每日 1 次，或用压籽法。

方案四　拔罐疗法

选用肺俞、膈俞、风门、膏肓等穴，每日 1 次，留罐 15 分钟。或用走罐法。

方案五　穴位埋线疗法

选用肺俞、膻中等穴，局部常规消毒，用专用埋线套管针，将肠线埋于其中一个穴位下肌肉层，15 日换另一穴。

第三节　哮　喘

哮喘是一种常见的反复发作性疾患。临床以呼吸急促，喉间哮鸣，甚则张口抬肩，不能平卧为主症。哮与喘同样会有呼吸急促的表现，但症状表现略有不同，"哮" 是呼吸急促，喉间有哮鸣音；"喘" 是呼吸困难，甚则张口抬肩。临床所见哮必兼喘，喘未必兼哮。两者常同时发作，其病因病机也大致相同，故合并叙述。本病一年四季均可发病，尤以寒冷季节和气候急剧变化时发病较多。男女老幼皆可罹患。

本病之基本病因为痰饮内伏。小儿常因反复感受时邪而引起；成年者多由久病咳嗽而形成。脾失健运，聚湿生痰，或偏嗜咸味、肥腻，或进食虾蟹鱼腥，以及情志、劳倦等，均可引动肺经蕴伏之痰饮。痰饮阻塞气道，肺气升降失常，而发为痰鸣哮喘。发作期气阻痰壅，壅塞气道，表现为邪实证；如反复发作，必致肺气耗损，久则累及脾肾，故在缓解期多见虚象。

实证哮喘主症为病程短，或当哮喘发作期，哮喘声高气粗，呼吸深长，呼出为快，体质较强，脉象有力。症见咳嗽喘息，咯痰稀薄，形寒无汗，头痛，口不渴，脉浮紧，苔白薄，为风寒外袭；咳喘黏痰，咯痰不爽，胸中烦闷，咳引胸胁作痛，或见身热口渴，纳呆，便秘，脉滑数，苔黄腻，为痰热阻肺。

虚证哮喘主症为病程长，反复发作，或当哮喘间歇期，哮喘声低气怯，气息短促，体质虚弱，脉象无力。兼见喘促气短，喉中痰鸣，语言无力，吐痰稀薄，动则汗出，舌质淡或微红，脉细数或软而无力，为肺气不足；气息短促，动则喘甚，汗出肢冷，舌淡，脉沉细，为久病肺虚及肾。

哮喘多见于西医学支气管哮喘、慢性喘息性支气管炎、肺炎、肺气肿、心源性哮喘等。临床常见的支气管哮喘常分为外源性、内源性及混合性。

【适宜技术推荐】

方案一　针灸疗法

1. 实证

主穴：肺俞、定喘、膻中、尺泽、列缺。

配穴：风寒者，加风门；风热者，加大椎、曲池；痰热者，加丰隆。

操作：毫针泻法。风寒者可合用灸法，定喘穴刺血拔罐。每日 1 次，留针 20 ~ 30 分钟，10 次为 1 疗程。

2. 虚证

主穴：肺俞、膏肓、肾俞、定喘、太渊、太溪、足三里。

配穴：肺气虚者，加气海；肾气虚者，加阴谷、关元。

操作：余穴毫针补法。寒证可用灸法或拔火罐。每日 1 次，留针 20 ~ 30 分钟，15 次为 1 疗程。

方案二　穴位贴敷疗法

选肺俞、膏肓、膻中、定喘等穴。用白芥子 30g、甘遂 15g、细辛 15g 共研为细末，用生姜汁调药粉成糊状，制成药饼如蚕豆大，上放少许丁桂散，敷于穴位上，用胶布固定。贴 30 ~ 60 分钟后取掉，以局部红晕微痛为度。若起泡，消毒后挑破，涂龙胆紫。预防哮喘发作最好在三伏天应用本法，3 次为 1 疗程。

方案三　穴位埋线疗法

选膻中、定喘、肺俞等穴。常规消毒后，局部浸润麻醉，用专用埋线套管针，将肠线埋于穴下肌肉层，每 10 ~ 15 天更换 1 次。

方案四　耳针疗法

选下屏尖、肺、神门、皮质下、交感等。每次取 2 ~ 3 穴，捻转法进针，用中、强刺激，适用于哮喘发作期。

第四节　呕　吐

呕吐是临床常见病证，既可单独为患，亦可见于多种疾病。古代文献以有声有物谓之呕，有物无声谓之吐，有声无物谓之干呕。因两者常同时出现，故称呕吐。胃主受纳，腐熟水谷，以和降为顺，若气逆于上则发为呕吐。

实证呕吐主症见发病急，呕吐量多，吐出物多酸臭味，或伴寒热。兼见呕吐清水或痰涎，食久乃吐，大便溏薄，头身疼痛，胸脘痞闷，喜暖畏寒，舌白，脉迟者，为寒邪客胃；食入即吐，呕吐酸苦热臭，大便燥结，口干而渴，喜寒恶热，苔黄，脉数者，为热邪内蕴；呕吐清水痰涎，脘闷纳差，头晕心悸，苔白腻，脉滑者，为痰饮内阻；呕吐多在食后精神受刺激时发作，吞酸，频频嗳气，平时多烦善怒，苔薄白，脉弦者，为肝气犯胃。

虚证呕吐主症见病程较长，发病较缓，时作时止，吐出物不多，腐臭味不甚。饮食稍有不慎，呕吐即易发作，时作时止，纳差便溏，面色发白，倦怠乏力，舌淡苔薄，脉弱无力者，为脾胃虚寒。

呕吐可见于西医学的急慢性胃炎、胃扩张、贲门痉挛、幽门痉挛、胃神经官能症、胆囊炎、胰腺炎等。此外，如美尼尔综合征、中毒、癔病、脑膜刺激征、颅内病变、头痛、高热、一些传染病等也可引起呕吐。

【适宜技术推荐】

方案一　针灸疗法

主穴：中脘、胃俞、内关、足三里。

配穴：寒吐者，加上脘、胃俞；热吐者，加合谷，并可用金津、玉液点刺出血；食滞者，加梁门、天枢；痰饮者，加膻中、丰隆；肝气犯胃者，加阳陵泉、太冲；脾胃虚寒者，加脾俞、胃俞；腹胀者，加天枢；肠鸣者，加脾俞、大肠俞；泛酸干呕者，加公孙。

操作：足三里平补平泻法，内关、中脘用泻法。虚寒者，可加用艾灸。呕吐发作时，可在内关穴行强刺激并持续运针 1~3 分钟，中病即止。

方案二 耳针疗法

选胃、贲门、食道、交感、神门、脾、肝等。每次取3~4穴，毫针刺，中等刺激，亦可用皮内针埋针，或压籽法。两耳交替，皮内针2天一换，压籽3天一换，中病即止。

方案三 穴位注射疗法

选穴参照毫针疗法，用维生素 B_1，或维生素 B_{12}，或胃复安（灭吐灵）注射液，每穴注射0.5~1ml，每日或隔日1次，中病即止。

第五节 腹 痛

腹痛指胃脘以下，耻骨毛际以上，脐周四旁部位发生的疼痛症状而言，临床极为常见，可出现于多种脏腑疾患。腹部内有肝、胆、脾、肾、大肠、小肠、膀胱等脏腑，体表为足阳明、足少阳、足三阴经，以及冲、任、带脉所过，若外邪侵袭，或内有所伤，以致上述经脉气血受阻，或气血不足以温养均能导致腹痛。

急性腹痛主症见胃脘以下、耻骨毛际以上部位疼痛，发病急骤，痛势剧烈，伴发症状明显，多为实证。兼见腹痛暴急，喜温怕冷，腹胀肠鸣，大便自可或溏薄，四肢欠温，口不渴，小便清长，舌淡，苔白，脉沉紧者为寒邪内积；腹痛拒按，胀满不舒，大便秘结或溏滞不爽，烦渴引饮，汗出，小便短赤，舌红，苔黄腻，脉濡数者为湿热壅滞；脘腹胀闷或痛，攻窜痛，痛引少腹，得嗳气或矢气则腹痛酌减，遇恼怒则加剧，舌紫黯，或有瘀点，脉弦涩者为气滞血瘀。

慢性腹痛主症见胃脘以下、耻骨毛际以上部位疼痛，病程较长，腹痛缠绵，多为虚证，或虚实兼夹。兼见腹痛缠绵，时作时止，饥饿劳累后加剧，痛时喜按，大便溏薄，神疲怯冷，舌淡，苔薄白，脉沉细者为脾阳不振。

腹痛多见于西医学内、妇、外科等疾病，而以消化系统和妇科病更为常见。

【适宜技术推荐】

方案一 针灸疗法

主穴：足三里、中脘、天枢、三阴交、太冲。

配穴：寒邪内积者，加神阙、公孙；湿热壅滞者，加配阴陵泉、内庭；气滞血瘀者，加曲泉、血海；脾阳不振者，加脾俞、胃俞、肾俞。

操作：太冲用泻法，其余主穴用平补平泻法。寒证可用艾灸。腹痛发作时，可持续强刺激足三里1~3分钟。每日1次，留针20~30分钟，10次为1疗程。

方案二　耳针疗法

选胃、小肠、大肠、肝、脾、交感、神门、皮质下等。每次取2~4穴，疼痛时用中强刺激捻转，亦可用皮内针埋针法，或用压籽法。本法适用于急慢性肠炎引起的腹痛，中病即止。

方案三　穴位注射疗法

选天枢、足三里等穴。用异丙嗪和阿托品各50mg混合液，每穴注入0.5ml药液，每日1次，中病即止。

方案四　药浴疗法

组成：乌药、荆芥、苍术、茜草、茵陈、蚕砂、松毛（松针）、樟树根、北大蒜、橘叶、椒目、乌豆、赤豆各等份。共研粗末。

加减：饮食内停腹痛者加枳壳；血瘀腹痛者加红花、莪术；热结腹痛加黄连。

用法：取本散200g，分两包炒热，以布袋盛之，乘热熨痛胀处，冷则再炒再熨，两包交替熨之，熨三四十遍后，再合并煎水熏洗患处，先熏后洗，每日熨熏洗各1次。本方能温经散寒，理气止痛，若能按证加减运用，疗效颇佳，通常1次见效，数次即获显效或痊愈。

第六节　胃脘痛

胃脘痛是一种以上腹部经常发生疼痛为主症的消化道病证，常因饮食不节或精神刺激而发病，由于疼痛位近心窝部，古人又称"心痛"、"胃心痛"、"心腹痛"、"心下痛"等。

实证胃脘痛主症见上腹胃脘部暴痛，痛势较剧，痛处拒按，饥时痛减，纳后痛增。兼见胃痛暴作，脘腹得温痛减，遇寒则痛增，恶寒喜暖，口不渴，喜热饮，或伴恶寒，苔薄白，脉弦紧者，为寒邪犯胃；胃脘胀满疼痛，嗳腐吞酸，嘈杂不舒，呕吐或矢气后痛减，大便不爽，苔厚腻，脉滑者，为饮食停滞；胃脘胀满，脘痛连胁，嗳气频频，吞酸，大便不畅，每因情志因素而诱发，心烦易怒，喜太息，苔薄白，脉弦者，为肝气犯胃；胃痛拒按，痛有定处，食后痛甚，或有呕血便黑，舌质紫黯或有瘀斑，脉细涩者，为气滞血瘀。

虚证胃脘痛主症见上腹胃脘部疼痛隐隐，痛处喜按，空腹痛甚，纳后痛减。兼见泛吐清水，喜暖，大便溏薄，神疲乏力，或手足不温，舌淡苔薄，脉虚弱或迟缓者，为脾胃虚寒；胃脘灼热隐痛，似饥而不欲食，咽干口燥，大便干结，舌红少津，脉弦细或细数者，为胃阴不足。

胃脘痛多见于西医学的急慢性胃炎、消化性溃疡、胃肠神经官能症、胃黏膜脱垂、胃痉挛等病。

【适宜技术推荐】

方案一　针灸疗法

主穴：足三里、内关、中脘。

配穴：寒邪犯胃者，加胃俞；饮食停滞者，加下脘、梁门；肝气犯胃者，加太冲；气滞血瘀者，加膈俞；脾胃虚寒者，加气海、关元、脾俞、胃俞；胃阴不足者，加三阴交、内庭。

操作：足三里用平补平泻法，疼痛发作时，持续行针 1～3 分钟，直到痛止或缓解。内关、中脘均用泻法。寒气凝滞、脾胃虚寒者，可用灸法。每日 1 次，留针20～30 分钟，10 次为 1 疗程。

方案二　穴位注射疗法

选中脘、足三里、肝俞、胃俞、脾俞等穴。每次选 2 穴，诸穴可交替使用。以黄芪、丹参或当归注射液，每穴注入药液 1ml，每日或隔日 1 次。

方案三　耳针疗法

选胃、肝、脾、神门、交感、十二指肠等。每次 3～4 穴，毫针刺用中等强度，或用皮内针埋针，或用压籽法。两耳交替，皮内针 2 天一换，压籽 3 天一换，中病即止。

方案四　推拿疗法

胃脘部操作方法：患者仰卧位，医者坐于患者右侧，先用轻快的一指禅推法、摩法在胃脘部治疗，使热量渗透于胃腑；然后按揉中脘、气海、天枢等穴，同时配合按揉足三里，时间约 10 分钟。背部操作方法：患者俯卧位，用一指禅推法，从背部脊柱两旁沿膀胱经顺序而下至三焦俞，往返 4～5 次；然后用较重的按揉法施于膈俞、肝俞、脾俞、胃俞、三焦俞，时间约 5 分钟；再沿膀胱经背部循行线自上而下施擦法，以透热为度。肩臂及胁部操作方法：患者取坐位，拿肩井循臂而下，在手三里、内关、合谷等穴做较强的揉按刺激；然后搓肩臂使经络通畅；再搓抹其两胁，由上而下往返数次。

第七节　泄　泻

泄泻亦称"腹泻"，是指排便次数增多，粪便稀薄，或泻出如水样。古人将大便溏薄者称为"泄"，大便如水注者称为"泻"。本病一年四季均可发生，但以夏秋两季多见。

泄泻可见于多种疾病，临床可概分为急性泄泻和慢性泄泻两类。

急性泄泻主症见发病势急，病程短，大便次数显著增多，小便减少。兼见大便清稀，水谷相混，肠鸣胀痛，口不渴，身寒喜温，舌淡，苔白滑，脉迟者，为感受寒湿之邪；便稀有黏液，肛门灼热，腹痛，口渴喜冷饮，小便短赤，舌红，苔黄腻，脉濡数者，为感受湿热之邪；腹痛肠鸣，大便恶臭，泻后痛减，伴有未消化的食物，嗳腐吞酸，不思饮食，舌苔垢浊或厚腻，脉滑者，为饮食停滞。

慢性泄泻主症见发病势缓，病程较长，多由急性泄泻演变而来，泄泻次数较少。兼见大便溏薄，腹胀肠鸣，面色萎黄，神疲肢软，舌淡苔薄，脉细弱者，为脾虚；嗳气食少，腹痛泄泻与情志有关，伴有胸胁胀闷，舌淡红，脉弦者，为肝郁；黎明之前腹中微痛，肠鸣即泻，泻后痛减，形寒肢冷，腰膝酸软，舌淡苔白，脉沉细者，为肾虚。

泄泻多见于西医学的急慢性肠炎、胃肠功能紊乱、过敏性肠炎、溃疡性结肠炎、肠结核等。

【适宜技术推荐】

方案一　针灸疗法

1. 急性泄泻

主穴：天枢、上巨虚、阴陵泉、水分。

配穴：寒湿者，加神阙，可配合用灸法；湿热者，加内庭；食滞者，加中脘。

操作：毫针泻法。神阙可用隔姜灸。中病即止。

2. 慢性泄泻

主穴：神阙、天枢、足三里、公孙。

配穴：脾虚者，加脾俞、太白；肝郁者，加太冲；肾虚者，加肾俞、命门。

操作：神阙用灸法；天枢用平补平泻法；足三里、公孙用补法。每日 1 次，留针 20～30 分钟，10 次为 1 疗程。

方案二　穴位注射疗法

选天枢、上巨虚等穴。用维生素 B_1、B_{12} 注射液，每穴每次注射 0.5～1ml，每日或隔日 1 次。6 次为 1 疗程，中间休息 2 天，进行下一疗程。

方案三　耳针疗法

选大肠、胃、脾、肝、肾、交感等。每次取 3～4 穴，毫针刺，中等刺激，每日 1 次，10 次为 1 疗程。亦可用皮内针埋针，或用压籽法。两耳交替，皮内针 2 天一换，压籽 3 天一换，中病即止。

第八节　头　痛

头痛是指以患者自觉头部疼痛为主要临床表现的一类病证，也可以作为一个常见症状，发生在多种急慢性疾病中。如脑及眼、口鼻等头面部病变和许多全身性疾病均可出现头痛。临床上将头痛剧烈、反复发作、经久不愈者称为"头风"。

头痛病因复杂，涉及面很广，临床辨证应首先区分外感与内伤。

外感头痛连及项背，发病较急，痛无休止，外感表证明显。兼恶风畏寒，口不渴，为风寒头痛；兼头痛而胀，发热，口渴欲饮，小便黄，为风热头痛；兼头痛如裹，肢体困重，苔白腻，脉濡，为风湿头痛。

内伤头痛发病较缓，多伴头晕，痛势绵绵，时作时休，遇劳累或情志刺激而发作、加重。头胀痛，目眩，心烦易怒，面赤口苦，舌红苔黄，脉弦数，为肝阳头痛；头痛兼头晕，耳鸣，腰膝酸软，神疲乏力，遗精，为肾虚头痛；头部空痛兼头晕，神疲无力，面色无华，劳则加重，舌淡脉细，为血虚头痛；头痛昏蒙，脘腹痞满，呕吐痰涎，苔白腻，脉滑，为痰浊头痛；头痛迁延日久，或头部有外伤史，痛处固定不移，痛如锥刺，舌黯，脉细涩，为血瘀头痛。

头痛可见于西医学的内、外、神经、五官等各科疾病中，常见于高血压、偏头痛、丛集性头痛、紧张性头痛、感染性发热、脑外伤、青光眼、鼻窦炎、中耳炎等疾病。

【适宜技术推荐】

方案一　针灸疗法

主穴：列缺、百会、太阳、风池、头维。

配穴：阳明头痛，加印堂、攒竹、合谷、内庭；少阳头痛，加率谷、外关、足临泣；太阳头痛，加天柱、后溪、申脉；厥阴头痛，加四神聪、太冲、内关。风寒头痛，加风门；风热头痛，加曲池、大椎；风湿头痛，加阴陵泉。肝阳头痛，加太冲、太溪、侠溪；痰浊头痛，加太阳、丰隆、阴陵泉；血瘀头痛，加阿是穴、血海、膈俞、内关。血虚头痛，加三阴交、肝俞、脾俞；肾虚头痛，加太溪、肾俞、悬钟。

操作：毫针刺，实证用泻法，虚证用补法。风门拔罐或艾灸；大椎点刺出血。针刺风池时，针尖呈水平位刺入1寸，施捻转、提插手法至患者前额有麻刺感；太阳穴可用针刺法，也可用刺络出血法。每日1次，留针20～30分钟，10次为1疗程。

方案二　耳针疗法

选枕、额、脑、神门为主穴，酌配皮质下、脑干、枕、肾、肝、胆等。毫针刺，或皮内针埋针，或用压籽法。头痛发作时用强刺激，间歇行针，保持较强针感，每日1～2次，每次取2个主穴，3个配穴，15次为1疗程。皮内针2天一换，压籽3天一换，两耳交替，中病即止。对于顽固性头痛可在耳背静脉点刺出血。

方案三　穴位注射疗法

选风池、天柱、太阳、丝竹空、阳白、攒竹等穴，选用当归、天麻等中药注射剂或维生素B_1、维生素B_{12}、强的松龙、利多卡因、普鲁卡因等。每次选用1～2对穴，进针0.3～0.5cm，回抽无血，每穴可注药液0.5ml，使局部有酸胀感。每日或隔日1次，15次为1疗程，适用于顽固性头痛。

方案四　放血疗法

选太阳、阳白、曲泽、委中、腰$_1$至骶$_4$夹脊。每次选1～3穴，常规消毒后，用三棱针在瘀血络脉处，迅速刺入约0.5～1cm，使自然出血，待血止后，加拔火罐，留罐10～20分钟。罐痕消失后进行下一次，3次为1疗程。

第九节　面　瘫

面瘫是以口眼向一侧歪斜为主症的病证，又称为"口眼歪斜"。本病可发生于任何年龄阶段，无明显的季节性，多发病急速，以一侧面部发病多见。手、足阳经均上头面部，当病邪阻滞面部经络，尤其是手太阳和足阳明经筋功能失调，可导致面瘫的发生。

本病常急性发作，常在睡眠醒来时，发现一侧面部肌肉板滞、麻木、瘫痪，额纹消失，眼裂变大，露睛流泪，鼻唇沟变浅，口角下垂歪向健侧，病侧不能皱眉、蹙额、闭目、露齿、鼓颊；部分患者初起时有耳后疼痛，还可出现患侧舌前2/3味觉减退或消失，听觉过敏等症。部分患者病程迁延日久，可因瘫痪肌肉出现挛缩，口角反牵向患侧，甚则出现面肌痉挛，形成"倒错"现象。兼见面部有受凉史，舌淡苔薄白，为风寒证；继发于感冒发热，舌红，苔黄腻，为风热证。

本病相当于西医学的周围性面神经麻痹，亦称为面神经麻痹症，最常见于贝尔麻痹。

【适宜技术推荐】

方案一　针灸疗法

主穴：攒竹、鱼腰、阳白、四白、颧髎、颊车、地仓、合谷、昆仑。

配穴：风寒证加风池；风热证加曲池；恢复期加足三里；人中沟歪斜加水沟；鼻唇沟浅加迎香。

操作：面部腧穴均行平补平泻法，恢复期可加灸法。在急性期，面部穴位手法不宜过重，肢体远端的腧穴行泻法且手法宜重；在恢复期，肢体远端的足三里施行补法，合谷、昆仑行平补平泻法。每日1次，留针20～30分钟，10次为1疗程。

方案二　电针疗法

选太阳、阳白、地仓、颊车等穴，接通电针仪，通电10～20分钟，强度以患者面部肌肉微见跳动而能耐受为度。如通电后，见牙齿咬嚼者，为针刺过深，刺中咬肌所致，应调整针刺的深度。15次为1疗程。适用于恢复期。

方案三　皮肤针疗法

用皮肤针叩刺阳白、颧髎、地仓、颊车等穴，以局部潮红为度，每日或隔日1次，15次为1疗程。适用于恢复期。

方案四　放血疗法

用三棱针点刺阳白、颧髎、地仓、颊车等穴，拔罐，每周2次，6次为1疗程。适用于恢复期。

方案五　穴位贴敷疗法

选太阳、阳白、颧髎、地仓、颊车等穴，将马钱子锉成粉末约1~2分，撒于胶布上，然后贴于穴位处，5~7日换药1次。或用蓖麻仁捣烂加少许灵猫香，取绿豆粒大一团，贴敷穴位上，每隔3~5日更换1次。注意：本法治疗可能会出现局部色素沉着，贴敷前需向患者说明，并征得患者同意。或用白附子研细末，加少许冰片做成饼状，贴敷穴位，每日1次，中病即止。

方案六　推拿疗法

患者取坐位或仰卧位，医者在患侧，用一指禅推法自印堂、阳白、睛明、四白、迎香、下关、颊车、地仓穴往返治疗，并可用揉法或按法先患侧后健侧，配合擦法治疗，但在施手法时防止颜面部破皮。患者取坐位，医生站于患者背后，用一指禅推法施于风池及项部，随后拿风池、合谷穴结束治疗。每日1次，10次为1疗程。

第十节　面　痛

面痛是以眼、面颊部出现阵发性短暂性剧烈的放射样、烧灼样抽掣疼痛为主症的疾病，又称"面风痛"、"面颊痛"。多发于40岁以上中年患者，女性多于男性，以右侧面部为主。面部主要归手、足三阳经所主，尤其是内外因素使面部手、足阳明及手、足太阳经脉的气血阻滞，不通则痛，导致本病。

主症见面部疼痛突然发作，呈闪电样、刀割、针刺、电灼样剧烈疼痛，持续数秒到2分钟，发作次数不定，间歇期无症状，痛时面部肌肉抽搐，伴面部潮红、流泪、流涎、流涕等，常因说话、吞咽、刷牙、洗脸、冷刺激、情绪变化等诱发。眼部痛，主要属足太阳经病证；上颌、下颌部痛，主要属手、足阳明和手太阳经病证；兼见面部有感受风寒史，遇寒则甚，得热则轻，鼻流清涕，苔白，脉浮者，为风寒证；痛处有灼热感，流涎，目赤流泪，苔薄黄，脉数者，为风热证；有外伤史，或病变日久，情志变化可诱发，舌黯或有瘀斑，脉细涩者，为气血瘀滞。

本病相当于西医学的三叉神经痛（一般可分为原发性和继发性两种），是临床上最典型的神经痛。三叉神经分眼支、上颌支和下颌支。三叉神经痛的患者以上颌支、下颌支同时发病者最多。

【适宜技术推荐】

方案一　针灸疗法

主穴：攒竹、四白、下关、地仓、合谷、风池。

配穴：眼部痛者，加丝竹空、阳白、外关；上颌部痛者，加颧髎、迎香；下颌部痛者，加承浆、颊车、翳风、内庭；风寒证者，加列缺；风热证者，曲池、尺泽；气血瘀滞者，加太冲、三阴交。

操作：毫针泻法。针刺时宜先取远端穴。每日 1 次，留针 20～30 分钟，10 次为 1 疗程。

方案二　耳针疗法

选同侧耳穴面颊、颌、额、神门等。毫针刺法，或用皮内针埋针法，症状消失后，继续治疗 3 天。

方案三　放血疗法

选颊车、地仓、颧髎等穴，用三棱针点刺，行闪罐法，隔日 1 次，症状消失后，继续治疗 1～2 次

方案四　皮内针疗法

在面部寻找扳机点，将揿针刺入，外以胶布固定，埋藏 2～3 天，更换揿针。

第十一节　眩　晕

眩晕是自觉头晕眼花、视物旋转动摇的一种症状。有经常性与发作性的不同。轻者发作短暂，平卧闭目片刻即安；重者如乘坐舟车，旋转起伏不定，以致难于站立，恶心呕吐；或时轻时重，兼见他证而迁延不愈，反复发作。

中医辨证一般分为实证与虚证两大类型，其主症见头晕目眩，泛泛欲吐，甚则昏眩欲仆。兼见急躁易怒、口苦、耳鸣、舌红、苔黄、脉弦，为肝阳上亢；头重如裹，胸闷恶心，神疲困倦，舌胖苔白腻，脉濡滑，为痰湿中阻；耳鸣，腰膝酸软，遗精，舌淡，脉沉细，为肾精亏损；神疲乏力，面色苍白，舌淡，脉细，为气血两虚。

眩晕见于西医学的高血压、低血压、低血糖、脑动脉硬化、椎－基底动脉供血不足、贫血、神经衰弱、耳源性眩晕、晕动病等疾病。

【适宜技术推荐】

方案一　针灸疗法

1. 实证

主穴：风池、百会、内关、太冲。

配穴：肝阳上亢者，加行间、侠溪、太溪；痰湿中阻者，加头维、丰隆、中脘、阴陵泉。

操作：毫针泻法。每日 1 次，留针 20～30 分钟，10 次为 1 疗程。

2. 虚证

主穴：风池、百会、肝俞、肾俞、足三里。

配穴：气血两虚者，加气海、脾俞、胃俞；肾精亏虚者，加太溪、悬钟、三阴交。

操作：风池、百会用平补平泻法，肝俞、肾俞、足三里用补法。每日 1 次，留针 20～30 分钟，15 次为 1 疗程。

方案二　头针疗法

选顶中线，沿头皮刺入，快速捻转，每日 1 次，每次留针 30 分钟，10 次为 1 疗程。

方案三　耳针疗法

选肾上腺、皮质下、额等。肝阳上亢者，加肝、胆；痰湿中阻者，加脾；气血两虚者，加脾、胃；肾精亏虚者，加肾、脑。毫针刺，或用压籽法。毫针每日 1 次，10 次为 1 疗程；皮内针 2 天一换，压籽 3 天一换，两耳交替，中病即止。

方案四　皮肤针疗法

选穴从大椎穴开始沿脊柱旁开 1.5 寸，至关元俞处，两侧同时使用。常规消毒后，用皮肤针从上向下叩打皮肤至潮红为度，每日 1 次，10 次为 1 疗程。

第十二节　阳　痿

阳痿是指青壮年男子，由于虚损、惊恐或湿热等原因，使宗筋失养而弛纵，引起阴茎痿弱不举，或临房举而不坚，无法正常完成房事的病证，又称为"阴痿"、"阳事不举"、"筋痿"、"阴器不用"等。

本病以阳事不举，不能进行正常性生活为主症。阴茎勃起困难，时有滑精，头晕耳鸣，心悸气短，面色苍白，腰酸乏力，畏寒肢冷，舌淡白，脉细弱，为虚证；阴茎勃起不坚，时间短暂，每多早泄，阴囊潮湿、臊臭，小便黄赤，舌苔黄腻，脉濡数，为实证。

相当于西医学中的性神经衰弱和某些慢性疾病表现以阳痿为主者。

【适宜技术推荐】

方案一　针灸疗法

主穴：关元、肾俞、三阴交。

配穴：肾阳不足者，加命门；肾阴亏虚者，加太溪、复溜；心脾两虚者，加心俞、脾俞、足三里；惊恐伤肾者，加志室、胆俞；湿热下注者，加会阴、阴陵泉；气滞血瘀者，加太冲、血海、膈俞。失眠或多梦者，加内关、神门、心俞；食欲不振者，加中脘、足三里；腰膝酸软者，加命门、阳陵泉。

操作：主穴用毫针补法，亦可用灸。配穴按照虚补实泻法操作。每日1次，留针20～30分钟，10次为1疗程。

方案二　耳针疗法

选肾、肝、心、脾、外生殖器、神门、内分泌、皮质下等。每次以3～5穴，针刺施以弱刺激，每日1次，10次为1疗程。或用皮内针埋针，或用压籽法，皮内针2天一换，压籽3天一换，两耳交替，中病即止。

方案三　药浴疗法

组成：蛇床子、韭菜子各30g，胡芦巴、肉桂、丁香各15g。

用法：将上述药物加水4000ml，浸泡半小时后，水煎至2500ml。先熏后浸泡阴囊，每晚睡前1次，每次20～30分钟，每剂药夏天使用2天，冬季可使用4～5天。10天为1疗程，连续3～4个疗程。

第十三节　癃　闭

癃闭是指排尿困难，点滴而下，甚至小便闭塞不通的一种疾患。"癃"是指小便不利，点滴而下，病势较缓；"闭"是指小便点滴不通，欲溲不下，病势较急。癃与闭虽有区别，但都是指排尿困难，只是程度上有所不同，故常合称癃闭。

癃闭中医辨证一般分为虚、实两证。

发病急，小便闭塞不通，努责无效，小腹胀急而痛，烦躁口渴，舌质红，苔黄腻，辨为实证。若兼见口渴不欲饮，或大便不畅，舌红，苔黄腻，脉数者，为湿热内蕴；呼吸急促，咽干咳嗽，舌红苔黄，脉数者，为肺热壅盛；多烦善怒，胁腹胀满，舌红，苔黄，脉弦者，为肝郁气滞；有外伤或损伤病史，小腹满痛，舌紫黯或有瘀点，脉涩者，为瘀血阻滞。

发病缓，小便淋漓不爽，排出无力，甚则点滴不通，精神疲惫，舌质淡，脉沉细而弱，辨为虚证。若兼见气短纳差，大便不坚，小腹坠胀，舌淡苔白，脉细弱者，为脾虚气弱；若面色苍白，神气怯弱，腰膝酸软，畏寒乏力，舌淡苔白，脉沉细无力者，为肾阳虚。

癃闭可见于西医学的膀胱、尿道器质性和功能性病变，以及前列腺疾患等所造成的排尿困难和尿潴留。

【适宜技术推荐】

方案一　针灸疗法

1. 实证

主穴：中极、膀胱俞、秩边、阴陵泉、三阴交。

配穴：湿热内蕴者，加委阳；肺热壅盛者，加尺泽；肝郁气滞者，加太冲、大敦；瘀血阻滞者，加曲骨、次髎、血海。

操作：毫针泻法。秩边穴用芒针深刺2.5~3寸，以针感向会阴部放射为度。针刺中极等下腹部穴位之前，应首先叩诊，检查膀胱的膨胀程度，以便决定针刺的方向、角度和深浅，不能直刺者，可向下斜刺或透刺，使针感能到达会阴并引起小腹收缩、抽动为佳。每日1~3次，10次为1疗程。

2. 虚证

主穴：关元、脾俞、三焦俞、肾俞、秩边。

配穴：中气不足者，加气海、足三里；肾气亏虚者，加太溪、复溜；无尿意或无力排尿者，加气海、曲骨。

操作：秩边用泻法，操作同上。其余主穴用毫针补法。亦可用温针灸，每日1~2次，15次为1疗程。

方案二　耳针疗法

选肾、膀胱、肺、肝、脾、三焦、交感、神门、皮质下、腰骶椎等。每次选3~

5 穴，毫针用中强刺激，或用皮内针埋针，或用压籽法。

方案三　电针疗法

选用双侧维道穴，毫针沿皮刺，针尖向曲骨透刺约 2 ~ 3 分，接通电针仪，持续刺激 15 ~ 30 分钟。

方案四　穴位敷贴疗法

选神阙穴。用葱白、冰片、田螺或鲜青蒿、甘草、甘遂各适量或独头蒜 1 个、栀子 3 枚、盐少许或大蒜 2 枚、蝼蛄 2 个，混合捣烂后敷于脐部，外用纱布固定，加热敷，中病即止。

方案五　取嚏或探吐疗法

用消毒棉签，向鼻中取嚏或喉中探吐，也可用皂角粉末 0.3 ~ 0.6g，吹鼻取嚏。此法能开肺气，举中气而通下焦之气。

方案六　药浴疗法

组成：皂荚 90g、葱头 90g、王不留行 90g。

用法：加水 2000ml。水煎取汁 1000ml。滤取药液，坐浴，每次 30 分钟。

第十四节　惊悸、怔忡

惊悸、怔忡是指患者自觉心中悸动，惊惕不安，甚则不能自主的一类病证。本病证可见于多种疾病，多与失眠、健忘、眩晕、耳鸣等并存。惊悸发病，多与情绪有关，可由骤遇惊恐，忧思恼怒，悲哀过极或过度紧张而诱发，多为阵发性，病来虽速，病情较轻，实证居多，病势轻浅，可自行缓解，不发时如常人。怔忡多由久病体虚、心脏受损所致，无精神因素亦可发生，常持续心悸，心中惕惕，不能自控，活动后加重，病情较重，多属虚证，或虚中夹实，病来虽渐，不发时亦可见脏腑虚损症状。惊悸日久不愈，亦可形成怔忡。

惊悸、怔忡的表现为：自觉心跳心慌，时作时息，并有善惊易恐，坐卧不安，甚则不能自主。兼见气短神疲，惊悸不安，舌淡苔薄，脉细数，为心胆虚怯；头晕目眩，纳差乏力，失眠多梦，舌淡，脉细弱，为心脾两虚；心烦少寐，头晕目眩，耳鸣腰酸，遗精盗汗，舌红，脉细数，为阴虚火旺；胸闷气短，形寒肢冷，下肢浮肿，舌淡，脉沉细，为水气凌心；心痛时作，气短乏力，胸闷，咳痰，舌黯，脉沉细或结代，为心脉瘀阻。

西医学中某些器质性或功能性疾病，如冠心病、风湿性心脏病、高血压性心脏病、肺源性心脏病、各种心律失常，以及贫血、低血钾症、心神经官能症等，均可参照本节治疗。

【适宜技术推荐】

方案一 针灸疗法

主穴：神门、郄门、内关、巨阙、厥阴俞。

配穴：心胆虚怯者，加胆俞；心脾两虚者，加脾俞、足三里；阴虚火旺者，加肾俞、太溪；水气凌心者，加膻中、气海；心脉瘀阻者，加膻中、膈俞；善惊者，加大陵；多汗者，加膏肓；烦热者，加劳宫；耳鸣者，加中渚、太溪；浮肿者，加水分、中极。

操作：毫针平补平泻法。每日 1 次，留针 20～30 分钟，10 次为 1 疗程。

方案二 耳针疗法

选交感、神门、心、脾、肝、胆、肾等，毫针用轻刺激。亦可用皮内针埋针，或用压籽法。两耳交替，皮内针 2 天一换，压籽 3 天一换，5 次为 1 疗程。

方案三 穴位注射疗法

选穴参照毫针疗法，用维生素 B_1，或维生素 B_{12}，或 5% 当归注射液，每穴注射 0.5ml，隔日 1 次，5 次为 1 疗程。

第十五节 失 眠

失眠又称"目不瞑"、"不寐"、"不得卧"等，是以经常不能获得正常睡眠，或入睡困难，或睡眠时间不足，或睡眠不深，严重者彻夜不眠为特征的病证。失眠是临床常见病证之一，虽不属于危重疾病，但常妨碍人们正常生活、工作、学习和健康，并能加重或诱发心悸、胸痹、眩晕、头痛、中风等病证。顽固性的失眠，给患者带来长期的痛苦，甚至形成对药物的依赖。

失眠的主症为：经常不易入睡，或寐而易醒，甚则彻夜不眠。兼情志波动，急躁易怒，头晕头痛，胸胁胀满，舌红，脉弦，为肝阳上亢；心悸健忘，面色无华，易出汗，纳差倦怠，舌淡，脉细弱，为心脾两虚；头晕耳鸣，腰膝酸软，五心烦热，遗精盗汗，舌红，脉细数，为心肾不交；心悸多梦，善惊恐，多疑善虑，舌淡，脉弦细，为心胆气虚；脘闷嗳气，嗳腐吞酸，心烦口苦，苔厚腻，脉滑数，为脾胃不和。

西医学中神经官能症、神经衰弱、更年期综合征等以失眠为主要临床表现时可参考本节内容辨证论治。

【适宜技术推荐】

方案一　针灸疗法

主穴：四神聪、印堂、神门、三阴交、照海、申脉。

配穴：肝阳上亢者，加行间、侠溪；心脾两虚者，加心俞、脾俞、足三里；心肾不交者，加太溪、水泉、心俞、肾俞；心胆气虚者，加丘墟、心俞、内关；脾胃不和者，加太白、公孙、内关、足三里。

操作：神门、三阴交、印堂、四神聪，用平补平泻法；对于较重的不寐患者，四神聪可留针过夜；照海用补法，申脉用泻法。每日 1 次，留针 20~30 分钟，10 次为 1 疗程。

方案二　耳针疗法

选皮质下、心、肾、肝、神门、垂前、耳背心等。毫针刺，或皮内针埋针，或用压籽法。两耳交替，毫针每日 1 次，皮内针 2 天一换，压籽 3 天一换，中病即止。

方案三　皮肤针疗法

督脉背腰部段和足太阳膀胱经背部第一侧线，用皮肤针自上而下叩刺，叩至皮肤潮红为度，每日 1 次，15 次为 1 疗程。

方案四　电针疗法

选四神聪、太阳穴毫针刺，得气后接通电针仪，用较低频率，每次刺激 30 分钟，每日 1 次，10 次为 1 疗程。

方案五　拔罐疗法

督脉背腰部段和足太阳膀胱经背部第一侧线，用火罐自上而下行走罐，以背部潮红为度，隔日 1 次，5 次为 1 疗程。

方案六　推拿疗法

患者坐位或仰卧位。医者行一指禅"小∞字"和"大∞字"推法，反复分推 3~5 遍。继之指按、指揉印堂、攒竹、睛明、鱼腰、太阳、神庭、角孙、百会等，每穴 1 分钟；结合抹前额 3~5 遍；从前额发际处拿至风池穴处，做五指拿法，反复 3~5 遍。行双手扫散法，约 1 分钟；指尖击前额部至头顶，反复 3~6 遍。掌颤神阙，小振幅，高频率，轻柔而有规律，1~2 分钟。患者俯卧位，医者用擦法在患者背部、腰部操作，重点治疗心俞、肝俞、脾俞、胃俞、肾俞、命门等部位，时间约 5 分钟。

自下而上捏脊，3~4遍。自上而下掌推背部督脉，3~4遍。

方案七　药浴疗法

组成：黄连10g、磁石30g、夜交藤12g、菊花15g、龙齿30g。

用法：每晚睡前煎取药液浸足15~20分钟。

第十六节　郁　证

郁证是以心情抑郁、情绪不宁、胸部满闷、胁肋胀满，或易怒易哭，或咽中如有异物梗塞等为主症的一类病证。本病是内科常见的病证，近年来随着现代社会的竞争和精神压力的增大，发病率不断上升。

郁证主症见：精神抑郁，善忧，情绪不宁或易怒易哭。兼见胸胁胀满，脘闷嗳气，不思饮食，大便不调，脉弦，为肝气郁结；性情急躁易怒，口苦而干，或头痛、目赤、耳鸣，或嘈杂吐酸，大便秘结，舌红，苔黄，脉弦数，为气郁化火；咽中如有物梗塞，吞之不下，咯之不出，苔白腻，脉弦滑，为痰气郁结（梅核气）；精神恍惚，心神不宁，多疑易惊，悲忧善哭，喜怒无常，或时时欠伸，或手舞足蹈等，舌淡，脉弦，为心神惑乱（脏躁）；多思善疑，头晕神疲，心悸胆怯，失眠健忘，纳差，面色无华，舌淡，脉细，为心脾两虚；眩晕耳鸣，目干畏光，心悸不安，五心烦热，盗汗，口咽干燥，舌干少津，脉细数，为肝肾亏虚。

根据郁证的临床表现及其以情志内伤为致病原因的特点，主要见于西医学的神经衰弱、癔病及焦虑症等。另外，也见于更年期综合征及反应性精神病。当这些疾病出现郁证的临床表现时，可参考本节辨证论治。

【适宜技术推荐】

方案一　针灸疗法

主穴：水沟、内关、神门、太冲。

配穴：肝气郁结者，加曲泉、膻中、期门；气郁化火者，加行间、侠溪、外关；痰气郁结者，加丰隆、阴陵泉、天突、廉泉；心神惑乱者，加通里、心俞、三阴交、太溪；心脾两虚者，加心俞、脾俞、足三里、三阴交；肝肾亏虚者，加太溪、三阴交、肝俞、肾俞。

操作：水沟用毫针行雀啄法（以1寸毫针向鼻中隔方向斜刺0.5~0.8寸，单向捻转，滞针后行提插法），以眼球湿润为佳；神门用平补平泻法；内关、太冲用泻法。每日1次，15次为1疗程。

方案二 耳针疗法

选神门、心、脑、交感、肝、脾、内分泌、皮质下等。毫针刺，或皮内针埋针，或用压籽法。两耳交替，毫针每日1次，皮内针2天一换，压籽3天一换，中病即止。

方案三 穴位注射疗法

选风池、内关等穴。用丹参注射液，每穴每次0.3~0.5ml，每日1次，15次为1疗程。

方案四 药浴疗法

组成：生地黄15g、杜仲10g、桑寄生30g、首乌30g、五味子15g、淫羊藿10g、生甘草15g。

用法：取上药加水煎煮30分钟，去渣，取药液，趁热浸浴，水温在40℃左右，每日治疗1次。

第十七节 痴 呆

痴呆又称呆病，是以呆傻愚笨为主要临床表现的一种神志疾病。痴呆有从幼年起病者，多渐成白痴之证；也有因老年精气不足，发为呆痴之证；或由精神因素及外伤、中毒引起者。近年来我国人民平均寿命明显延长，老年人在人口构成中所占比例逐渐增高，今后本病的发生率必将增高。本病属疑难病证，中医药治疗具有一定疗效，尤其是近几年来，对本病开展了前瞻性多途径临床研究，疗效有较大提高。

主症轻者可见寡言少语，反应迟钝，善忘等症；重则表现为神情淡漠，终日不语，哭笑无常，分辨不清昼夜，外出不知归途，不欲食，不知饥，二便失禁等，生活不能自理。兼见头晕耳鸣，怠惰思卧，智能下降，神情呆滞愚笨，记忆、判断力降低，或半身不遂，肢体不用，步履艰难，语言謇涩，齿枯发落，骨软痿弱，舌瘦质淡红，脉沉细尺弱者，为肝肾不足，髓海空虚；表情呆滞，智力衰退，或哭笑无常，倦怠思卧，不思饮食，脘腹胀满，口多涎沫，头重如裹，舌淡苔白腻，脉濡滑者，为痰浊阻窍；神情呆滞，智力减退，语言颠倒，善忘易惊恐，思维异常，行为怪僻，口干不欲饮，或肢体麻木不遂，肌肤甲错，皮肤晦暗，舌质黯或有瘀点，脉细涩者，为瘀血阻络。

西医学的痴呆综合征，包括阿尔茨海默病、血管性痴呆、脑积水、脑肿瘤、麻痹性痴呆、中毒性脑病等。但不包括老年抑郁症、老年精神病。当上述疾病出现类似本节的证候者，可参考本节进行辨证论治。

【适宜技术推荐】

方案一　针灸疗法

主穴：印堂、四神聪透百会、神庭透上星、风池、合谷、悬钟、太溪、太冲。

配穴：肝肾不足者，加肝俞、肾俞；痰浊阻窍者，加丰隆、中脘、足三里；瘀血阻络者，加内关、膈俞。

操作：合谷、太冲用泻法，太溪、悬钟用补法，余穴用平补平泻法，头部穴位间歇捻转行针，或加用电针。每日 1 次，留针 20～30 分钟，15 次为 1 疗程。

方案二　头针疗法

选顶中线、顶颞前斜线、顶颞后斜线等，将 2 寸长毫针刺入帽状腱膜下，快速行针，使局部有热感，或用电针刺激，留针 40 分钟，每日 1 次，15 次为 1 疗程。

方案三　耳针疗法

选皮质下、额、枕、颞、心、肝、肾、内分泌、神门等，每次选 2～4 穴，毫针刺用轻刺激，或用压籽法。

第十八节　中　风

中风是以突然晕倒，不省人事，伴口角歪斜，语言不利，半身不遂，或不经昏仆仅以口歪、半身不遂为临床主症的疾病。

中风的中医辨证一般分为中经络和中脏腑。

中经络主症见半身不遂，舌强语謇，口角歪斜。兼见面红目赤，眩晕头痛，心烦易怒，口苦咽干，便秘尿黄，舌红或绛，苔黄或燥，脉弦有力，为肝阳暴亢；肢体麻木或手足拘急，头晕目眩，苔白腻或黄腻，脉弦滑，为风痰阻络；口黏痰多，腹胀便秘，舌红，苔黄腻或灰黑，脉弦滑大，为痰热腑实；肢体软弱，偏身麻木，手足肿胀，面色淡白，气短乏力，心悸自汗，舌黯，苔白腻，脉细涩，为气虚血瘀；肢体麻木，心烦失眠，眩晕耳鸣，手足拘挛或蠕动，舌红，苔少，脉细数，为阴虚风动。

中脏腑主症见神志恍惚，迷蒙，嗜睡，或昏睡，甚者昏迷，半身不遂。兼见牙关紧闭，口噤不开，肢体强痉，为闭证；面色苍白，瞳仁散大，手撒口开，二便失禁，气息短促，多汗腹凉，脉散或微，为脱证。

西医学的急性脑血管病，如脑梗死、脑出血、脑栓塞、蛛网膜下腔出血等属本病范畴。

【适宜技术推荐】

方案一　针灸疗法

1. 中经络

主穴：水沟、极泉、内关、尺泽、三阴交、委中。

配穴：肝阳暴亢加太冲、太溪；风痰阻络加丰隆、合谷；痰热腑实加曲池、内庭、丰隆；气虚血瘀加足三里、气海；阴虚风动加太溪、风池；口角㖞斜加颊车、牵正、下关、地仓、合谷、内庭、太冲；上肢不遂加肩髃、曲池、手三里、外关、合谷、阳池、后溪；下肢不遂加环跳、风市、阳陵泉、阴陵泉、足三里、悬钟、解溪、昆仑；头晕加风池、完骨、天柱；足内翻加丘墟透照海；便秘加水道、归来、丰隆、支沟；复视加风池、天柱、睛明、球后；尿失禁、尿潴留加中极、曲骨、关元；语言謇涩加哑门、廉泉、通里；肌肤不仁加局部皮部皮肤针叩刺。

操作：内关用泻法；水沟用雀啄法以眼球湿润为佳；刺三阴交时，沿胫骨内侧缘与皮肤成45°向后刺入，使针尖刺到三阴交穴，用补法；刺极泉时，在标准位置下2寸心经上取穴，避开腋毛，直刺进针，用提插泻法，以患者上肢有麻胀和抽动感为度；尺泽、委中直刺，使肢体有抽动感。每日1次，15次为1疗程。

2. 中脏腑

主穴：水沟、内关。

配穴：闭证加十二井穴、太冲、合谷；脱证加关元、气海、神阙。

操作：内关、水沟同前。十二井穴用三棱针点刺出血；太冲、合谷用泻法，强刺激。关元、气海用大艾炷灸法，神阙用隔盐灸法，直至四肢转温为止。

方案二　头针疗法

选顶颞前斜线、顶旁一线及顶旁二线等，毫针平刺入头皮下，快速捻转2~3分钟，每次留针30分钟，留针期间反复捻转2~3次。行针后鼓励患者活动肢体。一般隔日1次，10次为1疗程。

方案三　电针疗法

在患侧上、下肢各选两个穴位，针刺得气后留针，接通电针仪，以患者肌肉微颤为度，每次 20 分钟，每日 1 次，15 次为 1 疗程。

方案四　耳针疗法

选用脑、皮质下、脑干、枕、额、肝、肾、心等，用毫针刺，中等刺激，留针 30～40 分钟，每日 1 次，后遗症隔日 1 次，留针期间，每隔 10 分钟捻针 1 次，或用压籽法。10 次为 1 疗程。

方案五　推拿疗法

一般在中风后 2 个星期，适宜推拿治疗。

头面部操作：患者仰卧位，医者坐于一侧。先推印堂至神庭，继之用一指禅推法自印堂依次至攒竹、阳白、鱼腰、太阳、四白、迎香、下关、颊车、地仓、人中等穴，往返推 1～2 遍。然后推百会穴 1 分钟，并从百会穴横行推到耳廓上方发际，往返数次，强度要大，以微有胀痛感为宜。揉风池穴 1 分钟。同时用掌根轻揉痉挛一侧的面颊部。最后以扫散法施于头部两侧（重点在少阳经），拿五经，擦面部。

上肢部操作：患者仰卧位或侧卧位，医者立于患侧。先拿揉肩关节前后侧，继之㨰肩关节周围，再移至上肢，依次㨰上肢的后侧、外侧与前侧（从肩到腕上），往返㨰之 2～3 遍；然后按揉肩髃、臂臑、曲池、手三里等上肢诸穴，每穴约 1 分钟；轻摇肩关节、肘关节及腕关节，拿捏上肢 5 遍，拿风池、按肩井；最后搓、抖上肢，捻五指。

腰背部及下肢后侧操作：患者俯卧位，医者立于患侧。先推督脉与膀胱经（用八字推法）至骶尾部，继之施㨰法于夹脊穴及八髎、环跳、承扶、殷门、委中、承山等穴；轻快拍打腰骶部及背部；擦背部、腰骶部及下肢后侧。

下肢前、外侧操作：患者仰卧位，医者立于患侧。先㨰患肢外侧（髀关至足三里、解溪）、前侧（腹股沟至髌上）、内侧（腹股沟至血海），往返㨰之 2～3 遍；然后按揉髀关、风市、伏兔、血海、梁丘、膝眼、足三里、三阴交、解溪等穴，每穴约 1 分钟；轻摇髋、膝、踝等关节；拿捏大腿、小腿肌肉 5 遍；最后搓下肢，捻五趾。

辨证加减：语言謇涩者重点按揉廉泉、通里、风府。口眼歪斜者用抹法在瘫痪一侧面部轻轻推抹 3～5 分钟，然后重按颧髎、下关、瞳子髎。口角流涎者按揉面部一侧与口角部，再推摩承浆穴。每日 1 次，15 次为 1 疗程。

方案六　药浴疗法

组成：白附子6g、白芷9g、白菊花9g、防风9g、橘络10g、细辛3g、天麻6g、川芎9g、僵蚕10g、薄荷3g、荆芥6g。

用法：上药加水煎煮取液，趁热熏洗患部。

注意：中风合并严重心血管疾病者，宜于病情稳定后再行针灸治疗。中脏腑病情严重者，应转诊送上级医院，进行综合治疗。

第十九节　内脏绞痛

内脏绞痛是泛指内脏不同部位出现的剧烈疼痛。现将几种临床常见的内脏急性痛证扼要叙述如下：

一、胆绞痛

胆绞痛常见于急性胆囊炎、胆石症和胆道蛔虫症。

（一）急性胆囊炎、胆石症

1. 急性胆囊炎　是指细菌感染、高度浓缩的胆汁或反流入胆囊的胰液的化学刺激所致的急性炎症性疾病。主要表现为右上腹痛，呈持续性并阵发性加剧，疼痛常放射至右肩胛区，伴有恶心、呕吐，右上腹胆囊区有明显压痛和肌紧张。部分患者可出现黄疸和高热，或摸到肿大的胆囊。

2. 胆石症　是指胆道系统的任何部位发生结石的疾病，其临床表现决定于结石的部位、状态和并发症，主要为胆绞痛，其疼痛剧烈，恶心呕吐，并可有不同程度的黄疸和高热。胆绞痛发作一般时间短暂，也有延及数小时的。胆囊炎、胆石症可同时存在，相互影响。

【适宜技术推荐】

方案一　针灸疗法

主穴：胆俞、肝俞、日月、期门、胆囊穴、阳陵泉。

配穴：呕吐者，加内关、足三里；黄疸者，加至阳；发热者，加曲池、大椎。

操作：毫针泻法。每日2~3次，留针1~2小时，中病即止。

方案二　耳针疗法

选肝、胰（胆）、交感、神门、耳迷根等；急性发作时用毫针刺，强刺激，持续捻针；剧痛缓解后再行压籽法，两耳交替进行。

（二）胆道蛔虫症

胆道蛔虫症是指蛔虫钻进胆道所引起的一种急性病症。临床表现为上腹中部和右上腹突发的阵发性剧烈绞痛或剑突下"钻顶"样疼痛，可向肩胛区或右肩放射，伴有恶心、呕吐，有时吐出蛔虫，继发感染时有发热。疼痛时间数分钟到数小时，一日发作数次。间隔期疼痛可消失或很轻微。

【适宜技术推荐】

方案一　针灸疗法

主穴：迎香、四白、鸠尾、日月、胆囊穴、阳陵泉。

配穴：呕吐者，加内关、足三里。

操作：毫针泻法。迎香透四白，鸠尾透日月；每次留针 1～2 小时。每日 2～3 次，留针 1～2 小时，中病即止。

方案二　耳针疗法

选胰（胆）、艇中、十二指肠、神门、耳迷根等；先刺右侧，疼痛未止再刺左侧，强刺激；或以 0.25% 普鲁卡因在上述穴位注射，每穴 0.3ml，每日 1～2 次。

二、肾绞痛

肾绞痛多见于泌尿系结石症，结石可发生于泌尿系统的任何部位，但多源于肾脏。其临床表现为一侧腰腹绞痛突然发生，疼痛多呈持续性或间歇性，并沿输尿管向髂窝、会阴、阴囊及大腿内侧放射，并出现血尿或脓尿，排尿困难或尿流中断，肾区可有叩击痛。

【适宜技术推荐】

方案一　针灸疗法

主穴：肾俞、三焦俞、关元、阴陵泉、三阴交。

配穴：血尿者，加血海、太冲；湿热重者，加委阳、合谷。

操作：毫针泻法。每日 2～3 次，留针 1～2 小时，中病即止。

方案二 耳针疗法

选肾、输尿管、交感、皮质下、三焦等；毫针刺，强刺激。

第二十节 慢性疲劳综合征

慢性疲劳综合征是一种以长期疲劳为突出表现，同时伴有低热、头痛、肌肉关节疼痛、失眠和多种精神症状的一组症候群，体检和常规实验室检查一般无异常发现。

本病属于中医学"虚劳"、"五劳"等范畴。主症为原因不明的持续或反复发作的严重疲劳，并且持续至少6个月，充分休息后疲劳不能缓解，活动水平较健康时下降50%以上。次要症状为记忆力减退或注意力难以集中，咽喉炎，颈部或腋下淋巴结触痛，肌痛，多发性非关节炎性关节痛，并伴有头痛，睡眠障碍，劳累后持续不适等。

本病由美国疾病控制中心于1987年才正式命名。目前，西医学对本病的确切发病机理尚不清楚，认为是以精神压力、不良生活习惯、脑和体力过度劳累及病毒感染等多种因素，导致人体神经、内分泌、免疫等多系统的功能调节失常而表现的综合征。

【适宜技术推荐】

方案一 药浴疗法

组成：酸枣仁、夜交藤、合欢皮、丹参、生甘草各30g。

用法：水煎取液，全身浸浴，每日1次，每次30分钟，15次为1疗程。

方案二 针灸疗法

主穴：百会、膻中、中脘、关元、心俞、脾俞、肝俞、肾俞、肺俞、足三里。

配穴：脾虚者，加太白、三阴交；肝气郁结者，加太冲、内关；失眠者，加神门、照海；健忘者，加印堂、水沟。

操作：主穴用补法。膻中、中脘、百会用平补平泻法。每日1次，留针20~30分钟，15次为1疗程。或可用灸法，每日1次，每次选4~6穴，每穴灸5~10分钟，15次为1疗程。

方案三　拔罐疗法

选足太阳膀胱经背部第一、第二侧线，用火罐行走罐法或闪罐法，以背部潮红为度。每日 1 次，15 次为 1 疗程。

第二十一节　戒断综合征

戒断综合征是指在戒烟、戒毒、戒酒等之后出现的一系列瘾癖症状群。本节主要讨论针刺治疗戒烟综合征和戒毒综合征。

一、戒烟综合征

戒烟综合征是指因吸烟者长期吸有尼古丁的烟叶制品，当中断吸烟后所出现的全身软弱无力、烦躁不安、呵欠连作、口舌无味，甚至心情不畅、胸闷、焦虑、感觉迟钝等一系列瘾癖症状。吸烟对人体的呼吸、心血管、神经系统均有不同程度的损害，它是癌症、慢性支气管炎、肺心病、胃及十二指肠溃疡、肝硬化等多种疾病发病率和死亡率增高的重要原因之一。

【适宜技术推荐】

方案一　针灸疗法

主穴：百会、神门、戒烟穴（位于列缺与阳溪之间）。

配穴：咽部不适者，加颊车、三阴交；烦躁者，加通里、内关；胸闷气短者，加肺俞。

操作：毫针泻法。每日 1 次，留针 20～30 分钟，15 次为 1 疗程。

方案二　耳针疗法

选肺、口、交感、神门等，毫针刺。或用压籽法。针刺每日 1 次，每次 10 分钟，中强刺激，15 次为 1 疗程。压籽 3 天一换，两耳交替，中病即止。

二、戒毒综合征

戒毒综合征是指吸毒者因长期吸食毒品成瘾，戒断时出现的渴求使用阿片类药品、恶心或呕吐、肌肉疼痛、流泪流涕、瞳孔扩大、毛发竖立或出汗、腹泻、呵欠、发热、失眠等瘾癖症状群。

【适宜技术推荐】

方案一　针灸疗法

主穴：水沟、合谷、大陵、神门。

配穴：腹泻者，加足三里；失眠者，加照海、申脉；恶心、呕吐者，加内关。

操作：毫针泻法。每日 1 次，留针 20 ~ 30 分钟，15 次为 1 疗程。

方案二　耳针疗法

选肺、神门、皮质下、内分泌；配心、肾、肝、交感等。以低频脉冲电流刺激，每次 30 分钟，每日 1 次。两耳交替，15 次为 1 疗程。或用压籽法，每 2 ~ 3 天换穴，10 次为 1 疗程。

方案三　电针疗法

选内关、外关、劳宫、合谷等穴，接通电针仪，用 1 ~ 2Hz 的低频电脉冲刺激，每次 30 分钟，每日 1 次，15 次为 1 疗程。

第二十二节　肥　胖

人体脂肪积聚过多，体重超过标准体重的 20% 以上时即称为肥胖症。轻度肥胖常无明显症状，重度肥胖多有疲乏无力，动则气促，行动迟缓，或脘痞痰多，倦怠恶热，或少气懒言，动则汗出，甚至面浮肢肿等症状。

肥胖症分为单纯性和继发性两类，前者不伴有明显神经或内分泌系统功能变化，临床上最为常见；后者常继发于神经、内分泌和代谢疾病，或与遗传、药物有关。肥胖症容易合并发生糖尿病、高血压、动脉粥样硬化、冠心病和各种感染性疾病。针灸减肥适用于单纯性肥胖病。

【适宜技术推荐】

方案一　针灸疗法

主穴：曲池、天枢、阴陵泉、丰隆、太冲。

配穴：腹部肥胖者，加归来、下脘、中极；便秘者，加支沟、天枢。

操作：毫针泻法。针后按摩，嘱患者适当控制饮食。每日 1 次，留针 20 ~ 30 分钟，30 次为 1 疗程。

方案二 耳针疗法

选胃、脾、内分泌、三焦、缘中等,毫针刺,或用压籽法,每次餐前30分钟压耳穴3~5分钟,有灼热感为宜,每2~3天换穴一次,15次为1疗程。

方案三 穴位埋线疗法

选穴参照毫针疗法,局部常规消毒,用专用埋线套管针操作,每次选2~3对穴,每2周埋线1次,3次为1疗程。

第 八 章

妇科病证

第一节　月经不调

月经不调指以月经的周期、经量、经色、经质异常为主症的病证。本病与肝脾肾及冲任二脉密切相关，多由七情所伤或外感六淫，或先天肾气不足，多产房劳，劳倦过度，致使脏气受损，肝脾肾功能失常，气血失调，而致冲任二脉损伤而发为月经不调。

常见有月经先期、月经后期、月经先后不定期。

月经周期提前 7 天以上，且连续两个月经周期以上，为月经先期，又称"经早"或"经期超前"，其病因为气虚不固或热扰冲任。月经提前兼见月经量多，色淡质稀，神疲乏力，面色萎黄，纳少便溏，舌淡，脉细弱者，为气虚证；月经量多，色深红或紫，质黏稠，伴面红口干，心胸烦热，小便短赤，大便干燥，舌红苔黄，脉数者，为实热证；月经量少或量多，色红质稠，两颧潮红，手足心热，舌红苔少，脉细数者，为虚热证。

月经周期推迟 7 日以上，且连续两个月经周期以上，为月经后期，又称"经迟"或"经期错后"，有虚实之分。月经延后兼见量少色黯，有血块，小腹冷痛，得热则减，畏寒肢冷，苔薄白，脉沉紧者，为实寒证；月经色量少，淡红而质稀，小腹隐痛，喜热喜按，面色苍白，舌淡苔白，脉沉迟者，为虚寒证。

月经不能按周期来潮，或提前，或错后，并连续两个月经周期以上，为月经先后不定期，又称"经乱"，多由肝气郁滞或肾气虚衰所致。月经周期不定，经量或多或少，色紫红，质黏稠有块，行而不畅，胸胁乳房胀痛，善太息，舌紫少苔，脉弦为肝气郁滞；月经周期或先或后，经行量少，经色淡黯质稀，神疲乏力，腰骶酸痛，面色晦黯，头晕耳鸣，舌淡苔少，脉沉细弱为肾气不足。

月经不调可见于西医学的排卵型功能失调性子宫出血、生殖器炎症或肿瘤引起的阴道异常出血等疾病。

【适宜技术推荐】

方案一　针灸疗法

主穴：关元、血海、三阴交。

配穴：气虚加足三里、气海、脾俞；热证加曲池、行间；寒证加命门、膈俞、天枢、归来；肝郁加太冲、期门、肝俞；肾虚加肾俞、太溪。

操作：诸穴以毫针刺，脾俞、膈俞穴向下或朝脊柱方向斜刺，不宜直刺深刺，寒证可加灸，于月经来潮前5～7日开始治疗，行经期间停针，若经行时间不能掌握，可于月经干净之日起针灸，直到月经来潮时为止。连续治疗3～5个月经周期。

方案二　耳针疗法

取肝、脾、肾、皮质下、内生殖器、内分泌。毫针刺激，每次取2～4穴，捻转法中等刺激，每日1次，每次留针15～30分钟。也可皮内针埋藏或王不留行籽贴压，每3～5日更换1次。连续治疗3～5个月经周期。

方案三　皮肤针疗法

在腰椎至尾椎、下腹部任脉、脾经、肝经和腹股沟以及下肢足三阴经循行部位轻轻叩刺，以局部皮肤潮红为度，每日1次或隔日1次，连续治疗3～5个月经周期。

第二节　闭　经

女子年逾18周岁月经尚未来潮，或已形成月经周期而又连续中断3个月以上者即为"闭经"，前者称原发性闭经，后者称继发性闭经。临床表现以月经过期不来为重要特征。中医学又称之为"女子不月"、"月事不来"、"经水不通"。至于青春期前、妊娠期、哺乳期以及绝经期没有月经属生理现象。

本病病因主要由于冲任二脉和脏腑功能失调所致，本病病位主要在肝，与脾、肾有关。有虚实两大类。

闭经兼见心悸气短，头晕目眩，神倦肢软，食欲不振，面色无华，形体瘦弱，舌淡苔薄白，脉沉缓者，为气血亏虚；兼见头晕耳鸣，腰酸膝软，口干咽燥，五心烦热，潮热汗出，舌质红，脉弦细者，为肝肾不足；兼见形体肥胖，胸胁满闷，神疲倦怠，白带量多，苔腻，脉滑者，为痰湿阻滞；兼见烦躁易怒，胸胁胀满，小腹胀痛拒按，舌质紫黯或有瘀点，脉沉弦者，为气滞血瘀；兼见形寒肢冷，小腹冷痛，得温则舒，苔白，脉沉迟者，为寒湿凝滞。

西医学认为正常的月经有赖于大脑皮层、下丘脑、垂体、卵巢、子宫等功能的协调，其中任何环节发生病变，即可导致闭经。其他内分泌腺体如甲状腺、肾上腺皮质功能障碍，或某些精神因素、环境改变、寒冷、消耗性疾病、刮宫过深、放射线治疗等也能引起闭经。

【适宜技术推荐】

方案一 针灸疗法

主穴：天枢、关元、合谷、三阴交、肾俞。

配穴：气血亏虚加气海、血海、脾俞、足三里；肝肾不足加关元、肝俞、太溪；痰湿阻滞加中脘、气海、丰隆；气滞血瘀加太冲、期门、膈俞；寒湿凝滞加命门、合谷、大椎。

操作：膈俞、脾俞向下或朝脊柱方向斜刺，不宜直刺、深刺；气血不足、寒湿凝滞者可在背部穴或腹部穴加灸；气滞血瘀者可配合刺络拔罐。每日1次，留针20~30分钟，15次为1疗程。

方案二 耳针疗法

选心、肝、肾、脾、内分泌、内生殖器、皮质下、神门等穴。毫针刺，中等刺激，留针15~30分钟，每日1次，15次为1疗程。也可用皮内针埋藏或王不留行籽贴压。每次选3~5个穴，每2~3天换穴1次，10次为1疗程。

方案三 皮肤针疗法

选腰骶部相应背俞穴及夹脊穴、下腹部任脉、肾经、带脉等。用皮肤针从上而下，用轻刺激或中等刺激。每日1次，每次以局部潮红为度，15次为1疗程。

方案四 穴位注射疗法

选肝俞、脾俞、肾俞、气海、石门、关元、归来、足三里、三阴交。每次选2~3穴，用黄芪、当归、红花等注射液，或用维生素 B_{12}，每穴每次注入药液1~2ml，隔日1次，10次为1疗程。

第三节 痛 经

痛经是指女性成年以后，在月经期前后或行经期间出现的小腹或腰部疼痛，甚至痛及腰骶，又称经行腹痛。以青年女性多见，随月经周期反复发作。

经前1~2日或月经期小腹胀痛拒按，经量少或行经不畅，经色紫黯有块，血块排出后痛减，常伴胸胁乳房作胀，舌紫黯或有瘀点，脉弦，属气滞血瘀；腹痛有冷感，得温热疼痛可缓解，月经量少，色紫黑有块，苔白腻，脉沉紧者，为寒湿凝滞；经期、经前小腹胀痛拒按，有灼热感，或伴腰骶胀痛，经色黯红，质稠有块，平时或有带下黄稠，小便短黄，舌红，苔黄而腻，脉弦数或滑数，证属湿热下注；如腹痛多在经后，小腹绵绵作痛，少腹柔软喜按，月经色淡、量少，面色苍白或萎黄，倦怠无力，头晕眼花，心悸，舌淡，舌体胖大边有齿痕，脉细弱者，为气血虚弱；小腹绵绵作痛，腰膝酸软，夜寐不宁，头晕耳鸣，舌红苔少，脉细者，为肝肾不足。

西医学将痛经分为原发性和继发性两种。原发性痛经指月经初潮后不久即发生的痛经，多数没有明显器质性病变，因此，又称为功能性痛经。继发性痛经多见于已婚妇女，是指原来无痛经，后因生殖器官器质性病变所引起的痛经多见于子宫腺肌病、慢性盆腔炎、子宫肌瘤、盆腔肿瘤及子宫内膜异位症等。

【适宜技术推荐】

方案一 针灸疗法

主穴：中极、关元、气海、三阴交、地机。

配穴：气滞血瘀者加合谷、内庭；湿热下注者加天枢、间使、合谷、足三里；寒湿凝滞者加命门、带脉、归来、肾俞；气血虚弱者加足三里、血海；肝肾不足加肝俞、肾俞、照海、足三里。

操作：诸穴以毫针刺，针刺关元穴，宜应用捻转手法，使针感向下传导。寒湿凝滞者在中极、关元、气海穴可用温针灸。痛经发作期可日针1~2次；间歇期可在月经来潮前3天开始治疗，持续1周左右，可连续治疗3~6个月经周期。

方案二 药浴疗法

组成：益母草20g、香附20g、乳香20g、川牛膝20g、艾叶30g、桂枝10g。

用法：上药加水煎煮20分钟，去渣，取液，温浴双足，每次15~20分钟，连续治疗 3 ~ 6 个月经周期。本方适于虚寒、血瘀不通引起的痛经。

方案三 皮肤针疗法

选腰骶部夹脊穴和下腹部相关穴位，下腹部从肚脐向下叩刺到耻骨联合；腰骶部从腰椎夹脊穴叩刺到骶椎，以局部出现潮红为度。于每次月经来潮前 3 天治疗，持续 1 周左右，可连续治疗 3 ~ 6 个月经周期。

方案四 耳针疗法

选内生殖器、交感、皮质下、内分泌、神门、肝、肾、腹。每次选 3 ~ 5 穴，毫针刺，快速捻转数分钟，每日或隔日 1 次，每次留针 15 ~ 30 分钟。也可用埋针法或王不留行籽等贴压。经前 3 天开始治疗，中间可换穴 1 ~ 2 次，连续治疗 3 ~ 6 个月经周期。

方案五 穴位注射疗法

取肝俞、肾俞、脾俞、气海、关元、归来、足三里、三阴交。每次选 2 ~ 3 穴，用黄芪、当归、红花注射液等中药制剂或维生素 B_{12} 注射液，每穴注入药液 1 ~ 2ml，隔日 1 次。经前 3 天开始治疗，直到月经结束，连续治疗 3 ~ 6 个月经周期。

方案六 穴位贴敷疗法

用粗盐（呈粒状）250 ~ 500g，加小葱 5 ~ 10 棵共炒热，用纱布包裹后，趁热敷下腹部疼痛处，或用麦麸 250 ~ 500g 加食醋 50ml，炒热后用纱布包裹外敷腹痛处。用于治疗腹部冷痛，痛连腰骶，经血黯红的痛经者。可于疼痛期间用。

方案七 推拿疗法

双手掌相互摩擦，待发热后，在下腹部进行旋转摩动 50 ~ 100 次，然后再用双手掌擦腰骶部 50 ~ 100 次，以局部有发热感为好。每日 1 次，经前 3 天开始治疗，连续1 周，连续治疗 3 ~ 6 个月经周期。

第四节　崩　漏

女性不在行经期间阴道突然大量出血或淋漓不断者，称为"崩漏"。凡发病急骤，暴下如注，大量出血为崩，又称"崩中"；发病势缓，血流量少，淋漓不断为漏，又称"漏下"。二者常交替出现，故概称"崩漏"。是妇科常见病，以青春期和更年期妇女多见。

本病涉及到冲、任二脉及肝、脾、肾三脏，证有虚有实。

虚者症见经血量多或淋漓不净，色淡质稀，精神不振，面色晦暗，畏寒肢冷，腰膝酸软，小便清长，舌淡、苔薄，脉沉细无力者，为肾阳亏虚；下血量少，色红，头晕耳鸣，心烦不寐，腰膝酸软，舌红少苔，脉细数者，为肾阴虚；经血量少，淋漓不净，色淡质稀，神疲懒言，面色萎黄，动则气短，头晕心悸，纳呆便溏，舌胖而淡或边有齿痕、苔薄白，脉细无力者，为气血不足。

实者症见经血量多或淋漓不净，血色深黯或紫红，质黏稠，夹有少量血块，面赤头晕，烦躁易怒，渴喜冷饮，便秘尿赤，舌红，苔黄，脉弦数或滑数者，为血热内扰；月经漏下淋漓不绝或骤然暴下，色黯或黑，小腹疼痛，血下痛减，舌质紫黯或有瘀斑，脉沉涩或弦紧者，为气滞血瘀。

崩漏多见于西医学的无排卵型功能失调性子宫出血、生殖器炎症和某些生殖器肿瘤引起的不规则阴道出血。

【适宜技术推荐】

方案一　针灸疗法

主穴：关元、三阴交、血海、膈俞。

配穴：肾阳亏虚加气海、肾俞、命门；肾阴虚加内关、太溪；气血不足加百会、隐白、脾俞、足三里；血热内扰加行间、期门；气滞血瘀加合谷、太冲。

操作：关元、气海针尖向下斜刺，使针感传至耻骨联合上下；膈俞、脾俞穴向下或朝脊柱方向斜刺，不宜直刺、深刺；气滞血瘀可配合刺络法；肾阳亏虚、气血不足可在腹部和背部穴施灸，每日1次，每次留针20~30分钟，20次为1疗程。

方案二　皮肤针疗法

取腰骶部督脉及夹脊穴、下腹部任脉、下肢足三阴经，由上向下反复叩刺3遍（出血期间不叩刺腹股沟和下腹部），中度刺激，每日1~2次，20次为1疗程。

方案三　挑刺疗法

在腰骶部督脉及夹脊穴上，寻找红色丘疹样反应点，用三棱针挑破皮肤约0.2~0.3cm长、0.1cm深，然后将针深入皮下，挑断皮下白色纤维。每次取2~4个点，每月1次，连续挑治3次。

方案四　耳针疗法

选内生殖器、内分泌、皮质下、肾、肝、脾。每次选3~4穴，毫针刺用中等刺激，或用埋针法或王不留行籽等贴压，左右两耳交替使用。20次为1疗程。

第五节　胎位不正

胎位不正指孕妇在妊娠 7 个月之后，产科检查时发现胎儿在子宫内位置异常的一种病证，多见于腹壁松弛的孕妇或经产妇，是导致难产的主要因素之一。

胎位不正多见于西医学的子宫畸形、骨盆狭窄、盆腔肿瘤等疾病。

【适宜技术推荐】

灸疗法

主穴：至阴。

操作：孕妇排空小便，解松腰带，正坐垂足或仰卧屈膝。至阴穴以艾条温和灸或雀啄灸，每次 15～20 分钟。一般灸至 1～3 次即可见效，如治疗 6 次仍未见效者，应转专科治疗。

第六节　产后腹痛

产妇分娩后出现的以小腹阵发性疼痛，持续一周以上者称为产后腹痛，又称"儿枕痛"、"产后痛"。

产后腹痛的发生与产褥期胞宫缩复的状态密切相关，主要因为产后胞脉气血运行不畅，迟滞而痛。其发病有血虚和血瘀之分，若产后小腹隐隐作痛、绵绵不断、喜揉按，恶露量少，色淡者，为血虚；若产后腹痛拒按，得热痛减，甚者小腹胀满刺痛，按之痛甚、可触及包块，恶露量少，色黯，夹有血块，舌质紫黯，脉沉涩者，为血瘀。本病若因瘀血所致者，易感受邪毒而致产后发热，或瘀血不去、新血不生、血不归经而致产后恶露不绝，应引起重视。

产后腹痛多见于西医学的产后子宫收缩乏力症及产褥感染所致的腹痛。

【适宜技术推荐】

方案一　针灸疗法

主穴：气海、血海、三阴交、膈俞、足三里。

配穴：血虚者加脾俞、关元、中极；血瘀者加太冲、合谷、地机。

操作：膈俞向脊柱斜刺，虚者可灸关元、足三里。每日1次，留针20~30分钟，中病即止。

方案二 耳针疗法

取肾、皮质下、交感、神门。毫针中等强度刺激或王不留行籽等贴压。针刺1日1次，压籽2~3天换穴，中病即止。

第七节 子宫脱垂

子宫从正常位置下降，宫颈达坐骨棘水平以下，甚则脱出阴道口之外的称为子宫脱垂，又称"阴挺"。本病主要因气虚下陷，肾虚不固及湿热下注致胞络受损，不能提摄子宫所致。多见于经产妇、多产妇，或有便秘、慢性咳嗽史、长期站立工作、重体力劳动者。

主要表现为子宫下移或脱出阴道口外，若伴有小腹及会阴部有下坠感，精神疲惫，肢软乏力，劳则加剧，舌淡苔薄白，脉弱者，为脾气虚；若伴带下色白，量多质稀，腰酸腿软，头晕耳鸣，小便频数，色清，下肢浮肿，为肾气虚；若子宫脱出日久，外阴坠胀疼痛，黏膜表面糜烂，黄水淋漓，带多色黄或伴秽臭，外阴肿胀，小便黄赤或灼痛，口苦、咽干、舌红、苔黄腻，脉滑数者，为湿热下注。

西医学认为本病多由产伤处理不当、产后过早参加体力劳动而使腹压增加，或能导致肌肉、筋膜、韧带张力降低的各种因素而发病。

【适宜技术推荐】

方案一 针灸疗法

主穴：百会、气海、关元、维道、三阴交、子宫。

配穴：脾气虚加归来、脾俞、足三里；肾气虚加太溪、肾俞、长强；湿热下注加中极、阴陵泉、蠡沟。

操作：早期以气虚为主予补法加灸；有膀胱膨出者，可针关元透曲骨，或斜刺横骨（双）；有直肠膨出者，可针提肛肌，以有往上抽动感为度。每日1次，留针20~30分钟，20次为1疗程。

方案二 电针疗法

以子宫、横骨为主穴，配中极、足三里、三阴交、照海、曲骨、大赫、气海穴。主穴每次取1个，交替轮用；配穴加用2~3穴。主穴进针时针尖向耻骨联合方向成45°角斜刺。得气后通以电针仪，用疏密波，腹部穴刺激宜重，以病人能耐受为度；四肢穴刺激宜轻；关元、气海可在取针后以艾条灸，以局部出现潮红为度，每日1次，20次为1疗程。

方案三 穴位注射疗法

取关元、气海、肾俞、足三里。每次选2穴，用维生素 B_1、维生素 B_{12}、三磷酸腺苷二钠、复方当归等注射液，任选1种，每穴注入1~2ml，隔日1次，10次为1疗程。

第八节 缺 乳

妇女产后乳汁不足甚或全无，不能满足婴儿需要，称为缺乳，又称"乳汁不足"、"乳汁不行"。

本病分虚、实两端，虚者因素体脾胃虚弱，或孕期、产后调摄失宜，或产后思虑过度伤脾，气血生化不足而致乳少；实者因产后七情所伤，情志抑郁，肝失条达，气机不畅，乳络不通而致乳少或无乳。

产后乳少，甚或全无，乳汁清稀，乳房柔软而胀满，面色苍白，唇甲无华，皮肤干燥不润，神疲乏力，食少便溏，或伴头晕目眩，心悸怔忡，舌淡，苔薄白，脉虚细者，为气血亏虚；若产后乳汁不行或乳少，乳房胀满而痛，胸胁胀闷，急躁易怒，食欲减退，或大便不畅，可伴有微热或胃脘胀闷，舌红，苔薄黄，脉弦者，为肝郁气滞。

缺乳可见于西医的乳腺炎，乳腺增生等。

【适宜技术推荐】

方案一 针灸疗法

主穴：膻中、乳根、少泽、足三里。

配穴：气血亏虚加气海、血海、脾俞、胃俞、三阴交；肝郁气滞加期门、内关、太冲。

操作：膻中穴向两侧乳房平刺 1~1.5 寸，乳根向乳房基底部平刺 1 寸左右，使乳房出现微胀感，还可加灸；少泽浅刺 2~3 分，留针 20~30 分钟，中病即止。

方案二　耳针疗法

取肝、脾、肾、内分泌、皮质下。毫针轻刺激，每次 20~30 分钟；或用王不留行籽等贴压法，中病即止。

方案三　电针疗法

双乳根常规针刺后加电针，以疏密波弱刺激，使病人稍有针感即可。每次 20~30 分钟，每日 1 次，中病即止。

第九章

儿科病证

第一节　小儿疳积

小儿疳积是指由于喂养不当，脾胃受伤，影响生长发育的慢性病证，又称疳证，多见于五岁以下的婴幼儿。该证病位主要在脾胃二脏，病理变化是脾胃受损，气血不足。

小儿形体略消瘦，面色少华，毛发稀，纳呆，好发脾气，大便溏或秘，舌苔厚腻，脉滑数为疳气，属病变初期，为脾胃积滞，或夹有虫积，多实证；形体消瘦，腹大青筋，面色萎黄，烦躁不安，头发枯焦，发育障碍，大便完谷不化，小便如米泔，舌淡苔腻，脉濡为疳积，属病变中期，为积滞日久，脾胃虚弱，多虚实兼杂；形体极度消瘦，腹凹如舟，皮肤干枯多皱，如老人貌，毛发枯黄稀疏，精神萎靡，睡卧不宁，啼声低小，四肢不温，大便溏泄，舌淡或舌光红少津，脉弱者，为干疳，属病变后期，为脾胃虚败，气阴两伤，多虚证。

小儿疳积见于西医学上的小儿营养不良及部分寄生虫病。

【适宜技术推荐】

方案一　推拿疗法

1. 患儿取俯卧位，用手沿脊柱两侧膀胱经路线自下而上，反复揉按3~5次，重点按脾俞、胃俞、三焦俞、长强至大椎穴。

2. 患儿取仰卧位，拿揉腹部，揉按中脘、天枢、神阙、丹田等穴，重点按揉足三里、梁丘、三阴交穴。

3. 患儿俯卧，医者沿患儿背部脊柱两侧由下向上，用双手拇、食指提捏夹脊穴（自长强穴至大椎穴）皮肉 3～5 次，每日 1 次，10 次为 1 疗程。

方案二　针灸疗法

主穴：四缝、中脘、足三里、脾俞穴。

配穴：疳气加章门、胃俞；虫积加百虫窝、天枢；疳积加建里、天枢、三阴交；干疳加肝俞、气海、血海、膈俞。

操作：四缝穴常规消毒后，用三棱针点刺，挤出少量黄水；背部腧穴和章门穴斜刺，以防伤及内脏；气海、血海可加温灸。每日 1 次，留针 20～30 分钟，10 次为 1 疗程。

方案三　皮肤针疗法

取长强至大椎穴的夹脊穴，用皮肤针反复叩刺，至皮肤略红为度。每日 1 次，10 次为 1 疗程。

方案四　挑刺疗法

取疳积点（食、中、无名指第 1 指节腹面的正中）。严密消毒后，用三棱针挑破疳积点局部皮肤，然后挤出少许黄白色米脂状物并剪除，用消毒纱布包扎 5 天即可，通常只治疗 1 次。

方案五　穴位贴敷疗法

取足三里、天枢、脾俞、中脘穴。将吴茱萸、五倍子、公丁香、灵磁石等分共研细末，过筛混匀后，再加少许冰片或广木香，以油调成膏状，取少量敷于穴位，用胶布固定。每 2～3 天换药 1 次，3 次为 1 疗程。

方案六　拔罐疗法

令患儿俯卧，取双侧风门至肾俞穴，在背部涂以凡士林，用小号玻璃罐在穴位上走罐，使局部皮肤潮红。注意罐体吸拔力要轻，每日 1 次，10 次为 1 疗程。

第二节　婴幼儿腹泻

小儿便次增多，粪质清稀，或完谷不化，甚至便如水样为主症的胃肠道疾患。中医学认为本证多为乳食不节，壅滞肠胃；或因外感暑湿邪气，导致脾胃肠腑损伤、升清降浊功能失常，水谷不分，并走大肠而泻下。

小儿腹泻兼见腹痛胀满，大便黏滞，泻下腐臭或酸臭或如败卵，混有不化之食，痛则欲泻，泻后痛减，常伴呕吐，口臭纳呆，舌苔厚，脉滑有力者，为饮食积滞；

泻下稀薄或黏稠，色黄或绿，便次多，日行 10 次以上，口渴发热，小便短赤，甚者泻若喷射，呈蛋花水样，肛门灼热，苔黄腻，指纹深红或紫滞，舌红少津，脉滑数者，为湿热内蕴；食后作泻，久泻不愈或反复发作，大便稀溏或呈水样，带有奶瓣或不消化食物残渣，纳呆，面色少华，舌淡，苔薄，脉弱无力者，为脾胃虚弱。

本病多见于西医学的单纯性消化不良、急性肠炎、慢性肠炎等疾病。

【适宜技术推荐】

推拿疗法

1. 医者用左手固定患儿拇指，右手拇指由远端向近端推患儿拇指桡侧 100 ~ 500 次，同法推食指桡侧 100 ~ 500 次。然后，医者用左手固定患儿手掌，右手拇指轻揉患儿大鱼际 100 ~ 300 次，再揉足三里 50 ~ 100 次。让患儿仰卧，医者用四指（拇指除外）沿顺时针方向揉患儿中脘至脐中 5 ~ 10 次。最后，患儿俯卧，医者用双手提捏脊柱两侧皮肤及皮下组织 1 次，每日 1 次，10 次为 1 疗程。

2. 患儿俯卧，医者以两手拇指、食指顶住患儿皮肤，沿长强至大椎的督脉提捏 3 ~ 6 遍，着重提捏关元俞和大肠俞。再由膀胱俞至风门穴的膀胱经线边捏边提 3 ~ 6 遍，双拇指同时揉双脾俞、胃俞各 1 分钟，每日 1 次，10 次为 1 疗程。

第三节　小儿遗尿

小儿遗尿是指 3 岁以上小儿睡眠中小便自遗，醒后方觉的一种病证，又称"尿床"、"夜尿症"。中医学认为本病由于先天禀赋不足，肾气亏虚或脾肺两虚、下焦湿热内蕴使膀胱失约而引起。

小儿遗尿，尿量多而清，形寒肢冷，面色淡白，腰酸膝软，舌淡苔少或舌质胖嫩，或边有齿痕，脉沉迟无力者，为肾气不足；尿频而量多，面色无华、神疲乏力，纳呆，大便溏泄，自汗出，舌淡苔薄，脉缓沉细者，为脾肺气虚；尿频量少色黄，寐不安宁，烦躁易醒，手足心热，唇红而干，舌红，苔黄，脉弦滑者，为肝经湿热。

【适宜技术推荐】

方案一　针灸疗法

主穴：关元、三阴交。

配穴：肾气不足加太溪、肾俞、中极；脾肺气虚加气海、肺俞、脾俞、足三里；肝经湿热加气海、太冲、阴陵泉。

操作：中极、关元直刺或向下斜刺，使针感下达阴部为宜；肾俞、关元、中极可行温针灸或附子饼灸。每日1次，留针20~30分钟，10次为1疗程。

方案二　耳针疗法

取肝、肾、膀胱、尿道、内分泌、皮质下。选3~4个穴位，毫针浅刺或以药籽贴压，每日按压2~3次，睡前加1次。每2~3天换穴，症状消失后连续治疗1周。

方案三　头针疗法

取额旁3线、顶中线、顶旁1线。以1寸毫针平刺，留针30分钟，留针期间间歇运针2~3次。每日1次，10次为1疗程。

方案四　推拿疗法

揉百会，补脾经、肺经、肾经，推三关，揉丹田，推气海，揉关元，摩腹，推擦命门、肾俞，揉三阴交。每日1次，10次为1疗程。

方案五　穴位贴敷疗法

1. 五倍子、何首乌各3g，研末后，用醋调匀，取适量敷在神阙穴，每晚1次，连用3~5天。

2. 小茴香7g、丁香3g、巴戟天10g、胡芦巴10g，混合，用容器研磨成细粉，用醋调匀，取适量敷在神阙穴，连用3天。

第十章

五官科病证

第一节 牙 痛

牙痛是口腔疾病中最常见的症状，多因牙齿与牙周局部组织疾患所引起，每因冷、热、酸、甜等刺激而发作或加重。

在十二经脉中，手阳明大肠经入下齿，足阳明胃经入上齿，无论是风热外袭还是胃火炽盛，火邪循经上炎均可引起牙痛。又因肾主骨，齿为骨之余，肾阴不足，虚火上炎也可引起虚火牙痛。

牙痛发作急剧，牙龈红肿，遇风遇热加剧，遇冷痛减，伴恶寒、发热、口渴等症状，舌红，苔薄黄，脉数者，为风火牙痛；牙痛剧烈，牙龈红肿甚至出血，伴发热、头痛、口渴、口臭、尿赤、便秘，舌红、苔黄，脉洪数者，为胃火牙痛；牙齿隐隐作痛，时作时止，午后或夜晚加重，牙龈多不红肿，牙齿浮动，常伴腰膝酸软，头晕眼花，口干咽燥，舌红少苔或无苔，脉细数者，为虚火牙痛。

牙痛是由西医学的龋齿、牙髓炎、根尖周围炎及冠周炎等引起的一个共同症状。

【适宜技术推荐】

方案一 针灸疗法

主穴：合谷、颊车、下关、内庭。

配穴：风火牙痛加翳风、外关、风池；胃火牙痛加厉兑、二间；虚火牙痛加太溪、太冲、照海；上牙痛加太阳、颧髎；下牙痛加大迎、承浆。

操作：先针局部腧穴，再针远端腧穴；二间、内庭穴可点刺放血。可每日针刺数次，直至疼痛缓解。

方案二　耳针疗法

取口、三焦、颌、牙、神门、耳尖、胃、大肠、肾等穴。每次选 3～5 穴，毫针浅刺，留针 30 分钟；耳尖可行点刺出血。还可用王不留行籽等贴压。如疼痛反复发作者，可在一侧耳穴采用揿针埋藏法，埋针时注意耳穴的严格消毒。疼痛缓解后，继续治疗 1 次。

方案三　电针疗法

取颊车、下关、合谷或二间穴。针刺得气后加电针，用疏密波强刺激 20～30 分钟。中病即止。

方案四　放血疗法

在背部第 7 颈椎以下，第 5 胸椎以上，背中线旁开 1～2 寸处，找出色泽粉红的点，每次找 2～4 个，在其中心点刺，点刺后拔罐 5～10 分钟。

方案五　穴位贴敷疗法

将大蒜捣烂，于睡前贴敷双侧阳溪穴，至发泡后取下。用于龋齿疼痛。

第二节　鼻　衄

鼻衄是指鼻子内的血络破损，血液自鼻孔中流出，或向下经口咽部吐出，是多种疾病的常见症状，也称"鼻出血"。多因肺热、胃火、肝火等损伤鼻部络脉，迫血妄行；或阴虚血热或气虚不摄血，伤及鼻中血络而致。

鼻腔干燥出血，发作突然，色红但量不多，咳嗽痰黄、口干，身热，舌质红、苔薄白而干，脉数者，为肺经热盛；鼻衄来势急骤，出血较多，色深红，烦躁不安，头痛，目赤，口苦咽干，胸胁胀满，舌质红、苔黄，脉弦数者，为肝火上逆；鼻衄时作时止，血色红，量不多，口干不欲饮，潮热盗汗，耳鸣目眩，舌红绛少苔，脉细数者，为阴虚火旺；鼻衄量多，血色深红，烦渴引饮，或齿龈肿胀、出血，大便秘结，小便短赤，舌质红、苔黄，脉滑数者，为胃热炽盛；鼻衄淋漓难止，血色淡红，出血量可少可多，但其势较缓，面色无华，神倦懒言，头昏眼花，食少便溏，舌淡、苔薄，脉缓弱为脾虚气弱。

鼻衄可见于西医学的鼻外伤、鼻腔炎症、鼻腔肿瘤、鼻中隔偏曲、小儿鼻腔异物并发炎症等；高血压、动脉硬化、血液病、流感、伤寒、出血热、肝硬化、尿毒症、重金属或药物中毒、维生素缺乏及营养不良等也可见鼻出血。

【适宜技术推荐】

方案一　针灸疗法

主穴：上星、迎香、印堂、合谷。

配穴：肺经热盛加少商、天府、风池；胃热炽盛加内庭、厉兑；肝火上逆加太冲、侠溪；阴虚火旺加太溪、太冲；脾虚气弱加足三里、三阴交。

操作：迎香朝鼻根方向透刺；厉兑、少商、上星、印堂可点刺放血。脾虚气弱者，可加灸。每日 1 次，留针 20～30 分钟，中病即止。

方案二　推拿疗法

1. 以双手拇指指腹重压双侧百劳穴至有明显酸胀感，持续 2～5 分钟，每日 2～3 次。凡因外伤等原因而致鼻衄不止者，用两手拇、食二指同时对掐昆仑、太溪穴，往往奏效。

2. 患者取坐位，术者用食、拇指掐捏、挤压肩井穴，然后将肩部肌肉向上提起 3～5 秒钟，反复操作，中病即止。

方案三　皮肤针疗法

取鼻部、颈部、百会、风池、迎香、内关、第 1～4 颈椎夹脊穴、第 3～10 胸椎夹脊穴。鼻部、百会、迎香轻叩，其余部位中度叩刺，中病即止。

第三节　鼻　渊

鼻渊是以鼻流浊涕、色黄腥秽、鼻塞、嗅觉丧失等为主症的一类疾病。每因风寒袭肺，蕴而化热，使肺热炽盛或肝胆火盛，循经上犯于脑，而成本病；或湿热邪毒，伤及脾胃，运化失常，清气不升，浊气不降，湿热循阳明经上炎、上犯于鼻而成鼻渊。

病变初起鼻流黄涕，黏而量多，或伴发热恶寒，头痛，咳嗽痰多，舌质红，苔微黄，脉浮数者，为肺经风热；鼻流黄浊稠涕如脓样，有腥臭味，嗅觉减退，伴发热、口苦咽干、目眩、便秘、耳鸣耳聋、急躁易怒，舌红、苔黄、脉弦数者，为肝胆郁热；鼻塞重而持续，涕黄浊而量多，头晕头痛，体倦，脘胁胀闷，小便黄，舌红、苔黄腻，脉濡或滑数者，为脾胃湿热；鼻涕黏稠白浊，时多时少，鼻塞头昏，面色萎黄或白，少气乏力，便溏，舌淡苔白，脉细弱者，为肺脾气虚；鼻渊日久，反复不愈，鼻塞，流浊涕或黄或白，嗅觉差，兼见头目眩晕，耳鸣耳聋，手足心热或颧红口干，腰膝酸软，舌红，脉细数者，为肾阴不足。

鼻渊多见于西医学上的急慢性鼻炎、急慢性鼻窦炎和副鼻窦炎等。

【适宜技术推荐】

方案一　针灸疗法

主穴：列缺、合谷、迎香、印堂、鼻通（又名上迎香，在鼻唇沟上端尽处）。

配穴：肺经风热加少商点刺出血；肝胆郁热加行间；脾胃湿热加曲池、阴陵泉；肺脾气虚加肺俞、脾俞；肾阴不足加三阴交。头痛加风池、太阳；咽干加廉泉；高热加大椎；便秘加支沟、大横、照海。

操作：迎香宜向上斜透刺鼻通穴；肺脾气虚可加灸。每日1次，留针20～30分钟，20次为1疗程。

方案二　耳针疗法

取内鼻、外鼻、肾上腺、额、肺、大肠、脾、肾穴。毫针刺，中等刺激，每日1次，20次为1疗程；或皮内针埋藏、或王不留行籽等贴压。两耳交替，皮内针2天一换，压籽3天一换，中病即止。

方案三　穴位注射疗法

取合谷、迎香。用鱼腥草注射液，每穴注射0.2～0.5ml，隔日1次，10次为1疗程。

方案四　穴位贴敷疗法

取大椎、肺俞、膏肓、肾俞、膻中等穴。用白芥子30g，延胡索、甘遂、细辛、丁香、白芷各10g，研成粉末，用辣椒水调糊，涂纱布上，撒上适量肉桂粉，贴敷上穴（一般在上午贴），保留4小时以上。每周1次，连续3次。

方案五　推拿疗法

以右手拇指和食指，捏住鼻梁两侧，上下稍用力推移，上至内眼角下，下至鼻翼上方，每次10分钟，每日2次。此法对鼻塞症状的缓解有明显效果。

第四节　目赤肿痛

目赤肿痛是以发病急骤，目赤肿痛，羞明流泪为主症的一种急性眼病。又称

"赤眼"、"风热眼"、"天行赤眼"，俗称"红眼病"。

双眼沙涩灼热，畏风流泪，视物不清，或生目翳，重则羞明，伴身热头痛，舌红、苔薄白或薄黄，脉浮数者，为外感风热；双眼视物不清，迎风流泪，眼涩难睁，烦热口苦，两胁胀痛，舌质红、苔黄，脉弦数者，为肝胆火盛。

本证见于西医学的流行性出血性结膜炎等。

【适宜技术推荐】

方案一　针灸疗法

主穴：合谷、太冲、睛明、攒竹、太阳、瞳子髎。

配穴：外感风热加风池、曲池、少商；肝胆火盛可配侠溪、行间、内庭。

操作：刺攒竹穴时，针尖若朝下刺向睛明穴则不宜深刺，若向外刺则可透丝竹空；其他穴位均可点刺出血。每日1次，留针20~30分钟，中病即止。

方案二　放血疗法

在太阳穴处点刺出血，每日1次。或耳尖、耳背小静脉点刺出血。

方案三　挑刺疗法

在两肩胛间找敏感点挑治，或在大椎和其旁开0.5寸处、太阳、印堂、上眼睑等处选点挑治。

方案四　耳针疗法

选眼、目1、目2、肝。毫针强刺激，留针30分钟，中病即止。

第五节　青少年近视

近视是以视近物清晰、视远物模糊为主要症状的一种眼病，古称"能近怯远证"。多因先天禀赋不足，后天发育不良，劳心伤神，心阳耗损，使心肝肾不足，或加上用眼不当，使目络瘀阻，目失所养而致。

若目视昏暗，眼前黑花飞舞，头昏耳鸣，夜寐多梦，腰膝酸软，舌红、少苔，脉细者，为肝肾阴虚；若目视疲劳，目喜垂闭，食欲不振，四肢乏力，腹胀腹泻，舌淡、苔白，脉弱者，为脾气虚弱；若伴心烦，失眠健忘，神疲乏力，畏寒肢冷，舌淡、苔薄，脉弱者，为心阳不足。

西医学认为近视眼常与先天遗传和不良用眼习惯有关，如阅读、书写、工作时照明不足或光线强烈，或姿势不正，或持续时间过久，或边走路、边乘车边看书等，导致眼睛过度疲劳而引起。

【适宜技术推荐】

方案一　针灸疗法

主穴：承泣、四白、太阳、睛明、风池、光明。

配穴：肝肾阴虚加肝俞、肾俞、太冲、太溪；脾气虚弱加脾俞、胃俞、足三里、三阴交；心阳不足加心俞、膈俞、内关、神门。

操作：承泣、睛明位于目眶内，针刺时固定眼球，轻柔进针，不行提插捻转，留针10分钟，出针时较长时间按压针孔；风池穴注意把握针刺的方向、角度和深度，切忌向上深刺，以免刺入枕骨大孔；光明穴针尖朝上斜刺，使针感能向上传导为宜。每日1次，留针20~30分钟，20次为1疗程。

方案二　皮肤针疗法

轻度或中度叩刺眼周穴及风池穴等。每日1次，20次为1疗程。

方案三　头针疗法

取枕上旁线、枕上正中线。按头针常规操作，交替使用。每日1次。

方案四　耳针疗法

取眼、肝、肾、心、神门。每次选2~3穴，毫针中等刺激，留针30分钟，隔日1次，10次为1疗程；或皮内针埋藏、或王不留行籽等贴压，每次贴一侧或双侧耳，患者每日自行按压3~4次，每穴1分钟。

第六节　麦粒肿

麦粒肿是指胞睑边缘生小疖，红肿疼痛，形似麦粒，易于溃脓的眼病，又称"针眼"、"土疳"。

多由风热外邪客于胞睑，火烁津液，变生疖肿；或过食辛辣炙烤之物，脾胃积热，上攻于目，或心肝之火循经上炎，热毒壅阻于胞睑，局部酿脓而发本病。针眼初起，痒痛微作，局部硬结微红肿，触痛明显，或伴有头痛发热、全身不适，苔薄黄、脉浮数者，为风热外袭；胞睑红肿，硬结较大，灼热疼痛，有黄白色脓点，或见白睛壅肿、口渴喜饮、便秘溲赤、舌红、苔黄或腻，脉数者，为热毒炽盛；麦粒肿反复发作，但症状不重，面色少华，偏食，腹胀便结，舌红、苔薄黄、脉细数者，为脾虚湿热。

麦粒肿见于西医学的外睑腺炎。

【适宜技术推荐】

方案一　针灸疗法

主穴：攒竹、太阳、二间、内庭。

配穴：风热外袭加合谷、风池；热毒炽盛加曲池、行间；脾虚湿热加三阴交、阴陵泉；麦粒肿若在上睑内眦部，加睛明；在外眦部加瞳子髎；在两眦之间，加鱼腰；在下睑者加承泣、四白。

操作：攒竹可透刺鱼腰及丝竹空；攒竹、太阳、二间、内庭可点刺放血，中病即止。

方案二　放血疗法

取大椎穴，用三棱针散刺出血后拔罐。

方案三　挑刺疗法

在肩胛区第1~7胸椎棘突两侧探寻淡红色疹点或敏感点。令病人反坐在靠背椅上，暴露背部，常规消毒后，左手拇、食指捏起局部皮肤，右手持三棱针刺破皮肤，然后将针深入皮下挑断部分皮下纤维组织，随后用消毒敷料敷盖。

方案四　放血疗法

取太阳、内庭、足中趾尖或耳尖。患者仰卧或坐位，常规消毒后，用细三棱针点刺穴位，针后均挤出数滴血液。太阳、足中趾尖取两侧；耳尖取病侧点刺。

方案五　穴位贴敷疗法

选太阳穴。取天南星、生地各等份，共研细末用蜂蜜调成膏状。将上药适量，贴敷于患侧之太阳穴，上遮塑料薄膜，盖以纱布，用胶布固定，约贴12小时后去掉，每日1次，不计疗程，以愈为期。

第七节　耳鸣、耳聋

耳鸣、耳聋均属听觉异常的症状。耳鸣表现为一侧或两侧经常或间歇性的耳内鸣响，如闻蝉声，或如潮声，或细或暴，妨碍听觉的症状；耳聋表现为患者的听力有不同程度的减退，甚至完全丧失，部分患者伴有耳鸣、耳道阻塞感。

初起多有感冒症状，继之卒然耳鸣、耳聋、耳闷胀，伴头痛，发热恶风，口干，舌红、苔薄白或薄黄，脉浮数者，为风邪外袭；耳鸣如蝉，耳内闭塞如聋，伴头晕目眩，胸闷痰多，舌红、苔黄腻，脉弦滑者，为痰火郁结；耳鸣、耳聋时轻时重，遇劳加重，休息则减，伴神疲乏力，食少腹胀，便溏，舌淡、苔薄白或微腻，脉细弱者，为脾胃虚弱；耳聋渐至，耳鸣夜间尤甚，伴头晕失眠，腰膝酸软，舌红、苔少脉细弦或细弱者，为肾精亏虚。

西医学的耳科疾病、高血压病、脑血管疾病、红细胞增多症、贫血、糖尿病、感染性疾病、药物中毒及外伤性疾病等，均可出现耳鸣、耳聋。

【适宜技术推荐】

方案一　针灸疗法

主穴：耳门、听宫、听会、翳风、中渚、侠溪。

配穴：风邪外袭加风池、外关、合谷；痰火郁结加丰隆、内庭；脾胃虚弱加气海、足三里、脾俞；肾精亏虚加肾俞、太溪。

操作：脾胃虚弱者，可加灸法；耳周穴位的针感向耳底或耳周传导。每日1次，留针20~30分钟，20次为1疗程。

方案二　耳针疗法

取肝、胆、肾、三焦、内耳、外耳、颞、皮质下。每次选3~5穴，王不留行籽等贴压。每2~3天换穴1次，患侧耳穴或双侧交替，10次为1疗程。

方案三　头针疗法

取双侧颞前线、颞后线。毫针快速刺入头皮至一定深度，快速捻转约1~2分钟，留针30分钟。每日1次，20次为1疗程。

方案四　穴位注射疗法

取翳风、肾俞、完骨、阳陵泉等穴。用丹参注射液或维生素 B_{12} 注射液，每穴0.5~1ml。每日或隔日1次。10次为1疗程。

第十一章

皮、外、骨科病证

第一节　蛇　丹

蛇丹是指在皮肤上出现簇集成群，累累如串珠的疱疹，是一种疼痛剧烈的皮肤病。由于本病多缠腰而发，故又称"缠腰火丹"、"火带疮"、"串腰疮"、"蛇串疮"等。

蛇丹是由于感受风火或湿毒之邪引起，与情志、饮食、起居失调等因素有关。情志不遂则肝气郁结、郁而化热；饮食不节则脾失健运、湿浊内停；或起居不慎，卫外功能失调，使风火湿毒之邪郁于肝胆，肝火脾湿郁于内，毒邪乘虚侵于外，经络郁阻于腰腹之间，气血凝滞于肌肤之表，而发本病。

蛇丹中医分型有肝经郁热、脾经湿热和瘀血阻络三型，肝经郁热者皮损鲜红，疱壁紧张，灼热刺痛；脾经湿热者皮损色淡，疱壁松弛；瘀血阻络者皮疹退后局部仍有疼痛。

蛇丹见于西医学的带状疱疹，由水痘－带状疱疹病毒引起，好发于肋间神经、颈神经、三叉神经及腰神经分布区域。

【适宜技术推荐】

方案一　针灸疗法

主穴：皮损局部。

配穴：肝经郁热加刺太冲、侠溪、阳陵泉；脾经湿热加刺大都、三阴交、血海；瘀血阻络则根据皮疹部位加刺不同穴位，颜面部刺阳白、太阳、颧髎，胸胁部刺期门、大包，腰腹部刺章门、带脉。

操作：局部取穴，进针点选在皮损周边正常肌肤处，平刺针尖至皮疹部位，针后加灸、拔火罐。每日1次，留针10～20分钟，10次为1疗程。

方案二　放血疗法

用三棱针点刺或皮肤针叩刺疱疹将疱液放出，加拔火罐放出少量血液。隔日1次，5次为1疗程。

第二节　风　疹

风疹是指皮肤出现鲜红色或苍白色风团，因其遇风即发，故名风疹，又因其时隐时现，又称"瘾疹"。本病的发生内因禀赋不足，外因风邪为患，本病可发生于身体任何部位。

急性风疹发病迅速，皮肤突然出现形状不一、大小不等的风团，颜色呈鲜红或苍白色，此起彼伏，可日发数次。慢性风疹一般无明显全身症状，风团时多时少，反复发作，常多年不愈。其风疹色白，遇冷或风吹加剧，得热则减轻，为风寒束表；风疹色红赤，遇热则加剧，得冷则减轻，为风热犯表；风疹色赤，伴脘腹疼痛，神疲纳呆，大便秘结或泄泻，为胃肠积热；风疹反复发作，迁延日久，午后或夜间加剧，心烦少寐，口干，手足心热，为血虚风燥。

风疹见于西医学的荨麻疹，是一种由于皮肤黏膜小血管扩张及渗透性增强而引起的局限性、一过性水肿反应。

【适宜技术推荐】

方案一　针灸疗法

主穴：曲池、血海、三阴交、膈俞。

配穴：风寒束表型配合谷、足三里、肺俞；风热犯表型配大椎、风门；胃肠积热型配内关、上巨虚、天枢；血虚风燥型配足三里、脾俞、肝俞。

操作：毫针刺法，风寒束表者加灸。急性者可每日1～2次，慢性者可隔日1次。留针10～20分钟，10次为1疗程。

方案二　放血疗法

取风池、曲池、血海、夹脊穴。用皮肤针以中强度手法叩刺，至皮肤充血或隐隐出血。取曲泽、委中穴用三棱针快速点刺，使黯红色血液自然流出；取大椎或风门穴用三棱针点刺加拔火罐。本法不可反复使用，中病即上。

方案三 拔罐疗法

用闪火法将火罐拔于神阙穴部位，留罐3~5分钟后取下，如此反复拔3次。

第三节 斑 秃

斑秃是一种突然发生的头部局限性脱发，头部出现圆形或椭圆形，大小不等的秃发斑，严重者可致头发全部脱光或周身毛发全部脱落，而无其他异常的疾病，以青壮年多见。

中医学认为，发为血之余。若思虑太过，脾胃虚弱，气血化生不足；或房事不节，肝肾精血亏损；或肺气不足，宣发失司，津液失于输布；或情志不遂，郁怒伤肝，气机不畅，气滞血瘀，瘀血不去，新血不生，均可导致头皮毛发失于濡养而成片脱落。

西医学认为斑秃属自身免疫性疾病，与植物神经功能紊乱有关，也可能与内分泌障碍、局部感染、中毒、遗传因素等有关，精神创伤常为诱发因素。

【适宜技术推荐】

方案一 皮肤针疗法

取脱发区、夹脊穴或相关背俞穴。用皮肤针先从脱发区边缘呈螺旋状向中心区叩刺，然后再叩刺夹脊或背俞穴，至局部皮肤微出血。脱发区在叩刺后用生姜片外擦，每日1次，15次为1疗程。

方案二 针灸疗法

主穴：脱发区、百会、通天、肝俞、肾俞。

配穴：气血两虚加气海、血海、足三里；肝肾不足加命门、太溪；血热生风加风池、曲池；瘀血阻络加膈俞、太冲。脱发病灶在头前加上星、合谷、内庭；病灶在头侧加率谷、外关、足临泣；病灶在头顶加四神聪、太冲、中封；病灶在头后加天柱、后溪、申脉。

操作：脱发区从病灶部位四周向中心沿皮刺，肝俞不可直刺、深刺，余穴均常规针刺。每日1次，留针20~30分钟，15次为1疗程。或取脱发区，采用回旋灸法，灸至局部灼热红润为度。每日1次，15次为1疗程。

第四节 痤 疮

痤疮又称"粉刺",为青春期常见的一种毛囊及皮脂腺的慢性炎症。该证皮肤初起为红色丘疹或黑头粉刺,可挤出白色粉状物,并有脓疱、结节、囊肿、瘢痕等表现。好发于颜面、胸部、背部等部位。

青春期生机旺盛,由于先天禀赋的原因,使肺经血热郁于肌肤,熏蒸面部而发为疮疹;或冲任不调,肌肤疏泄失畅而致;或恣食膏粱厚味、辛辣之品,使脾胃运化失常,湿热内生,蕴于肠胃,不能下达,上蒸于头面、胸背而成。丘疹多发于颜面、胸背上部,色红,或有痒痛者,为肺经风热;丘疹红肿疼痛,或有脓疱,伴口臭、便秘、尿黄者,为湿热蕴结;丘疹以脓疱、结节、囊肿、瘢痕等多种损害为主,伴纳呆、便溏者,为痰湿凝滞;女性患者经期丘疹增多或加重,经后减轻,伴有月经不调者,为冲任失调。

西医学认为痤疮与遗传因素密切相关,与内分泌因素、皮脂腺分泌旺盛、毛囊内滋生微生物等有一定的关系。

【适宜技术推荐】

方案一 针灸疗法
主穴:大椎、合谷、曲池、内庭、鱼际。

配穴:肺经风热加少商、尺泽、风门;湿热蕴结加足三里、丰隆、阴陵泉;痰湿凝滞加脾俞、丰隆、三阴交;冲任不调加血海、膈俞、三阴交。

操作:诸穴毫针刺法,大椎、膈俞、脾俞点刺出血。每日1次,留针20~30分钟,10次为1疗程。

方案二 挑刺疗法
取大椎、肺俞及其附近阳性反应点等。常规消毒后,用三棱针挑断部分纤维组织,使之少量出血。每次选1个穴位和1~2个阳性反应点,挑治,隔日1次。

第五节 腰 痛

腰痛是指腰部一侧或双侧疼痛连及脊椎的一种症状,又称"腰脊痛",是临床上常见的病症之一。腰痛可因感受寒湿、湿热，或跌仆外伤，气滞血瘀，或肾亏体虚所致。

腰痛的病理变化常表现出以肾虚为本，感受外邪，跌仆闪挫为标的特点。其主要病机是腰脊部的经络气血闭阻不通和腰部脉络失于濡养。腰部冷痛重着、酸麻，或痛连下肢，转侧不利，遇阴雨寒冷加重，苔白腻、脉沉迟缓者，为寒湿腰痛；腰痛如刺，痛有定处，昼轻夜重，痛处拒按，舌质紫黯或有瘀斑，脉涩者，为瘀血腰痛；腰部酸软而痛，反复发作，喜按喜揉，遇劳则重，脉细者，为肾虚腰痛。

西医学把腰痛分为急性腰痛和慢性腰痛。急性腰痛包括急性腰扭伤及腰椎间盘突出症等。慢性腰痛包括慢性腰肌纤维炎及腰椎间盘突出未愈压迫神经或腰椎增生、腰肌劳损等。

【适宜技术推荐】

方案一　针灸疗法

主穴：肾俞、腰阳关、委中、阿是穴。

配穴：寒湿腰痛加刺关元俞；瘀血腰痛加肝俞、膈俞；肾虚腰痛加刺太溪、腰俞、命门。

操作：毫针刺，寒湿腰痛可用温针灸；瘀血腰痛可用电针疗法，针后可加火罐；命门穴宜用隔附子饼灸。每日 1 次，留针 20~30 分钟，10 次为 1 疗程。

方案二　推拿疗法

1. 急性腰痛

手法：滚、揉、按、点压、弹拨、扳等法。

操作：① 滚揉舒筋法：用滚、揉等轻柔手法在局部施术 3~5 分钟。②点压镇痛法：用稍重手法点压肾俞、腰阳关、志室、大肠俞及阿是穴，在点压穴位时加以弹拨或按揉手法，以产生酸、麻、胀感觉为度。③理筋整复法：医生先施腰椎后伸扳法扳动数次，然后用腰部斜扳法，常可听到患者腰部发出"咯哒"声响。中病即止。

2. 慢性腰痛

手法：滚、揉、按、点压、扳、被动运动等手法。

操作：①循经揉法：沿腰部两侧的足太阳膀胱经用滚法、揉法上下施术 5~6 次，然后用掌根按揉痛点周围 1~2 分钟。②穴位按压法：以双手拇指依次按揉肾俞、三焦俞、气海俞、关元俞、大肠俞穴，以酸胀为度。③腰部斜扳法：左右各做一次腰部斜扳法，然后取仰卧位，做屈髋屈膝被动运动，以调节小关节，每日 1 次，每次

30 分钟，15 次为 1 疗程。

方案三　放血疗法

取肾俞、腰阳关、阿是穴。常规消毒后，用三棱针迅速刺入约 2～3mm，加拔火罐，留罐 10～20 分钟，隔 2～3 日 1 次，10 次为 1 疗程。

方案四　穴位注射疗法

取阿是穴。用地塞米松 5mg 与 1% 普鲁卡因 2ml 混合液注射，每穴注射 1～2ml，多用于疼痛剧烈者，隔日 1 次，中病即止。

第六节　痹　证

痹证是由于风、寒、湿、热等外邪侵袭人体，闭阻经络，使气血运行不畅所导致的以肌肉、筋骨、关节发生酸痛、麻木、重着、屈伸不利，甚或关节肿大、灼热，甚至影响肢体运动功能的疾病。

痹证在临床有行痹、着痹、寒痹和热痹之分。行痹以肢体关节酸痛，游走不定，关节屈伸不利，或见恶风发热，苔薄白，脉浮为主症；着痹以肢体关节重着，酸痛，或有肿胀，痛有定处，手足沉重，活动不便，肌木不仁，苔白腻，脉濡缓为主症；寒痹以肢体关节疼痛较剧，痛有定处，得热痛减，遇寒痛增，关节不可屈伸，局部皮肤不红，触之不热，苔薄白，脉弦紧为主症；热痹以关节疼痛，局部灼热红肿，得冷稍舒，痛不可触，可病及多个关节，多兼有发热，恶风，口渴，烦闷不安等全身症状，苔黄燥，脉滑数为主症。

痹证可见于西医学的风湿热、风湿性关节炎、类风湿性关节炎、肌纤维组织炎及坐骨神经痛等病症。

【适宜技术推荐】

方案一　药浴疗法

组成：当归 10g，乳香、没药、续断、川椒、补骨脂、红花、伸筋草、秦艽各 15g，甘草 5g。

用法：煎汤去渣洗患部，或全身浴，每日 1 次，每次 15～30 分钟，15 次为 1 疗程，3 疗程即可。此法适合风寒湿痹，瘀血阻滞所致关节肿痛，屈伸不利。

方案二 针灸疗法

主穴：以局部取穴和循经取穴为主。

肩部：肩髃、肩髎、臑俞。

肘臂：曲池、合谷、天井、外关。

腕部：阳池、阳溪、腕骨。

掌指关节：八邪、合谷、后溪。

脊背：大椎、身柱、腰阳关、夹脊穴。

髋部：环跳、居髎。

股部：秩边、承扶、殷门、风市。

膝部：膝眼、梁丘、阳陵泉。

踝部：申脉、照海、昆仑、太溪、丘墟。

配穴：行痹加刺膈俞、血海；寒痹加刺肾俞、关元；着痹加刺足三里、阴陵泉；热痹加刺大椎、曲池。

操作：本组处方均用毫针刺法，病在肌肤当浅刺，病在筋骨当深刺留针。寒痹在肾俞、关元穴加灸法或温针灸，热痹可在大椎、曲池穴点刺放血。每日1次，留针20～30分钟，10次为1疗程。

方案三 穴位注射疗法

取肩髎、曲池、合谷、阳陵泉、足三里、阴陵泉、肾俞等穴。用当归、威灵仙等注射液，在病痛部位取穴，每穴注入0.5～1ml，每隔1～3日注射一次。注意药物不能注入关节腔内。

方案四 皮肤针疗法

在患病关节周围、脊椎两侧相应的节段。以皮肤针叩刺，使局部有少许出血。隔日1次，10次为1疗程。

第七节　漏 肩 风

漏肩风是指肩部酸重疼痛及肩关节活动受限、强直的临床综合征。根据其发病原因、临床表现和发病年龄等特点又有"肩凝症"、"冻结肩"、"五十肩"之称。女性发病率高于男性，可归属于中医学的"肩痹"范畴。本病的病变部位在肩部的经脉和经筋，因正气不足，营卫虚弱，或局部感受风寒，或劳累闪挫，或习惯偏侧卧位，筋脉长期受到压迫，致气血阻滞而成漏肩风。

西医学认为本病的发生与慢性劳损有关，患者多有外伤史。主要病理系慢性退行性改变，多继发于肱二头肌腱腱鞘炎、冈上肌腱炎或肩峰下滑囊炎。某些患者与感染性病灶或内分泌功能有关。

【适宜技术推荐】

方案一　针灸疗法

主穴：条口透承山、肩髃、曲池、肩贞、肩髎。

配穴：后溪、养老、鱼际、中渚。

操作：毫针刺法，局部可用电针刺激。针条口透承山时取对侧；痛在太阴经时加刺鱼际；痛在少阳经时加刺中渚；痛在太阳经时加刺养老、后溪。针远端穴时大幅度捻转提插，同时让患者活动肩关节，由慢到快，由弱到强，行针5分钟起针。每日1次，留针20~30分钟，10次为1疗程。

方案二　推拿疗法

手法：㨰、按、点、拿、揉、拔伸、摇、抖、搓等方法。

操作：①患者仰卧或坐位，医者站患侧，用㨰法施于患者肩前部及上臂内侧，反复数次，配合患肢的外展外旋被动活动。②健侧卧位，医者一手握住患肢的肘部，另一手在肩外侧和腋后部用㨰法，配合拿肩髃、肩贞及患肢上举、内收等被动活动。③患者坐位，医者站于后，在项部及肩胛部用㨰法，点按揉天宗、肩井、秉风、压痛点等穴位或部位。配合做肩关节内收、旋内、后伸（即背手）等被动活动，并用环转摇肩法和牵拉提抖肩及上肢的方法，在做此手法时，活动度逐渐增加，手法力量由小到大，切忌用力过猛，以病人能忍受为度。最后用搓肩部、上臂和前臂，以放松患肢肌肉，每日1次，每次30分钟，10次为1疗程。

方案三　放血疗法

对肩部肿胀疼痛明显而浅表者可用皮肤针中强度叩刺患部，使局部微微渗血，再加拔火罐；如病变较深者可用三棱针点刺2~3针致少量出血，再加拔火罐，使瘀血外出。隔日1次，疼痛明显减轻后停止放血。

方案四　穴位注射疗法

取肩关节周围压痛点进行封闭。根据压痛点部位结合解剖体表标志注入0.5%~1%普鲁卡因及强的松龙或氟美松混合液5~10ml。

第八节　颈　椎　病

　　颈椎病又称颈椎综合征，是中老年人的常见病、多发病，属于"痹证"范畴。外伤、劳累、外感风寒、枕头高低不适及卧姿不当常为诱发因素，主要表现为颈肩臂痛、手臂麻木、头痛眩晕，甚至引起肢体不完全性瘫痪的综合症状群。颈、肩、背部酸楚、疼痛，手臂麻木，遇阴雨、寒冷加重者，为风寒闭阻；颈部及上肢呈针刺样放射性疼痛，昼轻夜重，固定不移者，为经脉瘀阻；颈部酸软疼痛，时重时轻，缠绵难愈，伴耳鸣耳聋，腰膝酸软无力，口苦咽干者，为肝肾亏虚。

　　西医学认为颈椎病系颈椎间盘脱出或颈椎发生慢性退行性变、颈椎增生刺激或压迫颈部神经、血管、交感神经或脊髓而引起，分为神经根型、脊髓型、椎动脉型、交感神经型、混合型。

【适宜技术推荐】

方案一　针灸疗法

　　主穴：颈部夹脊穴、天柱、大椎、大杼。

　　配穴：上肢麻木酸痛偏桡侧加曲池、合谷、中渚；肩背酸痛加肩井、肩髃、肩外俞；头痛头晕加风池、百会、太阳。风寒闭阻加风门、风府；经脉瘀阻加膈俞、太冲、合谷；肝肾亏虚加肝俞、肾俞。

　　操作：毫针刺，夹脊穴应根据症状，确定受累神经根的节段，选用相应穴位，直刺或向颈椎斜刺，使针感向项、肩臂部传导；大椎穴直刺 1～1.5 寸，使针感向肩背部传导；偏寒者，夹脊穴可做温针灸或艾条灸法。每日 1 次，留针 20～30 分钟，10 次为 1 疗程。

方案二　推拿疗法

　　手法：拿、按、揉、㨰、推、拔伸旋转、扳等法。

　　操作：患者坐位，医者立于身后，用拇指或掌根部按揉肩中俞、风池、肩井、肩髃、曲池、外关、合谷等穴数次，再按揉颈椎两侧；配合颈部拔伸运动，着力均匀，上下来回按揉 10～20 次。然后用㨰法放松颈肩部、上背部及上肢肌肉；用双手提拿颈后及颈部两侧肌肉，左手提拿时，右手放松，右手提拿时，左手放松，双手交替进行。随后做颈项拔伸旋转法，将颈椎牵开，边牵引边使头颈部前屈、后伸及左右旋转，每日1次，每次30分钟，10次为1疗程。

方案三 穴位注射疗法

取颈夹脊穴、阿是穴，用1%普鲁卡因2ml，或维生素B_1、维生素B_{12}各2ml，每穴注射0.5ml；或复方丹参注射液，或骨宁注射液，每穴注射1~2ml。

方案四 放血疗法

取大椎、阿是穴、肩外俞、风门穴。用三棱针点刺出血，加拔火罐，放出少量血液，隔日1次，中病即止。

方案五 电针疗法

取颈部夹脊穴、风池、大椎、阿是穴，每次选2~4穴，交替应用，针刺得气后，接通电针仪，刺激强度以患者能耐受为宜，每次刺激20~30分钟，每日1次，10次为1疗程。

第九节　腱　鞘　炎

腱鞘炎是以手腕部（或足背部）的腱鞘受到外伤、劳损而逐渐肿胀、疼痛为主症的常见疾病。属于中医学的"筋痹"范畴，多由劳伤损及经筋，气血运行不畅所致。临床常以受损关节屈伸不利、局部肿痛并向患侧肢体放射，手指伸屈时常发生弹响声为主要症状。

【适宜技术推荐】

方案一 针灸疗法

主穴：以局部阿是穴为主。

配穴：列缺、合谷、阳溪。

操作：阿是穴因病变所在部位肌肉的厚薄不同而应灵活掌握针刺深浅，可配合灸法。每日1次，留针20~30分钟，10次为1疗程。

方案二 穴位注射疗法

取阿是穴。用1%普鲁卡因注射液2ml缓慢注入，对慢性者可加入氟美松0.5~1mg。

方案三 穴位贴敷疗法

取阿是穴。取白芷90g，肉桂、没药、胆南星各30g，炒草乌24g，乳香、细辛各15g，炒赤芍10g，干姜、炒大黄各4.5g，麝香3g。上药共研为细末，用凡士林调成糊状。将药贴于阿是穴，覆盖油纸，纱布包扎。隔日换贴 1 次。

第十节　颞颌关节功能紊乱

颞颌关节功能紊乱是一种常见的颞颌关节疾病，多发生于青壮年，女性多见。主要症状表现为关节弹响，疼痛和下颌运动受限，局部肌肉酸痛。属于中医学"颌痛"、"颊痛"、"牙关脱臼"等范畴。本病的发生与情绪、外伤、劳损、寒冷刺激等有关，情绪激动、精神紧张及愤怒时的咬牙切齿等均可使颞颌关节周围肌群痉挛；先天发育不良、外伤或经常反复过度张口而致劳损使双侧颞颌关节运动不平衡；感受寒冷刺激，使颞颌关节周围肌群痉挛，均可引起颞颌关节功能紊乱。

【适宜技术推荐】

方案一　针灸疗法

主穴：下关、颊车、合谷。

配穴：若有肝肾不足者加肝俞、肾俞；头晕加风池、太阳；耳鸣加耳门、听宫。

操作：常规针刺，使针感向面颊及颞颌关节部放射，寒湿痹阻者加灸。每日 1 次，留针 20~30 分钟，10 次为 1 疗程。或取患侧下关、颊车穴艾条温和灸，每次灸至穴位处皮肤潮红为度，10 次为 1 疗程。

方案二　穴位注射疗法

取下关穴。取 1% 普鲁卡因注射液 2ml，注入穴位，每周 2 次。多用于病情顽固者。

方案三　推拿疗法

取双侧下关、颊车、听宫、颧髎。用指端持续点压，患侧穴位稍加用力，每穴 1~2 分钟，间歇 3~5 分钟后再依次点压，每穴点压 3~5 遍。每周 2~3 次。2 周为 1 疗程。

第十一节　肘　劳

肘劳是以肘部疼痛、关节活动障碍，疼痛向前臂及腕部放射，持物困难或握物无力为主症的疾病，又称"网球肘"。属于中医学"伤筋"、"痹证"范畴，可由劳累汗出、营卫不固、寒湿侵袭肘部经络，使气血阻滞不畅所致；长期从事旋前、伸腕等剧烈活动，使筋脉损伤；瘀血内停等，均能导致肘部经气不通，而致肘劳。

肘劳可见于西医学的肱骨外上髁炎等病，多见于从事旋转前臂、屈伸肘关节和肘部长期受震荡的劳动者，如网球运动员、打字员、木工、钳工、矿工等。

【适宜技术推荐】

方案一　针灸疗法

主穴：曲池、肘髎、手三里、手五里、阿是穴。

配穴：前臂旋前受限者加下廉；前臂旋后受限者加尺泽；肘内侧疼痛加少海；肘尖疼痛加天井。

操作：阿是穴可做多向透刺或多针齐刺，并可同时施灸，其他穴按常规针刺加电针仪刺激。每日 1 次，留针 20~30 分钟，10 次为 1 疗程。

方案二　放血疗法

用皮肤针在局部重叩至局部皮肤渗血，然后用小火罐拔 5 分钟左右，使之出血少许，可做配合治疗，针灸治疗早期放血 2~3 次。

方案三　穴位注射疗法

取阿是穴。用强的松 25mg 加 1% 普鲁卡因注射液 2ml 注入，如仍有疼痛，7 日后再注射 1 次。

第十二节　扭　伤

扭伤指四肢关节或躯体部的软组织损伤，如皮肤、肌腱、韧带、血管等，而无骨折、脱臼、皮肉破损的损伤证候。属于中医学"伤筋"范畴，主要表现为受伤部位肿胀疼痛，关节活动障碍等。多由剧烈运动或持重过度、跌仆、牵拉以及过度扭转，使受外力的关节超越正常活动范围而引起的关节周围软组织损伤，经气运行受阻，气血瘀滞而致局部肿痛。

【适宜技术推荐】

方案一　针灸疗法

主穴：以受伤局部阿是穴为主。

肩部：肩髎、肩髃、肩贞。

肘部：曲池、小海、天井。

腕部：阳池、阳溪、阳谷。

腰部：肾俞、腰阳关、委中。

髀部：环跳、秩边、承扶。

膝部：膝眼、梁丘、阳关。

踝部：解溪、昆仑、丘墟。

配穴：各部扭伤均可加阿是穴，腰脊扭伤可加相应夹脊穴。

操作：各部腧穴行毫针刺法，在远端部位行针时，应配合做扭伤部位的活动；陈旧性损伤可在针刺的基础上加灸。每日 1 次，留针 20～30 分钟，10 次为 1 疗程。

方案二　放血疗法

取扭伤部位相关腧穴或阿是穴。先用三棱针点刺，或用皮肤针重叩出血，然后再加拔火罐。适用于新伤局部血肿及疼痛明显者。

方案三　穴位注射疗法

选用当归注射液、川芎注射液、红花注射液或 5%～10% 葡萄糖注射液、氢化可的松 5ml 加入 1% 普鲁卡因适量做穴位注射，隔日 1 次，适于局部没有明显肿胀，但疼痛明显者，主要取阿是穴。

方案四　耳针疗法

取相应部位敏感点、神门、皮质下穴。毫针中度刺激，捻针时让患者同时活动受伤部位的关节。

第十三节　落　枕

落枕是指患者颈项部强痛、活动受限的一种病证，又称"失枕"、"失颈"。多因睡眠时风寒侵入经络，或因睡眠时体位不适，长时间过分牵拉，致使气血不和，筋脉拘急而致病。

其发病特点主要表现为：早晨起床后，突感一侧颈项强痛，不能俯仰转侧，疼痛可向同侧肩背及上肢扩散。检查时，局部肌肉痉挛，压痛明显。若痛在项背，头部俯仰受限，项背部压痛明显者，病变以督脉、太阳经为主；若痛在颈、臂，颈部不能左右回顾和向两侧偏斜，颈的侧部压痛明显者，病变以少阳经为主。落枕轻者

4～5 天可自愈，重者可致数周不愈，多见于 20 岁以后的成人，冬春两季多发。

落枕可见于西医学中的颈椎病、颈项风湿痛以及颈部扭挫伤等疾病。

【适宜技术推荐】

方案一　针灸疗法

主穴：大椎、阿是穴、后溪、悬钟、落枕穴。

配穴：病在督脉、太阳经可加风府、天柱、肩外俞；病在少阳经者可加风池、肩井；向肩背部放射痛加养老、天宗、秉风等。

操作：诸穴均用毫针刺，同时嘱患者在行针中向前、后、左、右活动颈项部，由风寒所致者局部加灸。每日 1 次，留针 20～30 分钟，中病即止。

方案二　推拿疗法

取患侧承山穴。医者以拇指重掐至局部酸胀，指压同时，让患者活动颈部。适宜于病证初起。

方案三　拔罐疗法

取大椎、肩井、天宗、阿是穴。疼痛轻者直接拔罐；疼痛较重者可先在局部用三棱针点刺或皮肤针叩刺出血，然后再拔火罐放出少量血液；还可行走罐法，每日 1 次，可连续治疗 2～3 次。

方案四　耳针疗法

取患侧耳穴颈、颈椎、肩、神门。毫针浅刺，留针 30 分钟，同时嘱患者活动颈项部，适合于早期。

第十四节　坐骨神经痛

坐骨神经痛是指坐骨神经通路及其分布区的疼痛，多在臀部、大腿后侧、小腿外侧和足外侧放射性疼痛，属于痹证范畴。

腰腿冷痛重着，遇寒湿痛重，患肢活动受限，舌淡、脉沉紧者，属风寒湿痹；有腰部内挫伤史，腰腿刺痛，痛处拒按，按之刺痛放散，夜间痛甚，不能俯仰，转侧不利，舌紫黯或有瘀斑，脉滞涩者，属瘀血内阻；腰腿部酸麻胀痛，痛时如火如灼，自腰向下肢放射性疼痛，舌质红，脉弦数者，属湿热阻络。

西医学将坐骨神经痛分为根性和干性坐骨神经痛，根性坐骨神经痛常见于腰椎间盘突出症、脊柱炎、脊柱裂等；干性坐骨神经痛常见于髋关节炎、骶髂关节炎、臀部损伤等。

【适宜技术推荐】

方案一　针灸疗法

主穴：以足少阳胆经和足太阳膀胱经穴为主。

疼痛沿下肢外侧放射者选用足少阳经穴位：环跳、阳陵泉、风市、膝阳关、阳辅、悬钟、足临泣；疼痛沿下肢后侧放射者选用足太阳经穴位：环跳、秩边、承扶、殷门、委中、承山、昆仑。

配穴：腰骶部疼痛者，加肾俞、夹脊穴、腰阳关、阿是穴；风寒湿痹加灸大椎、阿是穴；瘀血内阻者加膈俞、合谷、太冲，湿热阻络加支沟、委阳。

操作：毫针刺法，针刺时以出现沿足太阳经、足少阳经向下放射为佳。针刺夹脊穴时，针尖刺向脊柱方向。每日1次，留针20～30分钟，10次为1疗程。

方案二　药浴疗法

组成：生川乌、生草乌、独活、桑寄生、防风、川芎、当归、赤芍、牛膝、桂枝、乳香、乌药各30g，没药15g。

用法：加水3000ml，水煎取汁1000ml，滤取药液。待药液稍凉后，用毛巾蘸药液擦洗患肢，并按摩患部，至局部发红发热为度。每次30分钟，每日2次，每剂可洗2天，10天为1疗程。

方案三　电针疗法

根性疼痛取疼痛部位夹脊穴、阳陵泉；干性疼痛取环跳、阳陵泉、委中，针刺得气后连接电针仪，用密波或疏密波，刺激量以患者能耐受为度，每日1次，10次为1疗程。

方案四　穴位注射疗法

取肾俞、腰阳关、委中、阳陵泉穴。用维生素 B_{12} 500μg、维生素 B_1 100mg 混合液注入穴位，每穴3～5ml。疼痛剧烈者，可用1%普鲁卡因5～10ml注射于阿是穴。

方案五　放血疗法

用三棱针在腰骶部阿是穴点刺放血，并加拔罐，隔日1次，可连续治疗3～4次。

国家中医药管理局推荐
中医适宜技术展粹

第一节　肛门病术后电针白环俞止痛技术

电针刺激白环俞，通过疏通气机、祛瘀止痛、缓解平滑肌痉挛等作用，能达到缓解肛门病术后疼痛的目的。

长春中医学院附属医院周建华研究显示，采用电针刺激白环俞止痛，总有效率可达97.5%。本技术不仅减轻患者痛苦，而且操作简便，无毒副作用，花费低廉，尤其适用于对止痛药物过敏的患者。

一、技术适应证

1. 一切肛门病（痔、漏、裂等）术后剧痛。

2. 年龄18岁以上，65岁以下。

3. 符合混合痔诊断标准及术后Ⅱ度（需一般止痛药方可缓解）、Ⅲ度（需使用哌替啶类药物止痛）疼痛诊断标准者。

二、禁忌证

1. 年龄小于18岁或大于65岁。

2. Ⅰ度疼痛（自觉疼痛，不需处理）以下的术后患者。

3. 糖尿病、结核病、血液病及心脑血管、肝、肾等系统严重危及生命的原发性疾病或不适宜手术者。

4. 妊娠或哺乳期患者。

5. 精神病患者。

三、技术特色

本技术具有疏通气机、祛瘀止痛、缓解平滑肌痉挛的作用，适用范围广，疗效确切，操作简便，无毒副作用，花费低廉。

四、治疗方法

1. 器具

毫针：规格 0.35mm×50mm。

自动定时型电针麻仪：型号 6805 - C。

2. 选穴　白环俞，位于骶部，当骶正中嵴旁 1.5 寸，平第 4 骶后孔。

3. 操作方法　取俯卧位或侧卧位，以 75% 酒精棉球擦拭消毒局部皮肤，以 2 寸毫针直刺双侧白环俞，进针 1.2~1.5 寸，以泻法得气后留针，加电刺激，以 6805 - C 型自动定时电针麻仪电刺激导线连于针柄，用 14~26 次/分钟的疏密波给予电刺激。

行针时间：每次行针 30 分钟，行针过程注意有无晕针等不良反应并及时对症处置。

五、技术关键环节

1. 针刺前向患者讲明该技术的特点，患者应坚持治疗，完成疗程。

2. 正确取穴，确保疗效。

六、注意事项

以泻法得气，行针忌粗暴以免弯针或断针。针感、加电刺激量以患者能耐受为宜。

七、不良事件及处理方法

在治疗过程中，严格遵守操作规范，一般不会发生不良反应，如发生晕针、滞针、弯针、断针或血肿等现象，则参考第四章第一节处理。

第二节 电针"二孔"治疗三叉神经第三支疼痛技术

三叉神经痛是一种慢性疼痛性疾病，是指在三叉神经分布区域出现短暂的、阵发性的、反复发作的电击样剧烈性疼痛，或伴有同侧面肌痉挛，临床上以第三支疼痛较为多见。本症好发于中老年人，40岁以上患者占70%~80%，女性多于男性。三叉神经痛分为原发性和继发性两种类型。

吉林省中医中药研究院韩春霞研究发现，电针"二孔"治疗三叉神经第三支疼痛技术适合原发性三叉神经第三支疼痛的治疗，疗效确切，起效快，镇痛效果好，治愈显效率在80%以上，无副作用。本方法操作简单，技术性强，奏效迅速，能创造良好的经济效益和社会效益。

一、技术适应证

原发性三叉神经第三支疼痛。

二、禁忌证

1. 过于饥饿、疲劳者禁针。
2. 有自发性出血或损伤后出血不止者禁针。
3. 皮肤有感染、溃疡、瘢痕，不宜针刺。

三、技术特色

本技术操作简单、方便，有利于推广应用，疗效确切、镇痛效果好，治愈显效率高，无副作用。

四、治疗方法

1. 器具

针具：选用30号1~2寸弹性良好的不锈钢毫针。

电麻仪：选用G-6805-1型治疗仪。

2. 定位 "二孔"即解剖学的颏孔、下颌孔。

3. 操作方法　患者取仰卧位或坐位。用75%酒精常规消毒局部。颏孔进针时针尖朝下颌角方向，采用平刺法刺入0.8～1寸；下颌孔进针时针尖沿下颌骨体内侧面向上直刺1.2～1.5寸。针刺时，医者针下有沉涩、紧滞感，患者有酸胀麻木，或沿神经走行方向触电样放散感。留针期间连接 G－6805－1 型治疗仪，用低频连续波型，使面部肌肉有抽动麻木感，电流强度以患者能够忍受为度。每日一次，每次留针30分钟。

五、技术关键环节

1. 取准颏孔（长春二号穴位）　颏孔位于下颌骨体的外侧面第一、二磨牙间的下方，下颌骨体上、下缘中点的稍上方；即鼻翼下方引一条水平线，以下颌尖为中点做水平线的平行线，在口角旁向这两条线做垂线，垂线的下三分之一就是颏孔的进针点，相当于地仓穴向下垂直线与承浆穴水平连线的交叉点处。

2. 取准下颌孔　下颌孔位于下颌骨体的内侧面，在口角与耳根造一连线，在同侧的眉梢向这条连线做垂线，垂线的延长线与下颌骨内侧的交点就是下颌孔的进针点，也就是下颌角前1cm处，按之有凹陷，凹陷的内侧面便是下颌孔的进针点。

六、注意事项

1. 因孔内有神经、血管通过，所以不能提插，不能捻转。
2. 起针时应注意缓慢起针，并按压2～3分钟。

七、不良事件及处理方法

在治疗过程中，严格遵守操作规范，一般不会发生不良反应，如发生晕针、滞针、弯针、断针或血肿等现象，则参考第四章第一节处理。

第三节　经皮穴位电刺激治疗瘀滞型
肩关节周围炎技术

经皮神经电刺激是一种类似于电针缓解疼痛的技术，可以改善机体多种原因引起的疼痛。对临床各种急慢性疼痛，具有较强的止痛作用，可反复使用。

浙江中医药大学方剑乔运用经皮神经电刺激结合穴位刺激，研发了经皮穴位电刺激治疗瘀滞型肩关节周围炎技术，用于治疗肩周炎，取得较好效果，在临床得到较广泛地推广使用。

一、技术适应证

瘀滞型肩关节周围炎粘连前期和粘连期。粘连前期主要表现为肩周部疼痛，夜间加重，甚至影响睡眠，肩关节功能活动正常或轻度受限。粘连期肩痛较为减轻，但疼痛酸重不适，肩关节功能活动受限严重，各方向的活动范围明显缩小，甚至影响日常生活。

二、禁忌证

1. 年龄在65岁以上者，孕妇和哺乳期妇女，以及对电刺激过度敏感者。
2. 合并肩部骨折未愈合者。
3. 合并有心血管、脑血管、肝、肾和造血系统等严重原发性疾病，精神病患者。

三、技术特色

本疗法无创伤，可避免感染或疾病的传播，易操作，且较经济。

四、治疗方法

1. 器具 LH202H型韩氏经皮神经刺激仪。

2. 取穴 肩周炎患侧穴位——肩前与肩髎或肩髃与臑俞（隔次交替使用），外关与合谷。

3. 操作方法 刺激仪两对电极（带有直径为3cm的不干胶电极板）分别粘贴连接肩部二穴和合谷、外关二穴，刺激参数为：连续波、高频（100Hz）刺激10分钟后转为低频（2Hz）刺激30分钟，强度10±2mA。隔日治疗一次。

五、技术关键环节

1. 输出端连接病灶侧的肩前与肩髎或肩髃与臑俞两穴。输出端连接于远端外关与合谷两穴，连接完成后，渐次增加各输出端的强度直至适量。
2. 肩关节活动范围测定肩部内旋、外旋测定时，肩外展达不到90°时，采取最大外展。

六、注意事项

操作过程中，提防患者保护性耸肩行为。

七、不良事件及处理方法

本技术在研究过程中未出现晕厥、皮损等不良反应。

第四节　头皮针抽提法提高脑血栓
形成后偏瘫患肢肌力技术

头皮针抽提法是在针灸临床实践中总结出来的治疗方法。头皮针取用《头皮针穴名国际标准化方案》的穴位，抽提法是一种行针手法，源于汪机的《针灸问对》，由抽添法演化而成，以向外抽提、"一抽数抽"的手法动作为主要特点，以紧提慢按为主。

浙江省立同德医院孔尧其研究发现，头皮针抽提法不仅有较大的刺激量，而且还有利于配合肢体运动，通过边行针、边运动、长留针、常运动，从而产生较强的改善肌力的效应，是一种省时、省力、痛微、效捷的运针手法。

一、技术适应证

1. 符合脑血栓形成诊断标准、中医诊断标准，并结合 CT 或 MRI 诊断为脑血栓形成的偏瘫患者。

2. 中医辨证为中风中经络的实证或本虚标实证者。

3. 参照《中药新药治疗中风的临床研究指导原则》，偏瘫侧肢体中上肢瘫、指瘫、下肢瘫、趾瘫肢体功能评分或综合功能评分有一项 >3 分者。

4. 发病至接受治疗时间在 1 个月以上 3 个月以内（即发病后第 31 天至第 90 天）者。

5. 无神志昏迷，血压基本稳定者。

二、禁忌证

1. CT 或 MRI 诊断为非脑血栓形成的偏瘫者（包括脑出血、蛛网膜下腔出血、脑硬膜外出血、脑肿瘤、脑内血管畸形出血、脑炎和脑膜炎等)。

2. 中医辨证为中脏腑和虚证者。

3. 偏瘫侧肢体功能评分和综合功能评分均≤2分者。

4. 神志昏迷或生命指征不稳定者。

5. 发病至接受治疗在3个月以上者。

6. 年龄在70岁以上者和妊娠者。

7. 头皮有瘢痕、肿瘤、严重感染、溃疡和创伤者,施术部位为头颅手术部位或未植入颅骨者。

三、技术特色

本疗法有较大的刺激量,同时有利于配合肢体运动,通过边行针、边运动、长留针、常运动,从而产生较强的改善肌力的效应,产生良好的治疗效果。

四、治疗方法

1. 器具 一次性不锈钢毫针,型号为30~34号(直径0.23~0.30mm)、1~1.5寸(25~40mm)。

2. 取穴 病灶侧(即偏瘫肢体的对侧)头部。采用《中国头皮针施术部位标准化方案》:顶中线、顶颞前斜线。顶中线在头顶部前后正中线,自百会向前至前顶。顶颞前斜线在头部侧面,即前顶穴起,止于悬厘穴。

3. 操作方法 取坐位,不能坐者可采用仰卧位。采用2%的碘酒擦拭施术部位,再用75%的酒精棉球将碘酒拭净,或单用75%酒精棉球擦拭针刺部位的皮肤。用指切进针法,左手拇指切按在治疗线旁边,右手持针,紧靠指甲快速将针刺入,针尖至帽状腱膜下层。

在针尖刺入帽状腱膜下层后,使毫针与头皮呈15°~30°角,在腱膜下层进入皮肤1寸(25mm)左右,指下有不紧不松的感觉和一种吸针感。然后进行行针操作,即用爆发力向外速提3次(约5秒),每次至多提出1分(2.5mm)许,又缓插至1寸,如此反复运针10遍,共计约5分钟。间歇动留针2个小时,每隔30分钟运针5遍(约2分钟30秒)。行针和留针期间,可结合患肢的运动。出针时,应先以左手拇指按住针孔周围皮肤,右手持针慢慢提至皮下。然后,将针迅速拔出。出针后若有出血,应迅速用消毒棉球压迫止血。

4. 疗程 每日1次,每周针刺3次,12次为1个观察疗程。

五、技术关键环节

1. 掌握好抽提法的力度和速度　该手法动作主要是以向外抽提、"一抽数抽"为特点，属小幅度提插手法范畴，紧提慢按为主，是为泻法。抽提法的操作要领有二：一是力度，必须将全身的力量集中于手指，然后形成爆发力向外抽提；二是速度，即瞬间速度要快，但最好针体又不动，每次至多抽出 1 分（2.5mm）许，而不能将针体大幅度抽出。

2. 掌握针尖方向　顶中线由前顶刺向百会；顶颞前斜线由前顶刺向悬厘的上 2/3 节段，用两根毫针接力刺法。

六、注意事项

1. 头皮针留针前，应做好患者的思想工作，宣传头皮针留针的安全性和出针注意事项，解除患者的紧张情绪，以免影响疗效。

2. 在留针过程中，特别是留针过夜者应注意暴露在头皮外的针柄不要受到外物的压迫和碰撞，以免弯针。

3. 出针时要注意观察有无出血，如有出血，则应迅速按压直至血止。

4. 由于头皮是有发部位，故出针要检查针数，十分重要，防止遗漏。

5. 对精神病、癫痫病患者及婴幼儿患者，均不宜留针。

七、不良事件及处理方法

1. 偶尔出现晕针，可参考第四章第一节处理。

2. 可能有头皮板紧、不适、疼痛，甚至牵连到面部、下颌。处理：将针体适当调整，稍稍提出一点即可解除。

第五节　特定针法治疗前列腺增生引起的排尿困难症技术

前列腺增生症（简称 BPH）引起的排尿困难，是困扰男性中老年人的疑难病症。它引起患者昼夜尿频，次数多致无法工作和休息。尿线细，点滴而下，站立久等，严重者完全排不出尿，形成尿潴留，插导尿管痛苦难当，久而久之可影响肾脏功能。

浙江省杭州市中医院韩崇华研究发现，采用针刺秩边、中极两穴，调整膀胱功能，缓解尿梗阻，顺畅排尿，治疗前列腺增生引起的排尿困难症，疗效确切。

一、技术适应证

1. 前列腺增生引起的排尿困难症。前列腺增生诊断标准：50岁以上的老年男性，有排尿踌躇、夜尿增加等现象；直肠指检可摸到两侧叶或中叶有增大，表面光滑，可向直肠内膨出，质地中等，韧度有弹性感，两侧叶之间的中央沟变浅或消失；残余尿量在60ml以内，否则为手术摘除前列腺指征；膀胱镜检查可直接看到膀胱颈部前列腺增生的部位和程度，最多是两侧叶增生；超声波断层显像可见前列腺腺体明显增大；尿流率每秒在10ml以下者。

2. 中医诊断标准：癃证、闭证。（参照1995年国家中医药管理局颁布实施的《中医病症诊断疗效标准》）

二、禁忌证

1. 反复发作尿路感染者。
2. 前列腺或膀胱癌患者。
3. 做过前列腺或膀胱手术者。

三、技术特色

本疗法取穴精练，能减少针刺之痛苦，且疗效较好，具有很好的依从性。

四、治疗方法

1. 器具 28号5寸毫针和28号2.5寸毫针；艾条。

2. 取穴 秩边穴，中极穴。

3. 操作方法 患者俯卧，对进行针刺点做局部常规消毒皮肤，取用28号5寸毫针，呈60°刺入秩边穴，针尖向内侧会阴部进针，进针深度3~3.5寸，以针感向会阴部生殖器放射为佳，小幅度提插捻转1分钟，留针20分钟，期间每隔4分钟，做小幅度提插捻转1分钟，强度以患者能忍受为宜，起针。然后改为仰卧，常规消毒进针点，取28号2.5寸毫针直刺中极穴，以针感向会阴部放射为佳。取艾条2cm长，点燃后插在针柄上，灸2壮。

4. 疗程　每日 1 次，5 次为 1 个疗程。

五、技术关键环节

1. 取穴要准确　秩边穴是膀胱经经穴，其解剖位置恰好在支配前列腺体的骶 3、4 神经和腹下丛神经处，中极穴是膀胱募穴，功效助气化。针灸两穴，要注意取穴的准确性。

2. 重视"气至病所"、"病重宜深刺"　秩边穴在针刺时，进针深度要深达 3 ~ 3.5 寸，以针感向会阴部生殖器放射为宜。针中极穴时，亦以针感向会阴部放射为佳。

六、注意事项

重视技术操作的质量控制，由专业医师实施针法操作。

七、不良事件及处理方法

注意出血。如有少量出血，用干棉球按压片刻；如出血量较多，皮下有血肿，干棉球按压止血后当日冷敷，次日用热敷。

第六节　针刺"肩痛穴"治疗肩周炎技术

肩周炎是临床中的常见病和多发病，主要是指肩部关节囊、肌腱、肌肉慢性或受凉等原因引起的损伤，也可以因其他间接原因，引起周围软组织的牵拉或撕脱而造成。其主要病理变化是充血、渗出、水肿或局部组织粘连等变化。

北京军区总医院全军平衡针灸治疗中心王文远将传统针灸学与现代神经解剖及神经调控理论相结合，以传统中医巨刺、远道刺和缪刺针法为指导，采用交叉取穴法，针刺经验穴——"肩痛穴"，研究证实治疗肩周炎有较好疗效。

一、技术适应证

1. 西医肩周炎诊断标准。

2. 年龄 40 ~ 60 岁。

二、禁忌证

合并有心血管、肝、肾和造血系统等严重原发性疾病、精神病患者。

三、技术特色

突出人体自身平衡，取穴少，痛苦小；见效快、疗效高；操作简便、易于普及；安全无副作用。

四、治疗方法

1. 针具 28 号 3 寸无菌针灸针。

2. 取穴 肩痛穴，该穴位于足三里穴下 2 寸，偏于腓侧。

3. 操作方法 采用快速针刺的手法（不留针），刺激腓浅神经强调针感。

4. 疗程 5 日 1 个疗程，连续治疗 4 个疗程。

五、技术关键环节

1. 交叉取穴 即右侧肩周炎取左侧穴位，左侧肩周炎取右侧穴位。

2. 快速进针 采用快速针刺手法，即进针快，出针快，整个针刺过程控制在 3 秒钟内。针尖与皮肤呈 90°角，向下直刺 2.5 寸左右。

3. 要有针感 针感要求以局部酸、麻、胀，并向足部放射为准。

六、注意事项

1. 使用一次性针灸针，消毒要求严格、彻底。

2. 针刺前必须检查针具的质量，严禁使用有质量问题的针具，以防弯针、断针的发生。

3. 针刺后嘱患者避免肩关节的剧烈活动。

七、不良事件及处理方法

本技术无副作用。针刺"肩痛穴"，只需 3 秒，时间极短，发生晕针的概率很小。

第七节 提拉旋转斜扳法治疗
腰椎间盘突出症技术

提拉旋转斜扳法治疗腰椎间盘突出症的规范技术是广州中医药大学林应强教授在多年临床工作中根据腰椎间盘突出症的生理病理特点总结出来的特殊治疗手法，该法根据脊柱的生物力学原理精心设计，操作前的准备姿势使腰椎侧向成角，减少胸椎对手法作用力的缓冲，使患者躯干旋转力最大限度地作用于腰椎下部，减少手法对无关部位的影响。

本项技术属于外治法，操作简单，疗效显著，费用低廉，易被广大患者接受，适合在基层大范围推广，该技术已作为治疗腰椎间盘突出症的重要方法之一，在各级医院中得到广泛运用，成为腰椎间盘突出症的首选疗法。

一、技术适应证

1. 符合腰椎间盘突出症的中、西医诊断标准。
2. 排除有禁忌证的一切患者。

二、禁忌证

1. 合并严重的其他器质性病变（包括恶性肿瘤，骨折，骨髓炎等）。
2. 合并有心血管，肝，肾等严重原发性疾病。
3. 孕妇，血证患者。

三、技术特色

本法操作简单，要求条件低，易学，易懂，易掌握，且疗效立竿见影，稳定确切，费用低廉，容易被广大患者接受。

四、治疗方法

1. 体位 患者健侧侧卧于诊床上，肩下垫一厚的软枕头，患侧下肢屈膝90°角以上，膝部伸出床边，健侧下肢伸直。健侧上肢由助手从胸前准备向正上方提拉，掌心对患者鼻尖，患侧的上肢环抱在头上。

2. 操作方法 术者两手掌压住患侧臀部上半部，助手将患者的健侧上肢向正上方拉提，使患者保持上身离床悬空，健侧下肢伸直及骨盆贴于治疗床的架势（脊柱与床面的夹角约35°）。这样可使患者躯干旋转作用力聚集于痛点。此时术者以肘压臀向下有节奏地加大压力，使患者躯干部旋转也逐渐加大，这样扳动约7次，术中也可听到脊柱在扳动时的"咯哒"声。

五、技术关键环节

本法的技术关键为助手拉提用力要求稳健，并注意保护患者，防止跌落到地下；术者双手用力果断，瞬间爆发即收，用力主要考虑体重和年龄两种因素，峰值大小一般按公式：F（磅）＝100＋体重（kg）－2｜（年龄－35）｜计算。

六、注意事项

1. 卧睡硬板床。
2. 腰部尽量减少前俯后仰活动或震动。
3. 注意腰部保暖。

七、不良事件及处理方法

局部软组织损伤者可进行理疗，外敷双柏膏等。

第八节 天灸治疗支气管哮喘技术

支气管哮喘（简称哮喘）是呼吸系统常见病，估计全球有1.6亿患者，近二十年来，其发病率在世界范围内逐年上升且程度加重。随着工业化和空气污染加重，我国哮喘发病率也呈上升趋势。支气管哮喘发病率及复发率均很高，给患者及家属带来沉重的经济负担。

广州中医药大学第二附属医院刘炳权研究发现，天灸治疗法通过药物敷贴穴位，使药物由表及里，循经内达脏腑，以调节气血阴阳、扶正祛邪，体现内病外治之功。天灸疗法对于支气管哮喘有较好的预防复发作用。

一、技术适应证

1. 符合"支气管哮喘"西医诊断及中医"哮证"缓解期和发作期属"寒哮证"

诊断标准。

 2. 急性发作期属轻、中度者，非急性发作期属间歇性及轻、中度者。

二、禁忌证

 1. 合并严重心脑血管、肝、肾、造血系统等疾病者。

 2. 哮喘持续状态或病情划分为重度、危重者。

 3. 孕妇、血证、发热、皮肤对药物特别敏感者。

三、技术特色

 天灸疗法对于支气管哮喘有较好的预防复发作用，操作方便、安全、无副作用，且费用较低廉，能被广大患者接受，进行推广应用后，预期可减少支气管哮喘患者的复发情况，提高其生活质量，降低其医疗费用，具有显著的经济效益及社会意义。

四、治疗方法

1. 药物制备

 白芥子40%、细辛40%、甘遂10%、延胡索10%共研细末，用时以老姜汁调和成1cm²的药饼，用5cm²的胶布贴于穴位上。

2. 取穴

 （1）肺俞、胃俞、志室、膻中。

 （2）脾俞、风门、膏肓、天突。

 （3）肾俞、定喘、心俞、中脘。

背部穴位均取双侧。1次1组，3组交替使用。

3. 方法及疗程

将药物贴于穴位上，每次贴药1小时，10天贴1次，治疗3个月，共9次。

五、技术关键环节

 1. 贴敷前向患者讲明该技术的特点，患者应坚持治疗，完成疗程。

 2. 正确取穴，确保疗效。

六、注意事项

戒生冷、烟酒、辛辣、海鲜及易致化脓食物，贴药当天避免冷水浴。

七、不良事件及处理方法

本疗法可能引起并发症，出现局部皮肤严重红肿、大水疱、溃烂、疼痛，皮肤过敏，低热。贴药后局部皮肤红肿，可外涂皮宝霜、皮康霜等减缓刺激；皮肤局部水疱或溃烂者应避免抓挠，保护创面或涂搽烫伤软膏、万花油、红霉素软膏等。皮肤过敏可外涂抗过敏药膏，如症状严重及时到医院处理。

第九节　针刺"清喘穴"治疗哮喘技术

支气管哮喘是支气管由于高反应及其他因素引起的广泛气道狭窄，是全球最常见的慢性呼吸系统的变态反应性疾病。

吉林省梅河口市中医院蔡志红通过针刺"清喘穴"治疗支气管哮喘。研究发现，该技术使迷走神经的交感神经系统兴奋，使支气管扩张，抑制分泌；并且使迷走神经副交感神经系统兴奋，心率减慢，使支气管平滑肌的敏感度、张力大大下降，具有降逆、平喘、化痰、止哮之功效，可解除或减轻支气管痉挛，能够明显改善肺功能、增加肺通气量、降低血嗜酸细胞数、提高机体免疫力，具有显著的即刻止喘功能。

一、技术适应证

1. 符合西医支气管哮喘急性发作期。

2. 中医辨证为哮证发作期冷哮的患者。

3. 病情分级属轻、中度者。

4. 18~65岁。

二、禁忌证

1. 妊娠或易晕针者。

2. 合并有心血管、肝、肾和造血系统等严重疾病。

3. 合并肺心病、呼吸衰竭的患者。

4. 病情严重程度分级为重度、危重（哮喘持续状态）的患者。

5. 精神病患者。

6. 过于饥饿、疲劳者。

7. 有自发性出血或损伤后出血不止者。

8. 皮肤有局部感染、溃疡、瘢痕。

三、技术特色

本技术即刻止喘速度快，疗效显著。

四、治疗方法

1. 针具 32号0.5寸，弹性良好的不锈钢毫针。

2. 清喘穴定位 清喘穴位于廉泉穴与天突穴之间，环状软骨正中下方凹陷，以手指触之有抵触感。解剖位置，位于颈前正中有一体表自然凹陷，环状软骨前方正中下缘，深至气管表面。甲状腺下动脉由内发出走行在两侧，位置靠后，针刺不易损伤动静脉。

3. 操作方法 患者取仰头位，用75%酒精（或碘伏）常规消毒针刺穴位，医生以右手持针于清喘穴垂直进针0.2cm，震颤5秒钟，患者可即刻止喘，若5秒钟时未达到止喘，可将针提至皮下，先向左斜刺0.5cm，提插3次，再将针提至皮下，向右斜刺0.5cm，提插3次，将针提至皮下向下斜刺0.3cm，手法以震颤为主。同时嘱患者全身放松深吸气，患者在0.7~1分钟内可达到即刻止喘。

4. 疗程 10天为1个疗程，若病情需要，休息3天后可继续针刺第二疗程。

五、技术关键环节

掌握好取穴方法：任脉廉泉穴与天突穴之间，环状软骨正中下方凹陷，以手指触之有抵触感。取穴因年龄、性别、颈部长短以及有无肺气肿和气管牵垂现象而不同，故只能按自然解剖位置进行取穴，不适合同身寸的取穴方法。

六、注意事项

1. 在哮喘发作较重时进针，因为此时进针可反射性地刺激痉挛的支气管，使其敏感性降低，解除痉挛。

2. 进针时不要用力过猛，以免针尖刺入气管内而引起剧烈咳嗽，增加患者的疼痛。

3. 针刺时嘱患者全身放松，深吸气，深呼气。针毕应嘱患者避风寒。

4. 针刺时患者有压痛感，阻塞感，少数有向头部放散，但很少有酸、麻和胀感。

5. 注意操作手法，起针应缓慢，针毕后按压针孔 1 分钟左右，防止少数患者有出血倾向。

七、不良事件及处理方法

尚未发现不良反应。

第十节　董氏手法治疗
腰椎间盘突出症技术

腰椎间盘突出症是在椎间盘发生退行性变基础上，由于外力或积累性劳损的作用，使纤维环破裂，髓核突出，刺激或压迫了邻近的神经根或后纵韧带的窦椎神经而出现的一系列临床症状。国外学者估计，人的一生腰痛发生率为 50% ~ 70%，腰痛中坐骨神经痛发生率为 13% ~ 40%。坐骨神经痛中大约有 90% 是由腰椎间盘突出症引起的，腰椎间盘突出症是常见病，多发病。

黑龙江中医药大学附属第一医院董清平研究发现，本技术治疗腰椎间盘突出症，具有手法简明精要，操作量化规范，易于掌握，安全性良好，患者容易接受，疗效满意等特点。

一、技术适应证

1. 急性发作或仅发作数次者。
2. 休息后症状可减轻者。
3. 不同意手术者。

二、禁忌证

1. 中央型腰椎间盘突出，有二便功能障碍者。
2. 巨大型腰椎间盘突出，神经损伤症状明显者。
3. 合并有腰椎管狭窄者。
4. 既往曾做过椎间盘手术者。
5. 合并有心脑血管疾病者。

三、技术特色

本项目以生物力学为指导,通过松脊、旋盆、调髋手法,松解椎旁和髋关节周围软组织的挛缩,达到脊柱 – 骨盆 – 髋关节的三维力学平衡,缓解神经根受压。该手法简便,有量化指标,安全可控,为非手术疗法治疗腰椎间盘突出症提供新的方法。

四、治疗方法

1. 松脊手法

(1)棘旁点穴　患者俯卧位,术者立于患者患侧。两手拇指相对,按顺序由下至上点按骶$_1$至腰$_2$患侧棘突旁,每穴持续 3 秒钟,反复操作 3 次。

(2)牵引手法　患者俯卧位,由两助手分别把持其腋部、踝部,由轻渐重对抗牵引,持续 1 分钟,反复 2 次。

(3)小斜扳手法　患者侧卧位,患肢在上,呈屈膝屈髋放松状态,健侧下肢伸直。术者一肘部推顶患者肩前部向后上方;另一肘部推按臀部髂骨翼处向前下方,两肘互相配合,同时使腰部旋转 15°±3°,着力点偏下腰段。

2. 旋盆手法

(1)臀中肌点穴　患者仍侧卧,患侧在上。术者用两手拇指叠加垂直点按臀中肌压痛点,持续 1 分钟。

(2)牵引下旋盆手法　患者俯卧位,两助手对抗牵引,术者两手把持患者髂骨两翼左右交替旋扳骨盆,5 秒内完成。

3. 调髋手法

(1)髋内收内旋手法　患者仰卧位。术者立于患侧,一手使其屈髋位,并尽力推膝部向内,呈髋内收内旋位,另一手稳定同侧肩部(不离床面);两手同时用力,持续 6 秒左右,然后逐渐将下肢伸直。

(2)髋外展外旋手法　患者仰卧位。术者立于患侧,将其踝部置于对侧大腿上;一手按压膝部向下,另一手按压对侧髂前上棘使骨盆稳定;两手同时用力,持续 6 秒左右,然后逐渐将下肢伸直。

(3)双侧屈髋屈膝手法　患者仰卧位。术者两手把持患者双小腿,使双下肢屈髋屈膝,双膝贴近胸壁至最大限度,持续数秒左右,然后逐渐将双下肢伸直。

调髋手法反复进行 3 次。

五、技术关键环节

1. 诊断准确，符合纳入标准。

2. 各项手法作用不同，相互关联，因此要求操作时必须按程序规定的脊－盆－髋固定顺序进行，不宜调动先后顺序。

六、注意事项

1. 整个手法过程，牢记一个"松"字。通过每一步手法，逐渐达到松脊、松盆、松髋的目的，恢复脊－盆－髋的力学平衡。

2. 手法力度应以患者能够忍耐为度，做到手法轻，旋转柔，节奏匀，贯彻安全第一的原则。

七、不良事件及处理方法

在本技术的研究过程中，患者依从性较好，未出现中、重度不良事件，安全性良好。

第十一节　神阙穴微波辐射法治疗肾阳虚月经不调技术

月经不调是妇科常见病，多发病。主要表现为月经的周期或经期长短异常，流血量异常。月经不调严重地危害了广大妇女的身体健康。中医对月经不调的治疗方法很多，但疗程长，需要每天煎服药物，费时费力，而服药日久不可避免都有一定的副作用。

长春中医学院附属医院陈丽文研究发现，神阙穴微波辐射法对于肾阳虚月经不调的突然出血，周期紊乱，淋漓不尽，量多等临床主症有明显的改善作用。对色淡红或黯红，质清稀，小腹寒冷或空坠，腰痛，四肢不温，面色萎黄，精神萎靡，小便清长，大便溏薄，舌质淡胖，苔薄白，脉沉细无力等临床兼症治疗前后均有明显改善作用。

一、技术适应证

1. 符合纳入病例标准者，年龄在 18 岁以上，45 岁以下。

2. 符合无排卵型功能性子宫出血西医诊断标准，中医辨证肾阳虚证者。

二、禁忌证

1. 年龄在 18 岁以下，45 岁以上未婚者，热敏感性差者。

2. 哺乳期妇女。

3. 上环者。

4. 合并有心血管、肝、肾和造血系统等严重原发性疾病，精神病患者。

5. 治疗部位有金属异物者。

三、技术特色

神阙穴微波辐射法治疗月经不调的方法简便，安全可靠，无痛苦，操作易于掌握，可免除患者服药之苦及服药后药物对人体产生的各种副作用。

四、治疗方法

1. 器械选用长春志成医用设备有限责任公司生产的 WFL－Ⅲ 型微波多功能治疗仪。

2. 治疗时间设置为每次 15 分钟。治疗功率设置为 15～20W。

3. 患者取平卧或坐位，暴露脐部，患者自己手持理疗辐射器垂直距离神阙穴 1～2cm。

4. 按理疗启动键，根据患者对热的耐受程度，调节治疗功率，直到患者感觉最舒适为止。

5. 每次治疗时间 15 分钟，每日 1 次，连续 10 次为 1 疗程。共治疗 2 个疗程。

五、技术关键环节

临床辨证准确，治疗仪的治疗功率选择恰当。

六、注意事项

1. 患者应去掉脐周围区域的金属物品、局部油膏性物质，通讯设备（BP机、手机）等。

2. 治疗时应根据患者耐热性不同，以适当的频率程度移动辐射器，以免局部温度过高。

3. 治疗过程中，如果突发紧急情况微波输出不能关闭时应立即关掉电源。

4. 禁止将辐射器接触金属，以免损坏磁控管。

七、不良事件及处理方法

1. 治疗过程中，如果突发紧急情况微波输出不能关闭时应立即关闭电源。操作者应随时注意治疗仪工作情况，治疗仪发生意外情况应立即关机停止使用。

2. 在理疗过程中，决不允许患者自行操作仪器，必须由医生按规定程序进行操作，若发生脐部皮肤灼伤，应立即停止治疗，局部灼伤皮肤可外敷"烫伤膏"。

第十二节 透穴刺法治疗中风后小脑性共济失调技术

透穴刺法治疗中风后小脑性共济失调技术，是将传统医学理论与现代神经解剖学理论相结合，在后枕部、项部腧穴进行透刺，通过一定的手法，达到一定的强度，产生良性生物电信号，透过高阻抗的颅骨及枕骨大孔，作用于小脑，对其产生良性生物电刺激，同时透刺可改善小脑的血液供应，从而发挥治疗作用。

黑龙江中医研究院王顺研究发现，本技术具有取穴少、针感强，疗效佳的特点，且操作简便，费用低廉，具有广阔的推广应用前景。

一、技术适应证

中风后小脑性共济失调（包括小脑出血、小脑梗死），年龄 36~70 岁，病程 1~20 个月，病情稳定者。

二、禁忌证

1. 脑出血急性期或大面积脑梗死病情尚未稳定者。

2. 伴有严重的心脏、肝、肾、造血系统等疾病的患者，精神病患者，伴有严重传染性疾病的患者。

3. 患者体质过度虚弱者。

三、技术特色

1. 本技术是以一穴作用于二穴或多穴、一经作用于二经或多经，加强了腧穴与腧穴、经脉与经脉之间的沟通，从而提高治疗效果。

2. 本技术取穴少，针感强，疗效佳，操作简便，费用低廉。

四、治疗方法

1. 针具　28 号 1.5~3 寸毫针。

2. 操作方法

（1）脑空透风池　由脑空穴呈 30°角刺入风池穴，进针 1.5~2 寸，以快速小幅度捻转，每分钟 200 转，行针 3 分钟，留针 30 分钟。

（2）玉枕透天柱　由玉枕穴呈 30°角刺入天柱穴，进针 1.5~2 寸，以快速小幅度捻转，每分钟 200 转，行针 3 分钟，留针 30 分钟。

（3）脑户透风府　由脑户穴呈 30°角刺入风府穴，进针 1.5 寸，以快速小幅度捻转，每分钟 200 转，行针 3 分钟，留针 30 分钟。

（4）风池透风池　由风池穴向风池穴对透，以快速小幅度捻转，每分钟 200 转，行针 3 分钟，不留针。

3. 治疗时间及疗程　每次治疗时间为 30 分钟，每日治疗 1 次，30 次为 1 疗程。

五、技术关键环节

1. 消毒　因头部毛发密集，不便消毒，故头部腧穴针刺时必须严格消毒，避免感染的发生。

2. 押手的使用　针刺前应按压穴位，针刺时辅助进针，既可减轻疼痛又利于掌握透刺的方向和角度。

3. 针刺的角度　呈 30°角将针刺入皮下，然后用左手沿透刺的方向按压皮肤表面，引导针尖进入的方向，从而增强针感，提高疗效。

4. 捻转角度及频率　针刺得气后行捻转手法，捻转幅度在 180°左右；频率在200 转/分钟左右。

六、注意事项

1. 避免在患者过于饥饿、疲劳、精神过度紧张时进行针刺，对身体虚弱患者，针刺手法宜轻，不宜过重。

2. 施捻转手法时，避免单向捻转，以免产生疼痛。

3. 捻转手法应轻快自然，有连续交替性。

4. 若局部皮肤有感染、溃疡、瘢痕或肿瘤则不宜针刺。

七、不良事件及处理方法

在治疗过程中，严格遵守操作规范，一般不会发生不良反应，如发生晕针、滞针、弯针、断针或血肿等现象，则参考第四章第一节处理。

第十三节　眼针治疗技术

眼针治疗技术是辽宁中医药大学田维柱总结著名老中医彭静山教授临床经验，结合华佗的"观眼识病"，潜心研究而创立。本技术独具特色，能起到止痛消肿，安神定志，调整阴阳，理气和血，通经活络的作用，适应病证广泛。

一、技术适应证

凡内、外、妇、儿、五官等各科适用于针灸治疗的疾病都可用眼针治疗，特别是对中风、眩晕、头痛、不寐、郁证、痿证及一切痛证疗效更佳。

二、禁忌证

1. 病情危重、精神错乱、气血虚脱已见绝脉者禁用。

2. 脑出血急性期慎用。

3. 震颤不止、躁动不安、眼睑肥厚者慎用。

三、技术特色

本技术有用针小、取穴少、针刺浅、手法轻、操作简便、见效快等特点。

四、治疗方法

1. 针具　眼部神经血管丰富，对针具有严格的要求：要求针身细，针体直而光滑，针尖锋利，以30～34号的0.5寸不锈钢针最为合适，最好为一次性使用。

2. 取穴原则

（1）循经取穴　即病属于哪一经，或病在哪一条经络线上，就取哪一经区穴。如患者以肩背痛为主诉，痛在上臂及肩胛部，是手太阳小肠经循行的部位，就可取小肠区穴。患者以头痛为主诉，以后头痛为重，并连及颈项部，是足太阳膀胱经循行的部位，就可取膀胱区穴；如以两侧头痛为重属少阳头痛，是足少阳胆经循行的部位，就可取胆区穴；如以颠顶部疼痛为主，属厥阴头痛，是足厥阴肝经循行的部位，就可取肝区等。

（2）脏腑取穴　即病属于哪一脏腑，就取哪一脏腑的区穴。如患者以咳嗽、喘促为主诉，病变在肺，就可取肺区穴。患者以心悸、心烦为主诉，切诊脉见结代，病变在心，就可取心区穴。患者以胃脘痛为主诉，伴有恶心、呕吐，病变在胃，就可取胃区穴。患者以阳痿为主诉，伴有腰膝酸软无力、遗精等症，两尺脉无力，病变在肾，就可取肾区穴等等。

（3）三焦取穴　通过膈肌和脐划两条水平线，将人体分为上、中、下三部分，病在上就取上焦区穴，病在中就取中焦区穴，病在下就取下焦区穴。人体的上部，自膈肌水平以上，包括前胸、后背及内容脏器心、肺、气管、支气管、胸膜以至颈项、头面五官和上肢。凡这些部位患病都可取上焦区穴。如患者以头痛或以咳嗽、喘促为主诉，可以取上焦区穴。患者上肢活动不灵或肿痛，也可以取上焦区穴。人体的中部，自膈肌水平以下至脐水平以上，包括腰背部，上腹部及内脏肝、胆、胰、胃、肠、脾等。凡这些部位患病，都可取中焦区穴。如患者以胃脘痛为主诉，伴恶心、呕吐等症，可取中焦区穴。患者以腹痛、腹泻为主要症状，也可以取中焦区穴等。人体的下部，自脐水平以下，包括腰、骶、髂、臀、小腹、少腹及泌尿生殖系统、肛肠、腹膜和下肢等。凡这些部位患病，都可以取下焦区穴。如患者腰骶部疼痛或女患者月经不调、痛经，可取下焦区穴。

（4）观眼取穴　观察患者白睛脉络的变化来判断疾病的性质、部位和转归的一种望诊方法。有些疾病既分不清病属哪一经，又分不清病变部位，尽管是多经发病，也必有侧重，这样在白睛的不同区域就会有不同的表现。因此，只要观察白睛上哪一经区脉络形状、颜色变化最明显，便可取哪一经区穴。如患者以全身倦怠乏力为主要症状来就诊，既不能明确病变部位，又分不清病属哪一经，治疗时既要普遍照顾，又要重点突出。普遍照顾就是选取上焦、中焦、下焦区穴。重点突出就是观察白睛上哪个经区脉络变化明显，就选取哪一经区穴。

3. 针刺方法　眼针的针刺方法较多，但最基本的针刺方法有两种，即眶内直刺法和眶外横刺法，适用于一切病症。

（1）眶内直刺法　在穴区的中心，紧靠眼眶内缘垂直刺入，此法是眼针最基本的针刺方法之一，针刺无痛、效果好。但要求手法熟练，刺入准确，进针10mm左右，手法不熟者，切勿轻试，以防出血或损伤眼球。

（2）眶外横刺法　选好穴区，在距眼眶内缘2mm的眼眶上，从穴区的一侧刺入，斜向另一侧，刺入真皮，到达皮下，保持针体在穴区内。此法也是眼针最基本的针刺方法之一，该法安全，疗效确切，不易出血，容易掌握，手法不熟者，可普遍开展此种针法。

（3）点刺法　选好穴区，一手按住眼睑，将眼皮绷紧，用针在穴区内轻轻点刺5～7次，以不出血为度，此法适于眼睑肥厚、浮肿、容易出血以及震颤不止、躁动不安的患者。

（4）双刺法　不论是采用眶内直刺还是眶外横刺法，刺入一针以后，紧贴针旁按同一方向再刺入一针，以加强刺激，提高疗效。

（5）眶内眶外配合刺法　在选好的穴区内，眶内、眶外各刺一针，眶内外共同刺激，效果更好。

（6）压穴法　选好穴区，在穴区内用指尖、笔尖、火柴杆、点眼棒、三棱针柄等按压眼眶内缘，以局部有酸麻感为度，按压10～20分钟。适用儿童、畏针者或疼痛反复发作的患者。

（7）埋针法　选好穴区，用1号皮内针，埋在距眼眶内缘2mm的眼眶部位，用胶布固定，冬季5日、夏季3日更换一次，适用于慢性疾病、长期疼痛及术后患者。

4. 针感、行针与疗程　眼针治疗要求术者手法娴熟，进针要稳、准、快。刺入后不提插，不捻转，患者有酸麻胀重冷热等感觉即为得气。

为直达病所，不要再动针体，如刺入后没有任何感觉，将针轻轻提出1/3，稍改变一下方向刺入即可。

眼针的留针时间以10分钟为宜，最多不能超过20分钟，时间太长易出现皮下出血。埋针法用的皮内针刺入3mm左右，且埋在眼眶外，用胶布固定不能活动，可以留置4～5日。一般2周为一疗程。

五、技术关键环节

1. 掌握眼区的划分方法　眼区划分时，取仰卧位，头向北，足向南，两眼向前平视，经瞳孔中心做一水平线，并延伸过内外眦，再经瞳孔中心做一垂直线，并延伸过上下眼眶，于是就出现正北、正东、正南、正西4条线，再经过瞳孔的中心分别做这两条垂直线形成的4个直角的角分线，并延伸过眼眶，就又出现东北、东南、西南、西北4条线，每条方位线便是每个眼区的中心线。西北方为乾卦，正北方为坎卦，东北方为艮卦，正东方为震卦，东南方为巽卦，正南方为离卦，西南方为坤卦，正西方为兑卦。为了方便起见将乾、坎、艮、震、巽、离、坤、兑八卦改为1、2、3、4、5、6、7、8八个阿拉伯数字做代表。王肯堂在论八廓时说："左目属阳，阳道顺行，故廓之经位法象亦以顺行。右目属阴，阴道逆行，故廓之经位法象亦以逆行。"故左眼序列为顺时针方向，右眼序列为逆时针方向，左右对称。

　　八卦在五行中乾属金，坎属水，震属雷（木），离属火，坤属土，艮属自然现象的山，巽属风，兑属泽。脏腑在五行中肺与大肠属金，肾与膀胱属水，肝与胆属木，心与小肠属火，脾与胃属土。在三焦中，因山高出地面，风平行于地面，泽低于地面，因此山为上焦，风为中焦，泽为下焦。以此八卦与脏腑相配即为：乾为肺、大肠，坎为肾、膀胱，艮为上焦，震为肝、胆，巽为中焦，离为心、小肠，坤为脾、胃，兑为下焦。用八区代替即为：1区肺、大肠，2区肾、膀胱，3区上焦，4区肝、胆，5区中焦，6区心、小肠，7区脾、胃，8区下焦。1、2、4、6、7五个区，每区一脏一腑两个穴，中心线前为脏，中心线后为腑，共计10个穴，而3、5、8三个区，每区1个穴，共计13个穴，总称眼周八区十三穴。

　　眼针的穴位都在眼眶缘内或距眶内缘2mm以内的眶缘上，取穴时，以瞳孔为中心，将眼周分为360°，内眦为0°，外眦为180°，这样每个眼区穴都有一定的范围，眶外横刺时，针体刺在该穴所占范围的眶缘上，眶内直刺时，则刺在穴点。

　　2. 掌握取穴原则　本技术有循经取穴、脏腑取穴、三焦取穴、观眼取穴等不同的方法，临床取穴时，要灵活掌握，把它们有机地结合起来，以确定正确的治疗方案。如患者以头痛为主诉，表现为头痛而胀，眩晕，或抽掣而痛，痛时常有面部烘热，面红目赤，时有呕恶，耳鸣如蝉，心烦口干，舌质红，苔薄黄，脉弦。应选取上焦区穴，证候分析病属肝阳上亢，选取肝区，观察白睛见肝区、脾区脉络明显，说明该患者兼有痰浊上蒙，又可选取脾区。这样，治疗该患者选取的穴位应为：上焦区穴，肝区穴，脾区穴。

　　3. 掌握针刺方法　眼针的针刺方法较多，但最基本的针刺方法是眶内直刺法和眶外横刺法两种。为了提高疗效或满足不同患者的需要，可采用辅助针刺法：点刺法、双刺法、眶内眶外配合刺法、压穴法和埋针法。

六、注意事项

1. 掌握出针方法。眼针的出针手法很重要，出针要慢，用一手的拇、食二指捏住针柄，轻轻转动一下针体，然后慢慢拔出，另一手急用干棉球压迫针孔，稍等片刻，确实没有出血再停止按压，切不可草率地将针拔出，否则可致眶周血肿形成瘀血。

2. 出血后，轻则眼睑微肿，重则眼部明显肿胀，甚则压迫眼球出现眼部疼痛，更重者可出现球结膜瘀血。针刺后如发现眼睑肿胀或患者眼部有发胀感，要立即将针取出，并用干棉球压迫止血。

3. 要了解引起皮下瘀血的原因，避免出血。主要有手法不熟，不熟悉眼部的解剖，在针刺时损伤微小血管；出针过快、用力过猛，拉伤微小血管；留针时间过长，针滞留于组织中，出针时损伤微小血管；有出血倾向的患者；用大量活血药后，造成针刺后出血；活动量过大，有些患者在针刺后不是静坐或静卧，而是到处活动。此外排便用力等也会造成眼部皮下瘀血。有的患者在留针过程中不慎触动针体，损伤毛细血管造成皮下瘀血。这些都要引起重视。

七、不良事件及处理方法

因眼睑皮下组织疏松，血管极其丰富，在针刺和出针过程中，一旦碰到微小血管就会出现出血，血液瘀积于皮下疏松组织内，造成皮下瘀血。

眼部出现皮下瘀血后，要向患者做好解释工作，以减少或消除恐惧心理，皮下瘀血对眼球及视力不会产生任何影响，出血的第一天，局部要做冷敷，以利于止血，第二天以后局部做热敷，促进局部瘀血的吸收，可连做3天，一般1周左右会恢复正常。

第十四节　至阳穴埋元利针法治疗带状疱疹疼痛技术

本技术是黑龙江中医药大学附属第一医院杨素清在临床应用多年的基础上，进行系统规范研究而完善的。该技术操作简单、方便，疗程短，见效快，又无副作用，是适合于治疗带状疱疹疼痛广泛推广的一个新方法。

当在至阳穴埋针并按时拍打该穴位产生一种持续性的刺激后，可激发和振奋心阳，心阳盛，心气足，从而宣统血脉，阴血充盈，气滞血瘀得以缓解；又因该穴位于血会——膈俞附近，也有和畅血脉之功，气血运行舒畅，从而提高痛阈，则疼痛消除。该方法的应用引导我们对带状疱疹的疼痛机理，以及至阳穴的作用机理有更深入的思索和探讨。

该方法采用元利针，因其针身长，直径粗、针尖圆滑，同时留针 7 天，并以适当的力量时时拍打埋针处，使其对穴位产生非强烈的持续性刺激，使这种刺激持续传输到受作用的神经节段而发挥止痛作用。

一、技术适应证

1. 符合带状疱疹诊断标准。

2. 其证候分类属于肝经郁热（皮损鲜红，疱壁紧张，灼热刺痛，口苦咽干，烦躁易怒，大便干或小便黄，舌质红，苔薄黄或黄厚，脉弦滑数）或以肝经郁热证为主。

3. 疼痛为中度痛、持续 1 小时以上。

4. 疱疹及疼痛发生在颈项、躯干及四肢者。

二、禁忌证

1. 至阳穴处有皮损者。

2. 合并严重心脑血管、肝、肾、造血系统等疾病，精神病患者。

3. 妊娠期患者。

4. 糖尿病的患者。

5. 皮肤对橡皮膏过敏者。

三、技术特色

本技术操作简单、方便，疗程短，见效快，又无副作用，适合于广泛推广应用。

四、治疗方法

1. 器械准备　采用元利针，针身长 50mm，针柄长 35mm，直径 0.8mm，针尖圆滑。

2. 操作方法　令患者端坐，双手放于腹前，露出背部，于后正中线，第 7 胸椎棘突下凹陷处（约与肩胛骨下角相平）取至阳穴，做常规消毒，而后术者以左手提起至阳穴皮肤，右手持针，针尖向下，针体与脊柱呈150°角向下平刺刺入皮下，而后于脊柱平行向下进针至针柄处止，针柄用少许棉花包住，再用橡皮膏将针柄固定以防滑出。

3. 治疗时间及疗程 留针7天取出。留针期间在患者非睡眠的状态下，每隔2～3小时用手掌以患者能耐受的适当力量拍击埋针处10～20次，增强刺激量，直到取出针为止。

五、技术关键环节

1. 针具的选用应符合标准。

2. 取穴宜准确。

3. 针尖向下平刺，将针身完全埋于皮下。由于至阳穴位所处第7胸椎棘突下凹陷处，相当于第5胸脊神经所支配的区域，上腹、下胸与胸5脊髓节段相联系，因此针刺方向采用针尖向下，以更有效发挥其止痛作用。

六、注意事项

1. 本方法与治疗带状疱疹原发病的其他治疗方法可协同应用。

2. 对于颜面部带状疱疹的治疗效果尚缺乏可靠性的资料。

3. 治疗过程中注意埋针后的固定，以免针具滑脱影响治疗，同时预防针具滑脱对患者造成伤害。

七、不良事件及处理方法

在临床实践及临床研究中，本技术具有很好的安全性，但可能出现晕针、感染及皮肤对橡皮膏过敏等现象。如出现晕针，参考第四章第一节处理；若出现埋针处的感染，应立即将针取出。每日在感染局部用碘伏涂擦2次；如出现过敏，应立即取下橡皮膏及针具，局部给予皮炎平外擦，对于出现局部水疱者对症处置。

第十五节　拇中指十穴推拿法
治疗婴幼儿湿疹技术

拇中指十穴推拿法治疗婴幼儿湿疹技术是以脏腑、经络学说为基础，经络传导原理为依据，施行特定的补泻手法，刺激体表穴位及特定部位，激发经络传感性增强、疏通经络，调和营卫气血及脏腑功能，使郁于肌肤湿毒之邪得以去除，从而达到平衡阴阳，调和脏腑，邪祛正安之目的。

本技术由山西省人民医院何玉华进行规范研究，集治疗与保健为一体，既可使皮疹得到改善，又能调理脾胃，改善胃肠功能，增强食欲，提高婴幼儿机体免疫力，强身健体。

一、技术适应证

年龄在出生后 40 天以上，3 周岁以下的婴幼儿。急性湿疹及慢性湿疹急性发作，中医辨证属湿热浸淫型，病情程度轻、中、重者。主要症状：起病较急，可发生于身体任何部位，全身泛发或局限于一处，常对称分布，皮疹呈多形性，可见红斑、丘疹、丘疱疹、水疱、糜烂、抓痕、结痂等，渗出明显，瘙痒剧烈。

二、禁忌证

患有疥疮、骨折、溃疡出血及各类重证感染性疾病者。

三、技术特色

疗效明显，复发率低，安全无毒副作用，无需复杂的设备，不受时间的限制，便于操作及推广运用，减少患儿服药的痛苦，易取得患儿配合治疗。

四、治疗方法

1. 治疗穴位处方 手阴阳、脾土、八卦、四横纹、小天心、外劳宫、一窝风、天河水、六腑、风市。

2. 操作方法

（1）分阴阳 部位：掌根横纹部，拇指侧为阳池，小指侧为阴池。手法：分推法。术者以两手食指固定患儿掌根之两侧，中指托患儿手背、用两拇指自掌后横纹中间向两旁分推。时间：3 分钟。

（2）清补脾土 部位：拇指桡侧，指根至指尖。手法：推法。应先清后补。术者以左手握患儿的手，将患儿拇指伸直，自患儿鱼际向拇指端直推称清法，再以拇指端按压患儿拇指端，使其弯曲，以右手拇指偏峰自指尖返回鱼际处为补。时间共 5 分钟（即清 3 分钟，补 2 分钟）。

（3）逆运八卦　部位：手掌内，以掌心为中点，做一圆圈，其半径为一寸。手法：运法。术者以左手持患儿左手，使掌心向上，然后用右手拇指端桡侧逆时针方向逆运。时间：2分钟。

（4）推掐四横纹　部位：食、中、无名、小指掌面第一指间关节横纹处。手法：先推后掐。术者以左手拿定患儿左手，掌心向上，四指并拢以右手拇指桡侧从食指横纹处开始，依次到小指横纹处进行推动，称推四横纹；右手拇指甲自食指横纹至小指横纹依次掐之，称掐四横纹。时间：推3分钟，掐3次。

（5）揉小天心　部位：掌根部，大横纹之前，阴池、阳池之间。手法：揉法。术者先以左手托住患儿之手，使掌心向上，以拇指或中指端揉之。时间：3分钟。

（6）揉外劳宫　部位：在手背，位于第2、3掌骨交接处凹陷中。手法：揉法。使患儿掌心向下，以右手中指端按定此穴揉之。时间：5分钟。

（7）揉一窝风　部位：手背腕横纹中央之凹陷中。手法：揉法。术者令患儿掌心向下，使手腕向上屈，再以右手拇指或中指揉之。时间：5分钟。

（8）清天河水　部位：前臂掌面，自掌根大横纹中央至肘横纹中央一直线。手法：推法。术者以左手持患儿之手，使掌心向上，食指在下伸直，托患儿前臂，再以右手拇指桡侧面或食、中二指正面，自掌根大横纹中央推至肘横纹之中点。时间：3分钟。

（9）推六腑　部位：前臂尺骨下缘，从肘尖至掌根尺侧大横纹头。手法：推法。术者以右手食、中二指指腹面自肘尖推至大横纹。时间：3分钟。

（10）揉风市　部位：股外侧膝上七寸，双手自然下垂，中指尖所止之处。手法：揉法。术者以右手或左手拇指按在患儿左腿风市穴位，揉之。时间：2分钟。

注：3个月以上婴幼儿可采用捏脊手法治疗。部位：大椎至龟尾的两旁。手法：两手拇指末节与食指、中指末节相对，拇指在后，食中指在前，捏住皮肤，双手交替向前捻动，随捏随捻，随提随放，捻动向前3个动作后，可向上稍用力提一下，此时可听见皮下的响声，一般由上（大椎）向下（鱼尾）为泻，反之则为补。每次顺序提捏6遍为宜，至局部皮肤潮红为度。

3. 治疗时间及疗程　推拿治疗应每日进行1次，每次30分钟，3周为1疗程。如一疗程未获痊愈者，可进行第二疗程治疗，期间不休息，至痊愈止，一般轻者3周，中度者4周，重者6周。

五、技术关键环节

1. 推拿手法的基本要求　均匀，柔和，轻快，持久，从而深透以调节脏腑，气血，阴阳，使之复归于平衡。均匀：动作要有节律性，同一种手法，不能时快时慢，用力要轻重得当。柔和：用力要缓和、平稳。轻快：推拿手法较成人频率要快，力度要轻。持久：需要较多的时间作保证，要求耐心细致，保证质量，保证时间。

2. 用力的轻重　轻，指力量仅到皮下；重，指力量深入肌肉或筋骨。小儿因肌肤柔嫩，不耐重摩重擦，各种手法都要轻柔，一般以不使小儿疼痛为好，但有些手法刺激量本身较强（如掐法，捏法等）难免引起小儿疼痛，故在操作时动作力求正确，熟练，快速完成，这些较痛的手法常放在最后操作。

同一种手法，对于不同年龄，不同体质的小儿，力量要求也不同，一般说，年龄在 1 岁以内，手法宜轻，年龄越大，手法则宜重，体质瘦弱者手法较轻，体质强壮者，肥胖者手法稍重，病情较轻者，手法较轻柔，病情较重者，手法较重，操作时需灵活掌握。

3. 时间的长短　推法、揉法一般操作为每分钟 100～200 次，运法一般操作为每分钟 80～120 次，捏法掐法则次数最少，一般为 1～5 次，捏脊常操作 3～6 遍。

从穴位或部位来说，一般每个穴位或部位操作 1～3 分钟左右，一次治疗的整个过程大约需 30～40 分钟，但因各人手法熟练程度不同可稍有不同，从年龄角度来看，年龄较大者，时间可稍长，年龄较小者，时间可稍短。2～6 个月每穴每次操作 1～4 分钟，6～12 个月每次每穴操作 3～5 分钟；1～3 岁每次每穴操作 3～7 分钟。

4. 掌握手法补泻　推法、揉法、运法、捏脊法四种手法采用泻法。

推法操作时，上肢放松，肘关节自然屈曲，直推时拇指或食中指指间各关节要自然伸直，不要有意屈曲，指下要实而不浮，力度要均匀一致，起时可就势一拂而起，旋推时拇指接触面要紧贴穴位，不要左右偏颇。总之，肩肘腕关节的放松和协调，指下的实而不浮不滞是推法操作的关键。

揉法、运法均以逆时针方向为泻。揉法操作时，压力要均匀着实，动作柔和而有节奏。手指必须伸直。动作应轻揉，无须用太大的力，但要将皮下组织带动而不要在皮肤上摩擦。运法以右手拇指在穴位上做由此及彼的弧形或环形运动。

捏脊法，施术前医者应先以右手掌在患儿背部做由上至下的抚触，使患儿背部肌肉放松。两手拇食中三指提拿皮肤，次数及用力大小要适度，且不可带有拧转。提拿皮肤过多，则手法不易捻动向前，提拿过少则易滑脱不前，操作时一定要流畅。操作过程中两手交替前行，随捏、随提、随放、向前推进，不可间断，捻动需直线进行，不可歪斜。每捻动 3 个动作后，可向上稍用力提一下，此时可听见皮下的响声。每次顺序捏提 6 遍，至局部皮肤潮红为度。

六、注意事项

1. 患儿注意事项

（1）患儿姿势要坐卧舒适，力求自然，患儿睡熟后也可施术。

（2）推拿后应注意避风，以免遭受外邪侵袭。

（3）治疗期间饮食上要注意，尽量采用母乳喂养；如用牛奶喂养，可将奶多煮沸几分钟，使牛奶中的乳白蛋白变性，利于小儿消化吸收。

（4）哺乳患儿勿过饱，添加辅食时，在给量上要由少到多，种类上宜一种一种地加，使孩子慢慢适应，也便于家长观察何种食物容易引起过敏。对于患病的孩子添加蛋黄应推迟到 6 个月为宜，以免加重胃肠负担而加重病情。

（5）患儿应多吃清淡，易消化，含有丰富的维生素和矿物质的食物，如新鲜果汁、胡萝卜汁、绿叶菜汁等。这样可以调节婴幼儿的生理功能，减轻皮肤过敏反应。

（6）患儿衣着应以宽松、柔软浅色的纯棉织品为佳，不宜穿盖过多过暖，热则易痒。

（7）皮损部位忌摩擦及用水洗，否则易使病情加重或蔓延，结痂处可用植物油轻轻洗涤，且忌用热水烫洗或接触肥皂类。

（8）湿疹患儿在接受治疗期间及哺乳期母亲均应忌食辛辣、鱼虾、牛羊肉等发物。蔬菜中韭菜、香菜也属辛发之品，忌食。

（9）抱婴儿时最好在胳膊上衬垫纯棉织物或毛巾，以减少化纤及羊毛织物对婴儿娇嫩皮肤的不良刺激。

（10）患病期间暂不宜接种牛痘，卡介苗，以免发生不良反应。

2. 术者注意事项

（1）术者应将双手指甲剪短，以免擦伤患儿皮肤。应洗净双手，温度适宜，以免造成患儿惊惧，给操作带来困难。

（2）态度要慈祥和蔼，力度深透有效，一般情况下不宜强刺激。

（3）取适量的滑石粉为介质，以起润滑作用，减轻皮肤摩擦，避免损伤皮肤，同时还可增强清热燥湿疗效。

3. 操作时的注意事项　推揉拿捏多种手法结合，先上肢，再下肢，后背部（捏脊），一般应先行轻柔的、次数多的动作，如推法、揉法，而刺激重的拿、捏等手法要在最后进行。

七、不良事件及处理方法

治疗期间约 5 ~ 7 天左右，部分患儿皮损程度有加重趋势，此乃推拿后，腠理散发，毒邪外出之佳兆，10 天左右皮损程度渐好至痊愈。

第十六节　隔药灸治疗溃疡性结肠炎技术

本技术是上海市中医药研究院针灸经络研究所吴焕淦在中医理论指导下，在患者穴位上施以隔药饼灸，通过长期临床研究建立起来的一种具有鲜明中医特色的治疗技术。

本技术较西药治疗具有一定的疗效优势，且本方法安全可靠，操作简便，经济实用。临床应用后可极大地减轻溃疡性结肠炎患者的病痛与经济负担。

一、技术适应证

符合 1992 年中国中西医结合学会消化疾病专业委员会制定的溃疡性结肠炎的中西医结合分型诊断标准诊断的轻中型、腹泻型溃疡性结肠炎患者；中医辨证分型为脾胃虚弱型；年龄 25 ~ 60 岁，性别不限。

二、禁忌证

1. 重度溃疡性结肠炎患者。

2. 合并有心脑血管、肝、肾和造血系统等严重危及生命的原发性疾病以及精神病患者。

3. 局部皮肤糜烂、溃疡、痈疖等感染及皮肤病患者。

4. 中医辨证非本型的患者。

5. 妊娠或哺乳期患者等。

三、技术特色

本技术有一定的疗效优势，方法安全可靠，操作简便，经济实用，可减轻溃疡性结肠炎患者的病痛与经济负担。

四、治疗方法

1. 器械准备

药饼　组成：附子10g、肉桂2g、丹参3g、红花3g、木香2g。每只药饼含药粉2.5g，加黄酒3g调拌成厚糊状，用药饼模具按压成直径2.3cm，厚度0.5cm大小。

精制温灸纯艾条　选用质量可靠的温灸纯艾条，截为1.5cm长的艾条段，以保证其大小及密度达到相同的规格。

2. 操作方法

腧穴处方：天枢（双）、气海、关元。

腧穴定位：患者取仰卧位，暴露腹部。天枢穴在腹中部，距脐中2寸取穴；气海穴在下腹部，前正中线上，当脐下1.5寸取穴；关元穴在下腹部，前正中线上，当脐下3寸取穴。

施灸方法：患者取仰卧位将做好的药饼放在待灸穴位，点燃艾段上部后置药饼上施灸，每次每穴各灸2壮，每壮约燃15分钟，感觉较烫时适当移动药饼。

3. 治疗时间及疗程

治疗方法：每日1次，每次每穴各灸2壮，每壮约燃15分钟。

疗程：12次为1疗程，疗程间休息3天，共治疗6个疗程。

五、技术关键环节

药物的组成需采用统一规格，打成100目细粉，密封保存，药饼应严格按照配方制作，药饼大小、药物含量及艾条段的规格均须统一。

六、注意事项

治疗过程中，严格操作规范，药饼的放置应当平稳，移动时要小心谨慎，同时注意患者对温热刺激的接受程度，如感到烧灼，应当及时处理，以防烧伤的发生。

七、不良事件及处理方法

灸法治疗操作不当，容易发生烧伤事件，为了预防此类事件发生，在统一培训规范医者操作的同时，制作纸板，中间有与药饼大小相同的孔洞，施灸时将药饼置于孔中，再予以施灸，可防止烧伤的发生。如出现烧伤，移除艾炷、涂紫药水、贴敷烧伤药膏。

第十七节 电针加手法针刺治疗女性尿道综合征技术

尿道综合征发病率很高，我国女性尿路感染的发病率为 2.37%，总患病人数约为 5000 万，该类疾病的研究是一个时代课题，受到国际医学界的广泛关注。

上海中医药大学附属岳阳医院陈跃来根据脏腑经络属性取穴、以穴位的神经节段理论作为取穴的原则，选用关元、大赫、水道、三阴交，以及肾俞、会阳、中膂俞、委中等穴，运用电针加手法针刺治疗女性尿道综合征，取得了缓解症状，改善生活质量的疗效。

一、技术适应证

年龄在 18~70 岁的女性，有尿频、尿急及排尿困难主症表现，并具备中医淋证或癃证诊断标准，尿常规检查正常者。

二、禁忌证

1. 经期妇女。
2. 孕期妇女。
3. 膀胱未排空，过度饥饿，过度劳累，过饱，大汗，大怒，均不宜使用。

三、技术特色

本技术操作简单，便于普及和推广应用。

四、治疗方法

1. 器械准备

毫针：0.35mm×75mm、0.35mm×50mm。

电针仪：型号/规格：G6805 型，脉冲宽度 0.5ms，输出电压 60V。

尿动力学检测仪：型号/规格：Nidoc-970A/B 型。

B 超仪：型号/规格：EUB-26 型黑白超。

2. 操作方法

穴位选择：第一组为关元、大赫、水道、三阴交；第二组为肾俞、会阳、中膂俞、委中。两组交替使用。

穴位加减：伴有肝气郁结表现者如胁肋胀满、口苦、烦躁等症状者，加阳陵泉。

穴位定位：参照《中华人民共和国国家标准·经穴部位》〔GB 12346-90〕(1990年)。关元：在下腹部，前正中线上，脐下3寸。大赫：在下腹部，脐中下4寸，前正中线旁开0.5寸。水道：在下腹部，脐下3寸，前正中线旁开2寸。三阴交：在小腿内侧，足内踝尖上3寸，胫骨内侧缘后方。肾俞：在腰部，在第二腰椎棘突下，旁开1.5寸。会阳：在骶部，尾骨端旁开0.5寸。中膂俞：在骶部，骶正中脊旁开1.5寸，平第三骶后孔。委中：在腘横纹中点，股二头肌腱与半腱肌腱的中间。阳陵泉：在小腿外侧，腓骨头前下方凹陷处。

3. 针刺深度 腹部、骶部穴位在膀胱排空后进针，肾俞直刺25mm以局部产生针感为度，中膂俞直刺40~50mm，使针感持续传至膀胱及会阴、尿道部位，会阳向外上45°斜刺进针40~50mm，并使针感持续传至会阴及尿道部位；腹部穴位采用向下45°斜刺25~40mm，并使针感持续传至膀胱、会阴及尿道部位。下肢穴位进针25~40mm，以局部酸胀为度。

4. 操作方法 按相应深度进针后，腹部或骶部穴位针感传导至膀胱、会阴及尿道部，以上穴位在针刺得气后，顺时针方向捻转45°，频率10次/分钟，捻针1分钟，然后分别接通电针疏密波治疗，频率恒定为疏波4Hz、密波20Hz，电针强度以患者舒适为度，下肢穴位进针后以局部酸胀为度，留针20分钟。

5. 治疗时间及疗程 每次治疗留针20分钟，治疗隔日1次，10次为1疗程。

五、技术关键环节

1. 掌握"骶穴长针深刺"技术 临床治疗上，根据《灵枢》记载："内闭不得溲，刺足少阴、太阳于骶上以长针"，主要穴位针刺时针刺深度要达到要求，这样才能使针感持续传至膀胱及会阴、尿道部位。

2. 要求"气至病所" 针刺时要求针感传导，尤其是骶部及腹部的穴位，要求针感持续传至膀胱、会阴及尿道部位，产生"气至病所"，发挥"气至而有效"的效应。

3. 电针参数 以电针疏密波为佳，频率恒定为疏波4Hz、密波20Hz，电针强度以患者舒适为度。

4. 针刺手法（捻转补法） 得气后，顺时针方向捻转45°，频率10次/分钟，捻针1分钟，然后留针。

六、注意事项

1. 防止针刺意外 腹部、骶部穴位应在膀胱排空后针刺；过饥患者应稍进食后针刺；刚进餐的患者应在餐后1小时接受针刺；因奔跑来诊致大汗出的患者应稍事休息后治疗；对其他不宜立即针刺的患者要做好解释工作。

2. 选择合适针具 针具要及时消毒备用，建议患者使用一次性针具；针具使用前后均要严格检查，如发现有针尖毛刺、针身粗糙、弯曲、有折痕、斑剥、锈迹者，应予剔除。

3. 安全使用电针仪 做好电针仪的日常检查、检测工作，接通前选择合适波形、频率，电流强度调节刻度归零；调节时注意强度由小到大调节，以患者舒适为度。

七、不良事件及处理方法

在治疗过程中，严格遵守操作规范，一般不会发生不良反应，如发生晕针、滞针、弯针、断针或血肿等现象，则参考第四章第一节处理。

如出现针处有麻电感或刺激过于强烈，可能是电针仪漏电所至，应立即将强度调节旋钮归零，拔去电源，换用经过安全检测的电针仪。

第十八节 靳三针治疗儿童
精神发育迟滞技术

儿童精神发育迟滞（mental retardation，MR），又称弱智儿童，指年龄在18岁以下，智力明显低于同龄儿童水平，同时伴有适应性行为缺陷为特征的儿童。严重者生活不能自理。弱智儿童遍及世界各地，严重危害着小儿身心健康，也是一个严重的社会问题。

靳三针治疗儿童精神发育迟滞技术选择四神针、智三针、颞三针、脑三针为主穴，通过针刺治疗MR，是靳瑞教授几十年临床经验和实验研究总结出来的一套较为完善、效果独特的治疗体系。经广州中医药大学赖新生研究，本技术能起到调和脏腑、补益心肾、调理脾胃、补气养血的作用，能增强体质，促进生长发育，增加心脑气血的灌流量，促进脑细胞发育、益脑增智的作用。

一、技术适应证

符合儿童精神发育迟滞（MR）的中、西医诊断标准，排除有禁忌证的一切患者。

1. 西医标准

西医诊断及分期标准：根据 WHO 1985 年提出的 MR 诊断标准（WHO，Mental retardation：meeting the challenge. Geneva，1985；1～10）及参照美国 AAMD 儿童智力低下的诊断标准确诊。

诊断标准：起病于 18 岁以前；智商低于 70；有不同程度的社会适应困难。

轻度精神发育迟滞的诊断标准：智商 50～69；无明显言语障碍；学习能力不能顺利完成小学教育，能学会一定的谋生技能。

中度精神发育迟滞的诊断标准：智商 35～49；能掌握日常生活用语，但词汇贫乏；不能适应普通学校学习，但可以学会生活自理与简单劳动。

重度精神发育迟滞的诊断标准：智商 20～34；言语功能严重受损，不能进行有效的语言交流；生活不能自理。

极重度精神发育迟滞的诊断标准：智商低于 20；言语功能缺失；生活完全不能自理。

2. 中医标准　参照《中医儿科学》五版教材五迟、五软辨证分型及《现代难治病中医诊断学》。

诊断标准：小儿 2～3 岁还不能站立、行走为立迟、行迟；初生无发或少发，随年龄增长头发仍稀疏难长为发迟；牙齿届时未出或出之甚少为齿迟；1～2 岁还不会说话为语迟。小儿周岁前后头项软弱下垂为头项软；咀嚼无力，时流清涎为口软；手臂不能握举为手软；2～3 岁还不能站立、行走为足软；皮宽肌肉松软无力为肌肉软。有药物损害、产伤、窒息、早产史，以及喂养不当史。

辨证分型：按症状不同分为肝肾亏虚、心脾不足、痰瘀互阻、气虚血瘀四种证型。

二、禁忌证

1. 合并有精神病、严重癫痫。

2. 遗传性代谢疾病如苯丙酮尿症及先天性克汀病、先天积水等现代医学通过病因治疗、手术治疗可获显效的患者。

三、技术特色

本技术是在数十年临床经验的基础上，根据脏腑经络理论，结合现代医学对 MR 的研究新成果，不断探索而形成的一套以头部特定穴位为主的综合治疗方法。能使儿童精神发育迟滞者智力提高，理解力、反应力、社会适应能力提高。

四、治疗方法

1. 器具　采用 30 号 1 寸针灸针。

2. 操作方法

主穴：弱智四项：四神针、智三针、脑三针、颞三针。

配穴：多动难静（多动症）者加手智针；多静少动（自闭症）者加足智针；语言障碍者加舌三针、风府透哑门；流涎加舌三针、地仓透颊车；听力障碍者加耳三针；运动障碍者加手三针、足三针；癫痫加痫三针。

针刺步骤：先针主穴，按四神针、智三针、脑三针、颞三针的顺序；后根据临床症状选择配穴。

3. 治疗时间及疗程　每周针刺 6 次，连续 4 个月，4 个月为 1 疗程，休息 2 周后进行第二疗程。

五、技术关键环节

1. 掌握选穴原则　选择四神针、智三针、颞三针、脑三针为主穴（弱智四项），再根据具体症状配穴。

2. 选穴应准确

四神针：百会穴前、后、左、右各旁开 1.5 寸。

智三针：神庭、本神（双）。

脑三针：脑户、脑空（双）。

颞三针：耳尖直上，入发际 2 寸为第一针，第一针前后各 1 寸为第二、第三针。

手智针：劳宫、神门、内关。

足智针：涌泉穴为第一针，跖趾关节横纹至足跟连线的中点为第二针，又称泉中穴。泉中穴向内旁开 0.8 寸为第三针，又称泉中内。

舌三针：廉泉穴上 0.5 寸为第一针，又称上廉泉穴，上廉泉穴左右各旁开 1 寸为第二、第三针。

耳三针：听宫、听会、完骨。

手三针：曲池、外关、合谷。

足三针：足三里、三阴交、太冲。

痫三针：昼发选申脉，夜发选照海，昼夜不定申脉、照海同选。

3. 熟练掌握针刺方法

（1）头部穴位平刺 0.8 寸左右，四神针针尖分别向外平刺，脑三针、颞三针沿皮向下平刺，智三针向后上平刺。

（2）舌三针向舌根方向直刺 0.8 寸左右，耳三针听宫、听会穴须张口取穴，直刺 0.8 寸，完骨穴向鼻尖方向斜刺 0.8 寸。

（3）手三针的劳宫向合谷穴方向斜刺 0.8 寸，内关直刺 0.8 寸，神门直刺 0.5 寸。

（4）足智针的涌泉穴向太冲穴方向斜刺 0.8 寸，泉中、泉中内均直刺 0.8 寸，申脉、照海穴均向下斜刺 0.8 寸。

（5）四肢穴按常规深度直刺 0.8 寸。每支针入针后均要求做到"有根"、"有神"（即入针后针身能稳定地刺在穴位上，不会因患儿扭动肢体而"摇摇欲坠"）。

（6）进针后留针 40 分钟，每间隔 5～10 分钟捻针一次，平补平泻。主穴每次均针刺，配穴辨证选择使用。

六、注意事项

1. 患儿在过于饥饿、疲劳，精神过度紧张时，不宜立即进行针刺。对身体瘦弱、气虚血亏的患儿，进行针刺时手法不宜过强，并应尽量选用卧位。

2. 常有自发性出血或损伤后出血不止的患儿，不宜针刺。

3. 皮肤有感染、溃疡、瘢痕或肿瘤的部位，不宜针刺。

七、不良事件及处理方法

在治疗过程中，严格遵守操作规范，一般不会发生不良反应，如发生晕针、滞针、弯针、断针或血肿等现象，则参考第四章第一节处理。

第十九节 三部推拿法治疗 心脾两虚型不寐技术

不寐亦称失眠，是指经常不能获得正常睡眠的一种病证，轻者入眠困难，时寐时醒或醒后不能再寐，严重者可整夜不眠，是临床常见病证之一，虽不属于危重疾病，但常妨碍人们的正常生活、工作、学习和健康，并能加重或诱发心悸、胸痹、眩晕、头痛、中风等病证。

河南中医学院第一附属医院周运峰运用三部推拿法，即推拿手法作用人体的头、腹、背三个部位，对不寐证进行有效治疗。本技术具有显著的临床疗效，见效快，安全舒适，无创痛，无毒副作用，容易被人接受，可以大大提高工作效率和社会劳动生产率。

一、技术适应证

1. 符合神经衰弱的诊断标准要求，且符合中医不寐的诊断标准要求，辨证属于心脾两虚型。

2. 年龄在 18 ~ 65 岁者。

二、禁忌证

1. 合并有心脑血管、肝、肾和造血系统等严重危及生命的原发性疾病及精神病患者。

2. 妊娠或哺乳期患者。18 岁以下，65 岁以上的患者。

3. 不是以不寐为主症的其他相关病症的患者。

三、技术特色

该疗法是以手法操作于人体，是纯粹的自然疗法，对人类"亚健康"有明显的防治意义，易于被人接受。

四、治疗方法

1. 操作方法

头部：患者取仰卧位。医者双手用拿法施于头部两侧 10～20 遍；按揉印堂 1 分钟，再由印堂以两拇指交替直推至神庭 5～10 遍，拇指由神庭沿头正中线（督脉）点按至百会穴，指振百会穴 1 分钟；双手拇指分推前额、眉弓至太阳 5～10 遍，指振太阳穴 1 分钟；按揉风池穴 1 分钟，拿颈项，由上向下，5～10 遍；侧击头部，掌振两颞、头顶，约 2 分钟。

腹部：患者取仰卧位。掌摩腹部 6 分钟左右，逆时针方向操作，顺时针方向移动；按揉或一指禅推法施于中脘、神阙、气海、关元各 1 分钟，指振各穴 1 分钟；双掌自肋下至耻骨联合，从中间向两边平推 3 次；掌振腹部 1 分钟。

背部：患者取俯卧位。由内下向外上，提拿两肩井 2 分钟；直推背部督脉及两侧太阳经，每侧推 10～20 次，力度、速度均匀和缓；双手拇指分置于胸椎两侧的华佗夹脊穴，同时用力，由轻到重，由上到下，逐个点按，以局部酸胀为度。施术 3～6 遍；双掌大鱼际由上向下按揉背部太阳经，以微热为度；按揉心俞、脾俞、胃俞、肾俞，每穴 1 分钟，由轻到重，以酸胀为度；双掌交替轻轻叩击背部两侧太阳经。

2. 疗程　每日治疗 1 次，连续 15 天为 1 疗程。

五、技术关键环节

1. 施术前要使患者精神放松、肌肉放松。

2. 取穴要准确。

3. 按揉时力度、速度均匀和缓。

六、注意事项

1. 施术前一定要安慰患者，使其精神放松、肌肉放松。

2. 操作中，若患者有情绪波动，需安慰，休息后方可施术。

3. 患者若年老、体弱，相应手法要轻柔，力度要小。

七、不良事件及处理方法

在临床诊疗过程中，个别患者由于在其头部点按太阳穴过重引起不适甚至疼痛，也有个别患者拿肩井穴时，因用力过大引起局部肌肉酸痛，但并不影响疗效，第二次治疗时，调整手法操作的力度和时间，这些疼痛或不适即消失。

第二十节 高氏揉捏法治疗小儿伤食泻技术

高氏揉捏法采用揉中脘、揉神阙、揉天枢等揉腹方法，配合揉脾俞、揉胃俞、揉足三里，及捏脊疗法，用于治疗小儿伤食泻，能改善大脑皮层植物神经活动，增强小肠吸收功能，使食欲好转，脾胃功能活跃。

经河南中医学院第一附属医院高清顺研究，本技术不用针药，无痛苦，无毒副作用，患儿依从性良好，便于实施。

一、技术适应证

1. 3 个月 ~ 5 岁患儿，性别不限。

2. 糊状便，蛋花样便，黄色水样便，每日不超过 10 次。

3. 或伴有呕吐，食欲不振。

4. 病程不超过 2 周。

二、禁忌证

1. 感染性腹泻（肠炎、痢疾或霍乱）伴有脱水者。

2. 合并其他内脏疾病者（如病毒性心肌炎、肺部感染、肾炎等）。

3. 治疗部位皮肤破损者。

三、技术特色

本技术投资少、安全、疗效好、见效快、取穴精、手法简、耗时少、患儿乐于接受。

四、治疗方法

1. 揉腹 患儿仰卧。医者中指放于神阙、天枢穴，食指放于中脘穴，力度以皮肤凹陷 3 ~ 5mm 为宜，顺时针方向揉腹 5 ~ 6 分钟。

2. 揉足三里 患儿仰卧，双下肢微屈。医者以两拇指指腹放于患儿两侧足三里穴，力度以皮肤凹陷 2~3mm 为宜，左手逆时针、右手顺时针方向旋揉 2~3 分钟，频率 80~100 次/分钟。

3. 揉背俞穴 患儿俯卧。医者食指、中指、无名指并拢分别放于脾俞、胃俞、三焦俞，力度以皮肤凹陷 1~2mm 为宜，点揉 2~3 分钟，先左侧，后右侧。

4. 捏脊 患儿俯卧。医者两拇指桡侧缘顶住患儿背部皮肤，余四指放于拇指前方，十指同时用力提拿皮肤，沿两侧膀胱经，先从大杼穴开始向下至下髎穴重复捏提 6~9 遍，再从下髎穴向上至大杼穴处重复捏提 3~6 遍。

以上方法，根据年龄、体质强弱不同，调节用力的大小。每日或隔日治疗 1 次，7 天为 1 疗程。

五、技术关键环节

治疗时应选准穴位，用力均匀，根据年龄、体质强弱不同，调节用力的大小，做到手法灵活，柔和有力，轻而不浮，重而不滞，不可太过，也不可不及，手随心动，法从手出。

六、注意事项

1. 手法力量轻重要适宜。
2. 揉腹捏脊时注意保暖，避免受凉。

七、不良事件及处理方法

本技术在研究过程中，未见不良反应、不良事件发生。

参 考 书 目

1. 严振国．正常人体解剖学．第 2 版．北京：中国中医药出版社，2006.

2. 吴国平．解剖学．南昌：江西科技出版社，2000.

3. 南仲喜，王林．身体素质训练指导全书．北京：北京体育大学出版社，2003.

4. 薛岚．体育素养导论．北京：科学出版社，2000.

5. 李鼎．经络学．上海：上海科学技术出版社，1995.

6. 沈雪勇．经络腧穴学．北京：中国中医药出版社，2004.

7. 杨甲三．腧穴学．上海：上海科学技术出版社，2001.

8. 杨兆民．刺法灸法学．上海：上海科学技术出版社，2000.

9. 陆寿康．刺法灸法学．北京：中国中医药出版社，2004.

10. 石学敏．针灸学．北京：中国中医药出版社，2004.

11. 周信文．推拿手法学．上海：上海中医药大学出版社，1996.

12. 王之虹．推拿手法学．北京：人民卫生出版社，2001.

13. 曹仁发．中医推拿学．第 2 版．北京：人民卫生出版社，2006.

14. 罗才贵．推拿治疗学．北京：人民卫生出版社，2001.

15. 王凤仪．火罐疗法．哈尔滨：黑龙江人民出版社，1981.

16. 王义烈．图解刮痧疗法．福州：福建科学技术出版社，1998.

17. 吕季儒．吕教授刮痧健康法．西安：陕西科学技术出版社，1990.

18. 王肖岩．穴位贴药疗法．长沙：湖南科学技术出版社，1989.

19. 吴绪平．现代穴位疗法大全．北京：中国中医药出版社，1997.

20. 于文明．中医临床基层适宜技术．长春：吉林科学技术出版社，2008.